新編
衛生・公衆衛生学

監修者　山本 玲子

編著者　熊谷 優子

著　者

伊藤 常久／今村 知明／太田亜里美／大田えりか／柿沼 倫弘／亀尾 聡美
小松 正子／新谷 奈苗／鈴木 寿則／高橋 弘彦／玉川 勝美／千葉 啓子
中島 一敏／西岡 祐一／西村 悦子／山本 玲子／横田 悠季／吉澤 剛士

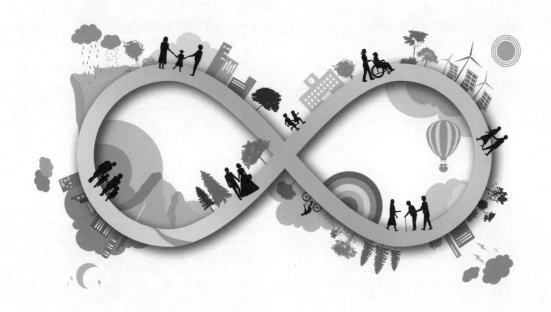

アイ・ケイ コーポレーション

JN082810

はしがき

　公衆衛生学は社会を構成する人々の健康を増進し，疾病の負担を軽減し，健康水準の格差を是正し，地域，国，地球レベルの健康への脅威に対処するための組織的な活動を実践・評価する学問である。日本での公衆衛生学は公衆衛生(public health)や衛生(hygiene)などの欧米の考え方を踏まえ，社会における公衆衛生上の課題に対応する学問として確立している。

　社会の背景のもとに様々な公衆衛生上の課題が出現している。2020年にWHOにより「public health emergency：公衆衛生上の重大な危機」と宣言された新型コロナウイルス感染症パンデミックに対する取り組みにおいて，新たな公衆衛生上の課題，具体的には倫理的課題(市民生活の制限，公平な資源配分，予防行動の責任)や地域における危機管理対応に関する課題などが顕在化した。また，日本は2007年に超高齢社会となったが，出生数の減少に歯止めがかからない現状において，2040年には65歳以上の人口が総人口の約35%になると予測されている。このような状況において，地域包括ケアシステムの構築・推進はもとより，一人ひとりの生活の課題にも対応できる社会システムの構築も課題となっている。

　本書では，これらの実際の社会における様々な公衆衛生上の課題に対する社会的な取り組みを系統的に理解することを目標とした。

　第1～2章では，公衆衛生の概念，予防医学の歴史，国際保健，行政組織の枠組みと法規を取り上げ，公衆衛生活動を支える社会システムを大枠で捉えた。

　第3章では，人間活動が環境に及ぼす影響，人の健康に影響を与える環境要因を取り上げ，地球規模での環境問題とそれらの環境問題への対応を紹介した。

　第4～5章では，健康・疾病・行動に関わる統計資料の種類とその活用を取り上げ，健康状態・疾病の測定と評価のための疫学研究手法とその評価指標を紹介するとともに疫学研究における倫理的な対応についても取り上げた。

　第6～7章では，日本の健康づくり運動，主要疾患の現状と予防対策が保健統計や疫学研究より得られた科学的情報を踏まえて進められていることを紹介した。

　第8章では，公衆衛生活動を実践するための保健・医療・福祉・介護システムの概要について取り上げた。

　さらに，各章の冒頭に示した「point」により各章の内容への関心を高めるとともに，章ごとの確認問題で理解の促進を図り，一部の図表をQRコードで読みとることができるようにすることで，本文と図表を照らし合わせた効率的な学習を可能とした。

また，衛生・公衆衛生学への興味を高めるために，他の学問分野と関連する最新の
エピソードや専門用語を踏まえたコラムを随所に盛り込んだ。

　本書は，令和4年度管理栄養士国家試験出題基準の公衆衛生分野を網羅するととも
に，看護学，保健学などでの衛生学分野の学習にも対応した内容となっている。衛
生・公衆衛生学を学ぶ多くの方に入門書として活用していただければ幸いである。

　末筆ではございますが，各ご執筆の先生方には，貴重なお時間をお割きいただきま
して，厚く御礼申し上げます。

　また，本書の出版・編集にあたり，アイ・ケイ コーポレーションの社長 森田富子氏，
編集部の信太ユカリ氏には，大変ご尽力いただきましたことに深く感謝申し上げま
す。ありがとうございました。

　　　　2024年3月30日　　　　　　　　　　　　　　　　　　　　　熊谷優子

目　次

第8章　保健・医療・福祉の制度

今村知明／西岡祐一／大田えりか／西村悦子／柿沼倫弘／新谷奈苗／吉澤剛士

確認問題

QRコード

章末　確認問題−解答・解説

表−1　水質基準項目と基準値

表−2　定期予防接種と任意予防接種

表−3　学校保健における児童生徒等の定期健康診断の検査項目と実施学年

厚生労働省　健康日本21（第三次）の概要
　https://www.mhlw.go.jp/content/10904750/001158810.pdf

厚生労働省　在宅医療に関する普及・啓発リーフレット
　https://www.mhlw.go.jp/stf/seisakunitsuite/bunya/0000061944.html

日本産業衛生学会　産業疲労研究会　自覚症しらべ
　https://square.umin.ac.jp/of/service.html

厚生労働省　労働者の疲労蓄積度自己診断チェックリスト
　https://www.mhlw.go.jp/content/001084057.pdf

＊サイト URL が変更になる場合があります。QR コードで表示されない場合は，項目名で検索してください。

執筆担当一覧

千葉 啓子　第1章　01〜04

熊谷 優子　第1章　05

鈴木 寿則　第2章

亀尾 聡美　第3章　01-A, B, C, F, G, H
　　　　　　　　　02-A, C, D, E

玉川 勝美　第3章　02-B

高橋 弘彦　第3章　01-D, E

熊谷 優子　第3章　03

伊藤 常久　第4章

中島 一敏　第5章

山本 玲子　第6章　01　02

太田 亜里美　第6章　03

小松 正子　第7章　01〜05

太田 亜里美　第7章　06

横田 悠季　第7章　07　08

今村 知明／西岡 祐一　第8章　01　02　03

大田 えりか／西村 悦子　第8章　04

柿沼 倫弘　第8章　05

新谷 奈苗　第8章　06

吉澤 剛士　第8章　07

コラム一覧

第1章　公衆衛生学序論 ― 社会と健康

Point：①「病気でなければよい」などの消極的な健康ではなく，活動的な積極性のある健康を獲得するために何が必要か，それに公衆衛生がどう関わるかを確認する。
②公衆衛生とは，人間集団の疾病を予防し，健康の増進を図る科学があり，実践活動であることを理解する。
③倫理面で保障しつつ，公衆衛生活動を実践していく必要があることを理解する。
④現在の保健衛生体制のもとになった国内外の公衆衛生学の歴史的変遷の概要をつかみ，今後の予防対策を考える。
⑤世界保健機関(WHO)などの国際機関，および持続可能な開発計画(SDGs)における国際保健活動を理解する。

01　健康の概念

A　健康の定義

世界保健機関（World Health Organization：WHO）では，その憲章の前文に，「健康とは肉体的にも精神的にも社会的にも完全に良好な状態をいい，単に病気がないとか，病弱でないということではない（Health is a state of complete physical, mental, and social well-being, and not merely the absence of infirmity.）」と定義している。さらに，憲章では「達成可能な最高水準を享受することは，万人の基本的権利であり，人種，宗教，政治的信条，社会経済条件のいかんに関わることではない。このためには，個人も国も互いに十分協力しなければならない」とも述べている。

これらの文章では，健康を論じるとき，身体，精神，社会面の要素がどれも切り離せない重要な関係にあること，また，健康は消極的にとらえるのではなく，より積極的に獲得するものであり，基本的権利であることを示している。ここで健康の前提条件として整えられるべき社会的要因としては，平和，住居，教育，食料，収入（雇用，仕事），安定した環境，持続可能な資源，社会的公正と公平の8要素である(Wilkinson, R., Marumot, M., "Social determinants of health：The solid facts". WHO, 1st ed, 1998, 2nd ed, (2003))。わが国では，憲法第25条に「すべての国民は，健康で文化的な最低限度の生活を営む権利を有する。国はすべての生活局面について，社会福祉，社会保障及び公衆衛生の向上及び増進に努めなければならない」とうたわれており，国民の生存権と国の社会的使命が明確にされていて，WHO憲章の前文と趣旨を同じくするものである。

B　生活機能と健康

WHOの憲章に述べられている健康観やわが国の憲法25条の生存権は，それぞれの人が生活を営む地域社会のなかで，不利益を被ることなく，すべての人が平等であることを前提としている。たとえ，身体などに機能的な障害がある場合でも，それが原因となって教育や雇用の機会を奪われたりすることがないよう求められている。これまで障害に関する国際的な分類には，WHOが1980（昭和55）年に「国際疾病分類（International Classification of Diseases：ICD）」の補助分類として発表した「国際障害分類（International Classification of impairments, Disabilities and Handicaps：ICIDH）」が用いられてき

た。この分類では障害をマイナス面から捉え，疾病や変調が原因となって機能や形態が損なわれ，そこから能力障害が生じて，社会的不利を起こすことであると定義し，障害をそのレベルで分類していた。しかし，これでは障害者が自立して地域社会の一員として生活できることを目指す，現在の障害者福祉の理念に沿った分類とはいえない。そこで「障害者の積極的社会参加と平等」を明確にした人間の生活機能・障害・健康の分類として，「国際生活機能分類(International Classification of Functioning, Disability and Health：ICF)」が2001(平成13)年5月にWHO総会で採択された。この分類では生活機能というプラス面に視点をおき，人の関連する領域を「心身機能・身体構造」，「活動」，「参加」の3つに分類し，その視点から障害を「機能障害」，「活動制限」，「参加制約」として捉えている。この分類の特徴はさらに背景にある環境因子も加えたことである。ある特定の領域における個人の生活機能は，健康状態と背景因子(すなわち，個人因子と環境因子)との間の相互作用あるいは複合的な関係とみなされる(図1-1)。心身の機能障害や活動(行動)制限，社会参加への制約を個人因子だけでなく環境因子(人々が生活し，人生を送っている物的環境や社会的環境，人々の社会的な態度による環境を構成する因子)も加えて健康状態(病気(疾病)，変調，障害，けがなど)を評価するのに役立つ。約1,500項目により人の健康や生活機能に関する状況の記述ができ，健康状態に合わせて心身機能・身体構造の改善，活動・社会参加の可能性の拡大を計画，評価することにも活用できる。また，障害や疾病をもった人やその家族，保健・医療・福祉などのスタッフが，ICFを用いることで障害や疾病状態についての共通理解をもつことが可能になるなど，保健福祉サービスの計画策定やその評価などでも活用されている。

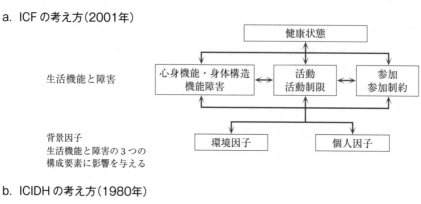

図1-1　障害の分類・考え方

資料：厚生労働省社会・援護局障害保健福祉部 企画課，「国際生活機能分類－国際障害分類改訂版－」日本語版(2002)

C　健康づくりと健康管理

社会情勢や環境の変化のなかで，健康の捉え方も様々に変化してきた。身体的側面では，近年の医学の進歩が疾病の予防や人の寿命の延伸に大いに貢献したが，健康は単に長生きすることではなく，まして日々の生活の目的でもない。健やかな生活を営み，長生きすることの基になるものである。それぞれの生活において健康状態を良好に保つために積極的，かつ継続的な「健康づくり」と「健康管理」が重要になる。現在の人の健康づくり・健康管理は，かつての感染症対策にみられた集団防衛を基礎として，さらに自己責任・自助努力を必要とする個人防衛による生活習慣病予防を重点とする対策へと変化している。

表1-1　健康習慣と健康の関連

	ブレスロー博士：アメリカ	森本教授：日本
健康習慣	1. 適正な睡眠時間（7～8時間） 2. 喫煙をしない 3. 適正体重を維持する 4. 過度の飲酒をしない 5. 定期的にかなり激しい運動をする 6. 毎日朝食を摂る 7. 間食をしない	1. 喫煙をしない 2. 過度の飲酒をしない 3. 毎日朝食を食べる 4. 毎日平均7～8時間眠る 5. 毎日平均9時間以下の労働にとどめる 6. 身体運動，スポーツを定期的に行う 7. 栄養のバランスを考えた食事をする 8. 自覚的ストレス量が多くない
健康度評価	7つの健康習慣を守っている人は，約60歳ぐらいまで平均以上の健康度を保つ。よい習慣が2個以下の人では，30歳を過ぎると，既に健康度は平均以下となる。	これらの項目で当てはまる数が，4つ以下が不良，5～6が中庸，7～8が良好。 　研究では，この点数が低い人は，生活習慣病の発生要因に関係する免疫力が，健康度の高い人に比べて著しく低い。

資料：Berkman LF and Breslow L, Health and way of living, The Alameda County Study. Oxford University Press, New York
（1983）/森本兼曩，「ライフスタイルと健康度 ― 健康理論と実証研究一」医学書院，東京（1995）

　生活習慣がいかに健康と関連するかを明らかにした先駆的な調査として，ブレスロー（Breslow L.）らの米国カリフォルニア州アラメダ郡での調査（1965～1974年）が世界的に知られており，一次予防を重視した「ブレスローの7つの健康習慣」として提唱された。森本らはブレスローの調査をもとに日本人で生活習慣と健康の関連を調査し，得られた結果から，日本人に合った「生活習慣病予防のための健康習慣」としてまとめ上げている（表1-1）。

　国民一人ひとりが生活習慣や社会環境の改善を図るべく行動し，互いに支え合い，生き甲斐や希望をもち，安心して生活できる活力ある社会を実現することにより，健康寿命の延伸につながるよう，生涯にわたる積極的な健康づくりが推進されている。これらの健康づくりにおいて個人のモチベーションを高めるために地域社会の果たす役割は大きい。すべての人々が健康を保持増進するための機会や資源を確保するために地域活動を強化することが重要である（第6章 01 健康に関連する行動と社会 p.125参照）。

02　公衆衛生の概念

A　公衆衛生の定義と目標

　公衆衛生の定義としては，米国エール大学教授のウインスロー（Winslow, C. E. A. 1877～1957）が提案し，WHOが公認した，「公衆衛生とは，地域社会の組織的な努力を通じて，疾病を予防し，生命を延長し，肉体的・精神的健康と能率の増進を図る科学であり，技術である」がよく用いられている。

　公衆衛生は，日本国憲法第25条にも示されているとおり，国民の権利としての健康を守る国の機能でもある。公衆衛生の目標は，人間集団を対象とし，その健康を守り向上させる実践活動を，環境整備や共同社会のなかでの組織的努力および自己健康管理能力の向上などを通じ，国民一人ひとりの健康を保持増進させ，質の高い生活を確保することである。

B　公衆衛生と予防医学

　公衆衛生の目的は，人の健康を守ることである。その方法として，疾病や障害の発生を予防することを重視している。地域住民や家族等の集団を対象に実施される場合は公衆衛生的アプローチとなり，個人を対象とし

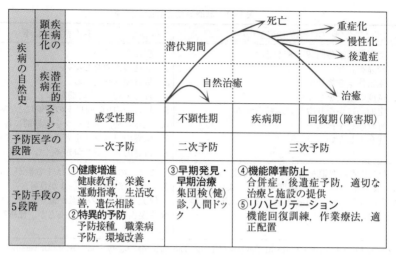

図1-2　疾病の自然史とその対策

資料：Leavell, H. R. & Clark, E. G., "Preventive Medicine for the Doctor in His Community", McGraw-Hill, 3rd Ed. (1965)

て疾病の診断や治療に関わる場合は臨床医学的アプローチとなる。

　リーベルとクラーク(Leavell. H. R & Clark, E. G.)は「疾病の自然史」のなかで，疾病は発症してから治癒(または死にいたる)まで連続した進行状況があり，感受性期，発症前期，臨床的疾病期に分けて，それぞれのステージに対応した予防対策を提唱している(図1-2)。

1)　一次予防

　一次予防は感受性期に疾病の発症を未然に防ぐことである。疾病や不健康が考えられない状態だが，さらに積極的に健康のレベルアップを図ることで，疾病全般に対する抵抗力を高めようとするものである。一般的な健康増進に関わるものとして健康教育，生活習慣の改善，健康相談，労働環境の整備などが挙げられる。ある特定の疾病に対応するものとして特異的予防対策があり，予防接種，作業改善や防護具着用による職業性疾患対策などがある。

2)　二次予防

　二次予防は疾病の症状が表面化しない(自覚症状が出ない)早期の段階である発症前期に疾病，または不健康な状態を発見し，早期に治療するものである。早期発見手段として集団検(健)診などがある。わが国の結核やがんなどの集団検診は世界的に精度が高い。

 一次予防で経済負担の軽減を

　国立がん研究センターは，2023年9月1日に，日本人における予防可能ながんによる経済的負担が1兆円を超えるとの推計を発表した。直接医療費に加え，治療を受けるための欠勤や休職などの労働損失など社会に与える経済的負担も大きい。リスク要因別で最も負担が大きかったのは「感染(1位はピロリ菌感染による胃がんで約2,110億円)」であるが，能動喫煙や飲酒，運動不足，過体重などの生活習慣が大きなリスク要因となっている。

　喫煙・飲酒・過体重・運動不足などの生活習慣を改善すること，すなわち積極的な一次予防の実施による適切な対応・管理は個人の生命を守るだけでなく，社会の経済的負担の軽減にもつながる。

　2000年にスタートした国民健康づくり運動「健康日本21」では，第一次，第二次ともに一次予防を重要項目として挙げ，国民に積極的な予防行動をよびかけたが，一部の一次予防に関する指標では悪化が認められた。2024年から新たに健康日本21第三次のスタートとなるが，「すべての国民が健やかで心豊かに生活できる持続可能な社会の実現」のビジョンがどこまで実現できるか，国民への周知啓発と国民一人ひとりの努力がさらに必要となる。

(千葉啓子)

3）三次予防

　三次予防では疾病が発症した後に病状の悪化を防止したり，機能障害をできるだけ少なくする。腎不全患者への人工透析による機能障害防止やリハビリテーションによる機能回復訓練などがある。

C　プライマリヘルスケアとヘルスプロモーション

　世界的にみて，依然として医療保健体制が不十分な地域や，体制は十分でも自らの健康に対する関心が低い地域で，人それぞれが自分の健康を主体的に考え，守れるシステムを確立する試みとして，1978（昭和53）年，WHO と UNICEF（United Nation Children's Fund）が共催して，アルマ・アタ（現カザフスタン共和国）で国際会議が開催された。「2000 年までにすべての人々に健康を（Health for All）」を目標とするアルマ・アタ宣言が採択された。この目標達成のために実施される最も基本的な保健医療福祉地域開発活動の戦略をプライマリヘルスケア（Primary Health Care：PHC）という。PHC で取り組む8つの基本的活動を表1-2に挙げる。

表1-2　プライマリヘルスケアの基本的活動

1. 健康問題とその予防対策に関する教育	5. 主な感染症に対する予防接種
2. 食料供給と適正な栄養摂取の推進	6. 風土病の予防と対策
3. 安全な水の供給と基本的な環境衛生	7. ふつうの疾病・怪我の適切な処置
4. 家族計画を含む母子保健サービス	8. 必須医薬品の供給

　先進国においては，感染症に代わり生活習慣病をはじめとする慢性疾患の増加（すなわち，疾病構造の変化）が大きな健康問題となってきた。このような国々で，プライマリヘルスケアを確実に実践していくために，WHO は住民参加型の積極的な健康増進を目指してヘルスプロモーション（Health Promotion）の概念を取り入れた。1986（昭和61）年にはカナダのオタワで第1回ヘルスプロモーション国際会議が開催され，オタワ憲章を採択した。そのなかでヘルスプロモーションとは「人々が自らの健康をコントロールし，改善することができるようにするプロセスである。」と定義されている。

　目指すのは，人々が職場，学校，家庭などあらゆる生活の場で，健康でいられるような公正な社会をつくることである。また，健康は生きる目的ではなく，生活の資源であるとし，これをすすめる総合的な戦略として，次の5つを挙げている。

①健康的な公共政策づくり　　②健康を支援する環境づくり　　③地域活動の強化
④個人技術の開発　　　　　　⑤ヘルス・サービスの方向転換

　オタワ憲章に盛り込まれたヘルスプロモーションの考え方は，わが国では2000（平成12）年から12 年計画で進められた「21 世紀における国民健康づくり運動（健康日本21）」において，健康増進についての基本理念として取り入れられた。2013（平成25）年からは健康日本21（第二次）が開始されている（第6章 01 健康に関連する行動と社会 C 健康日本21（21世紀における国民健康づくり運動）p.130 参照）。

D　公衆衛生活動の進め方

　公衆衛生の目標を達成し，国民の健康増進を獲得するには，PDCA サイクル や OODA ループ の連続的な展開が必要とされる。

（1）PDCA サイクルと OODA ループ

　PDCA とは，Plan（計画），Do（実行），Check（検証），Action（改善）の4つの要素をいい，これらを展開することにより継続的な改善が可能となる。まず，人々の抱える健康問題が何であ

るか，住民に対するニーズ調査や実地
調査などにより必要性の高い要求を明
らかにし，その解決のためにより具体
性をもった実施目的・実施目標を定め
る(Plan)。次に改善すべき部分に対し
て到達目標を定めて公衆衛生活動を実

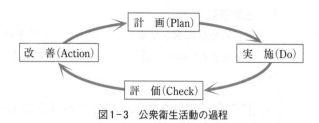

図1-3　公衆衛生活動の過程

行する(Do)。実施途中で問題が発生した場合は，その都度適切な判断が求められる。計画に基
づいて公衆衛生活動が実施されたら，終了後に評価(Check)を行い，その活動が有効であったか
どうかを判定し，次の計画にフィードバックさせる(Action)。評価は計画の際に挙げた目標が達
成されたか，目標達成の手段・技術は適正であったか，活動に要した人員・経費・資材などは十
分であったか，などについて検討を加え，次の活動に活かす(図1-3)。

　労働現場における安全性確保と疾病・障害防止に関する労働安全衛生マネジメントシステムの
構築の基本にもこのPDCAサイクルが取り入れられている。

　PDCAサイクルは公衆衛生活動を効率的に展開する有益な方法であるが，近年，即応が必要な
公衆衛生上の問題が多発し，これらに臨機応変に対応できる新たな活動手段（OODAループ）が
求められるようになった。OODAは，**Observe**（観察），**Orient**（状況判断，または方向づけ），
Decide（意思決定），**Act**（行動）の4要素で公衆衛生の目標達成を図るもので，計画を重視した
PDCAに比べて事態を観察し，柔軟な判断やスピーディな実行を優先した活動の進め方として有
効性が高い。

　PDCA，OODAそれぞれの特徴をうまく使い分けて公衆衛生活動を進めていくことが望まれる。

（2）　ハイリスクアプローチとポピュレーションアプローチ

　健康障害のリスクを軽減させる方法には2通りの方法がある。一つは，疾病を発症するより高
いリスクをもった人を健康診断などのスクリーニングで振り分けて，個人的に保健指導や医療を
行っていく**ハイリスクアプローチ**(high risk approach, **ハイリスク戦略** high risk strategyともい
う)で，高血圧患者への減塩指導などによる脳血管疾患や血管性認知症予防が挙げられ，予防医
学の二次予防の考えに基づいている。他方は，対象を集団全体としてはたらきかける**ポピュレー
ションアプローチ**(population approach, **ポピュレーション戦略** population strategyともいう)で，例
えば，集団全体に運動・栄養に関する知識の普及などを介して生活習慣病の予防をはたらきかけ
るなど，一次予防の考えに基づいている。

＜予防医学のパラドックス＞

　疾病を発症させるリスクの高い人々を特定してそのリスクを減らす対策を講じるハイリスクア
プローチでは，例えば，高血圧患者に降圧剤を処方し，患者の正しい服用により脳卒中の発症リ
スクは下がる。しかし実際の脳卒中発症は，この高リスクグループからの発症よりも，血圧がや
や高めの境界域グループでの発症の方が多い。

　これを予防医学のパラドックスとよぶ。ハイリスクグループへの指導とともに，住民全体に誰
もが何らかのリスクをもっているという認識のもとで，リスク軽減の努力をするポピュレーショ
ンアプローチが重要となる。

(3) ヘルスプロモーションの実践と評価

　WHOが提唱したヘルスプロモーションを展開していく方法として，グリーン（Green, L. W.）らは1991（平成3）年にプリシード・プロシードモデル（PRECEDE‐PROCEED Model：PPモデル）とよばれる実践プログラムを開発した。

　個人や集団，さらに地域を対象とした健康に関わる公衆衛生活動のプログラムとして用いられ，企画，実行，評価を図1‐4のような一連の流れとして実施する。日本においても「健康日本21」の展開をはじめとして広く活用されている。

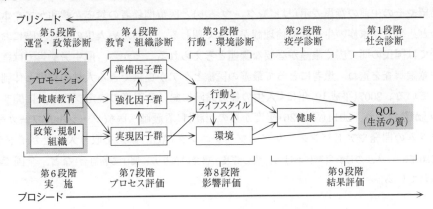

図1‐4　プリシード・プロシードモデル

資料：Green, L. W. *et al.,* "Health promotion planning‐An educational and environmental Approach", 2nd ed, Mayfield Publishing（1991）

　プリシード（Predisposing, Reinforcing and Enabling Constructs in Educational／Environmental Diagnosis and Evaluation：PRECEDE）は"教育・環境診断と評価における準備・強化・実現因子"の頭文字であり，全9段階のうちの第1段階から第5段階までを指す。公衆衛生活動実施前の過程で計画にあたり，社会診断（第1段階），疫学診断（第2段階），行動・環境診断（第3段階），教育・組織診断（第4段階），運営・政策診断（第5段階）で構成されている。これらの5段階の過程を経ることで対象集団のQOLの達成目標や優先されるべき改善点が決定される。

　一方，**プロシード**は（Policy, Regulatory and Organizational Constructs in Educational and Environmental Development：PROCEED）は"教育・環境開発における政策・法規・組織因子"の頭文字であり，第6段階から第9段階までを指し，公衆衛生活動実施と評価の過程である。実施（第6段階），プロセス評価（第7段階），影響評価（第8段階），結果評価（第9段階）からなっている。実施結果の評価は計画の各段階と関係させ決定した目標の達成度などの検討を行い，評価段階間での相互関係も明らかにしていくことで実施プログラムの全体的な修正を行う。PPモデルを効果的に活用していくためには，プロシードモデルで評価を実施する際の評価目標をプリシードモデルにより明確にしておく必要がある。

Ｅ　医療保健福祉の倫理

　人の健康問題は身体的側面から捉えれば医学（医療）の問題であるが，人が暮らしている日常生活の面から健康を考えると公衆衛生，社会福祉の問題であり，それらの領域には医師，看護師，保健師をはじめ，多くの専門的立場のものが関わりをもつことから，それぞれの立場で保健医療福祉に関する倫理に基づいて活動する必要がある。「ヒポクラテスの誓い*」は最古の医師の倫理である。その現代版として「ジュネーブ宣言」（1948年第2回世界医師会総会）があり，2017年には患者の自己決定権やウエールビーイング尊重が謳われた。人を対象とした医学研究の倫理的原則としてインフォーム

ド・コンセントの必要性を示した**ヘルシンキ宣言**(1964年第18回)，医療者が患者にしてはならない行動倫理を示した**リスボン宣言**(1981年第34回)などがある。健康を基本的な人の権利と捉え，それを倫理面から保障しながら，医療保健福祉の活動が展開されなくてはならない。

＊**ヒポクラテスの誓い**　紀元前 5 世紀ギリシャの医師ヒポクラテスによる患者の生命と健康保持のための医療に於ける患者のプライバシー保護や医師の職業倫理を記したもの。

　倫理が関わる医療保健現場での課題として，人生の最終段階(従来終末期と表記していた)にある患者に対する医療や介護のあり方が挙げられる。これには患者からの「尊厳死」や「安楽死」の希望やその生前の意思表示(リビング・ウィル)と医療関係者の対応，緩和ケアやホスピスの活用など，本人や家族の生命観や倫理観が大きく関わる。そのため人生の最終段階における医療については国民の間で広く議論が必要な課題と考えられることから，厚生労働省では継続的な検討会や意識調査を重ね，患者にとって最善の医療とケアが提供できる人材の育成と体制の構築を目指している。2007(平成19)年に「人生の最終段階における医療の決定プロセスに関するガイドライン」が策定され，2014(平成26)年度からの相談員(看護師，医療ソーシャルワーカー)の研修プログラムの開発やアドバンス・ケア・プランニング(ACP)概念を取り入れたガイドライン改訂(平成30年3月「人生の最終段階における医療の普及・啓発の在り方に関する検討会)など，全国での普及が進められている。

03　社会的公正と健康格差の是正

A　社会的公正の概念

社会的公正とは人間のもつ健康面や政治面，経済面などすべての場面においてへだたりなく対応されることである。健康格差は所得の差や医療機関の偏在などにより生じる。わが国では地域による健康格差の拡大がみられることから，2013(平成24)年から開始された健康日本21(第二次)では，健康格差の縮小が目標として挙げられた(第6章 01 健康に関する行動と社会 C 健康日本21(21世紀における国民健康づくり運動) p.130参照)。この問題は国際社会における保健医療の大きな課題でもあり，国連ミレニアム開発目標(MDGs)やそれを引き継いだ持続可能な開発目標(SDGs)として，格差の是正と公平な社会の構築が目指されている(05 国際保健 C 持続可能な開発目標(SDGs)p.13参照)。

B　健康の社会的決定要因

健康格差を生じる具体的な要因は社会構造的決定要因と日常生活環境から成る。社会構造的決定要因として所得，教育・雇用機会・ヘルスケア利用機会，年金制度などが，日常生活環境要因として栄養・食品摂取，身体活動・運動などの健康増進行動，生活習慣病のリスク行動の有無などが挙げられる。日本でも世帯所得が低いほど野菜や肉類の摂取量が少なかったり，運動習慣がない，健診未受診者が多い，肥満者が多い，20歯未満者割合が高いなど，生活習慣に問題がある人の割合が高くなる傾向があることが報告されていて，所得による健康格差の拡大は社会的な課題になっている(平成30年国民健康・栄養調査)。

04　公衆衛生・予防医学の歴史

A　外国での歴史

人びとが集団生活を営む過程において，病気の感染を防いだり，健康でくらしやすくする工夫がなされ，古代エジプトやインダス文明の遺跡に当時の衛生管理の技術を示す足跡が示されている。医学の祖といわれるヒポクラテス（Hippocrates, 460～370 BC）は著書「空気・水・場所について」で，環境条件と健康が深く結びついていることを述べている。ローマ時代には公衆浴場，火葬などの環境整備が進んだ。医師ガレノス（Galenus, 130～200 AD）は，疾病予防に関わる学問体系を健康の女神 Hygieia にちなんで Hygiene（衛生学）と命名した。その後，中世では衛生思想が衰退し，各地でコレラやペストが大流行した。当時，かろうじて効果があるとされた防疫対策は交通遮断と隔離であった。

15～16世紀の大航海時代には，東西交易の拡大により梅毒などの感染症が新大陸から伝播しヨーロッパで蔓延し，アメリカ大陸にも天然痘などの感染症がもたらされ先住民は激減した。

14～16世紀のルネッサンス以降，産業・文化が発展し，様々な職業が起こり，鉱夫，メッキ職人，印刷工などでのじん肺，水銀中毒，鉛中毒などの職業性疾病も多発した。17世紀半ばにはイギリスで産業革命が起こり，労働者は都市部に集中し，過酷な労働条件での就業や生活環境の悪化から結核などの感染症が蔓延した。チャドウィック（E. Chadwick, 1800～1890）は，労働者の貧困と疾病の関係を論じて健康保持に環境改善の必要性を示し，1848年の公衆衛生法（Public Health Acts）制定に寄与した。開業医スノウ（J. Snow）はロンドンのコレラの流行と飲料水の関連を疫学的に調査し，感染源や感染経路を明らかにすることで流行阻止が可能になることを検証して感染症における疫学的手法の有用性を示した。ドイツのペッテンコーフェル（M. von. Pettenkofer）は1865年にミュンヘン大学に衛生学講座を創設し，実験的手法による生活環境と健康の関係の解明を行った。細菌学の領域ではフランスのパスツール（L. Pasteur）やドイツのコッホ（R. Koch）らが感染症の原因となる病原体を発見した。その後，予防接種による特異的予防法が確立され，公衆衛生学の進展に大きく貢献した。20世紀に入るとフレミング（A. Fleminng）がペニシリンを発見し，治療医学分野が一段と進歩をみせた。

第一次（1914～1918），第二次（1939～1945）大戦と2度の大きな戦争を背景に，多くの国で医療の社会化が急速に進み，特に第二次大戦後はイギリスに総合社会保障制度が確立するなど欧米諸国では社会医療が充実していったが，アジア・アフリカなどでは公衆衛生のレベルは，いまだ非常に低いものであり，大きな地域格差が生じた。1946（昭和21）年，ニューヨークで世界保健会議が開かれ，「すべての人々が可能な最高の健康水準に到達すること」を提唱した世界保健憲章が採択され，世界保健機関（WHO）が設立された。国連による国際協力は経済支援としてではなく，生存のために最低限必要な水，食糧，医療，教育，雇用，環境改善，住居などを支持する事業（Basic Human Needs：BHN）による社会開発支援を進めている。2000（平成20）年に採択された「ミレニアム開発目標」のうち，乳児死亡率の減少や感染症の克服などでは一定の成果を得られ，国際保健の役割の重要性が認識されたが引き続き課題は多く，さらに新たな課題への対応も必要であることから，これらは「持続可能な開発のための2030アジェンダ」に引き継がれた（05 国際保健 B 国際協力 p.12参照）。

21世紀に入り，中国やアジア諸国で重症急性呼吸器症候群（SARS）やH5N1鳥インフルエンザ，さらに新たな新型コロナウイルスによる感染症の脅威にさらされ，世界的防疫対策が必要とされ

ている。2019年12月に中国武漢市で発生した新型コロナウイルス感染症は，WHOにより COVID-19と命名され，世界中で危機的なパンデミックに至った。ワクチンの接種が急務となり，各国でワクチンの開発・製造が行われ，国際的供給体制（COVAX）も構築された。

WHOは，2023年5月5日，新型コロナウイルスの感染拡大を受けて宣言していた「国際的に懸念される公衆衛生上の緊急事態」の終了を発表したが，今後も警戒を続けるよう各国によびかけている。

B **日本での歴史**　江戸時代は，鎖国政策により国外からの感染症の侵入が少なく貝原益軒（1630～1714）「養生訓」などによる個人衛生が主であった。

明治時代に入り，1873（明治6）年文部省（現・文部科学省）に医務局が開設され，1874年には医制の発布，翌1875年には衛生局が設置された。「衛生」は，初代の衛生局長，**長与専斎**がHygieneに相当する言葉として，中国の荘子から採用した。その後，日清・日露の戦争を経てわが国にも産業革命が起こり，資本主義経済が発展した。それに伴い様々な医療・環境などに係る社会問題が発生し，それらの課題に対処するために法律の制定も進んだ。1897（明治30）年の伝染病予防法，1916（大正5）年の工場法，1922（大正11）年の健康保険法，1937（昭和12）年の保健所法などである。1938（昭和13）年厚生省（現厚生労働省）が設置され，衛生行政はそれまでの内務省による取締行政から指導行政へと変わった。その後，第二次大戦へ突入し，富国強兵策が取られるが，1945年終戦を迎え，新憲法のもとで多くの医療保険制度が民主化された。伝染病の流行も次第に収まり，それらによる死亡が激減したが，対照的に死因の上位は，脳血管疾患，がん，心臓病などの成人病で占められ，疾病構造が大きく変化した。

高度経済成長期を迎え，重工業の目覚ましい躍進により都市部への労働力の集中と農村部の過疎化が，工業地帯では大気や水質，騒音など生活環境の悪化など深刻な公害が発生し，健康被害が問題になった。これらの解決に向けて1967（昭和42）年公害対策基本法が制定され，公害に関する環境基準が定められた。また，1971（昭和46）年には環境庁が発足し，2001（平成13）年には環境省に昇格して環境保全行政が進められている。1993（平成5）年に公害対策基本法は廃止され，**環境基本法**が制定された。一方，地球規模の環境問題の解決は，今後の大きな課題とされている。

現在，わが国は世界有数の長寿国であり，高い健康水準を維持している。しかし，人口の高齢化と少子化が著しく，国民のより積極的な健康増進が望まれることから，2003（平成15）年に健康増進法が施行された。2020年には受動喫煙防止規定が強化された。これに先立ち2001（平成13）年には厚生省と労働省が合体して厚生労働省が発足し，人の一生を出生から就労を経て老後に至るまでを一体化させた健康施策を行える体制がつくられた。2006（平成18）年には，がん対策を総合的に推進するために，**がん対策基本法**（平成28年12月改正），さらに自殺予防を目的とした**自殺対策基本法**が制定された。2008（平成20）年には老人保健法を廃止して，**高齢者の医療の確保に関する法律**が制定され，**特定健診・特定保健指導**が導入された。2011（平成23）年3月の東北地方太平洋沖地震の発生により，福島・宮城・岩手の東北3県を中心に甚大な被害がもたらされ，6月には東日本大震災復興基本法が施行された。2013（平成25）年には，**第4次国民健康づくり運動（健康日本21（第二次））**（2013～2022年）が策定され，生活習慣病予防やこころの健康など5分野53項目の目標が設定された。2017（平成29）年には，5回目の改正介護保険法が施行され，高齢者の自立支援と要介護状態の重度化防止に向けた取り組みの推進が図られた。また，**食品衛生法**が15年ぶりで改正され，2020年6月より原則としてすべての食品等事業者にHACCP

導入が義務化された。労働環境の整備としては，働き方改革法が2019（平成31）年に公布され，関連して**労働基準法**の改正も行われた。非正規労働者の処遇改善や長時間労働の是正などが図られている。また，改正**育児・介護休業法**が2022（令和4）年から段階的に施行され，男性の育児休業取得促進のための枠組みが新たに追加された。

パンデミックとなった新型コロナウイルス感染症（COVID-19）まん延防止対策として，2020（令和2）年1月，**新型インフルエンザ等対策特別措置法**が施行された。

指定感染症および検疫感染症を経て，2021（令和3）年2月には**感染症法**も含めた関連法の改正により，新型インフルエンザ等感染症に分類された。

この過程で，防疫管理のみならず，患者への差別・偏見など人権への配慮の必要性が再認識された。2023年5月には，WHOにより緊急事態宣言が終了され，わが国でも季節性インフルエンザ等と同じく感染症法上の5類感染症に移行した。感染症への対応の一方で，2022年に終了した健康日本21（第二次）の結果を踏まえて，第三次が策定・公表された。健康日本21（第三次）は，生活習慣が関与する非感染症疾患（NCDs）の発症予防・重症化予防などを目標としており，2024（令和6）年度から実施される。

（千葉啓子）

05　国際保健

「国際保健」は，1946年にニューヨークで開催された国際保健会議が採択した世界保健憲章によって世界保健機関（WHO）が設立され，世界の様々な保健医療問題に対して国家間協力の必要性が強調されるようになったことから使われ始めた。近年では，**「持続可能な開発目標（SDGs）」**の目標3におけるターゲットの一つとして**ユニバーサル・ヘルス・カバレッジ（UHC）**達成が位置づけられ，政府が中心となった国際的な協力から，産業界，大学，官公庁も巻き込んだグローバルな連携協力の必要性が強調され，グローバルヘルスといわれている。また，世界的な医学誌Lancetに2014年に「パブリックヘルスからプラネタリーヘルスへ：宣言書（From Public to Planetary Health: A Manifesto）が掲載され，**「プラネタリーヘルス」**という用語が世界に広まった。

A　地球規模の健康問題

5歳未満の子どもの死亡率の減少，HIV/エイズの予防と治療が進展したことなどにより，2019年の世界の平均寿命は，73.3歳（男性70.8歳，女性75.9歳）となり，1959年（46.5歳）と比べると約30歳延びた。

しかし，ヨーロッパ地域（European Region）の平均寿命は78.2歳であるが，アフリカ地域（Africa Reagon）の平均寿命は64.5歳と地域による違いがある。妊産婦死亡率の世界平均は223人（10万人当たり）であるが，最も高い南スーダンは1,233人（10万人当たり）であり，日本（10万人当たり4人）の約300倍である。5歳未満児死亡率の世界平均は38人（出生1,000人当たり）であるが，最も高いギニアは99人（出生1,000人当たり）であり，日本（出生1,000人当たり1人）の約100倍である。各国の健康水準は国際社会と途上国自身の取り組みにより，改善傾向にあるものの，著しい差があり，地方部・へき地居住者，低所得者層，社会的マイノリティなど，保健医療サービスから取り残された人びとが多くいる（World health statistics 2023: monitoring health for the SDGs, sustainable development goals）。

また，感染症の突発的な流行は，甚大な社会経済的被害をもたらし，新興・再興感染症の流行

は，人間の安全保障を脅かしている。エボラ出血熱，MERS，ジカ熱，新型コロナウイルス感染症の発生など，**地球規模での公衆衛生危機**に対する備えと対応のための国際保健の枠組みの強化が課題となっている。さらに，近年，日本だけでなく多くの国で高齢化が進み，それに伴って非感染症疾患(生活習慣病，がんなど)が増加している。

B　国際協力　　日本の開発協力は，開発協力大綱(2023年6月9日閣議決定)をその根幹としている。開発協力大綱は，国際協調主義に基づく積極的平和主義の立場から，国際社会の平和と安定および繁栄の確保に一層積極的に貢献すること，およびそのような取り組みを通じて日本の国益の確保を図るという日本の基本的方針を明記している。このように，開発協力は開発途上地域の開発を主たる目的とする政府および政府関係機関による国際協力活動のことで，そのための公的資金を政府開発援助(Official Development Assistance：**ODA**)という。政府または政府の実施機関は，ODAによって，平和構築やガバナンス，基本的人権の推進，人道支援等を含む「開発」のため，開発途上地域，国際機関または民間セクターに対し，資金協力や技術の提供を行う。ODAは，贈与と政府貸付などに分けることができる。

また，開発途上地域を直接支援する二国間援助と，国際機関等に対して拠出・出資する多国間援助がある(図1-5)。二国間援助における贈与は，開発途上地域に対して無償で提供される協力のことで，日本が実施しているスキームとしては，返済義務を課さず，開発途上地域に社会・経済の開発のために必要な資金を贈与する**無償資金協力**と，日本の知識・技術・経験をいかし，開発途上地域の社会・経済の開発の担い手となる人材の育成を行う**技術協力**がある。

多国間援助には，**国連開発計画(UNDP)**，**国連児童基金(UNICEF)**などの国連機関，国際機関，**世界銀行**などの国際金融機関などへの拠出・出資などがあり，多くは贈与として実施している。

また，**国際協力機構(JICA)**は，新型コロナウイルス感染症が短期間で全世界に拡大し，すべての人びとの命と健康を脅かすだけでなく，経済活動の停滞や，それに伴い貧困に苦しむ人の増加，子どもたちの学習機会の喪失など，将来世代にも影響を及ぼしていることを踏まえ，2020年7月に「**JICA世界保健医療イニシアティブ**」を始動させ，途上国の保健医療システム強化を目指し，「治療」，「警戒」，「予防」の3つの柱への取り組みを強化した。

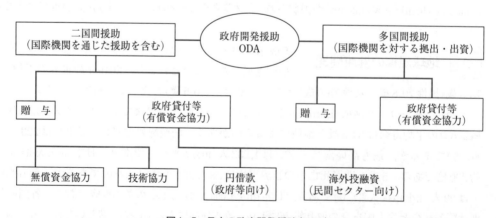

図1-5　日本の政府開発援助(ODA)

資料：外務省，開発協力白書(2022年版)

C　持続可能な開発目標（SDGs）

2015年9月に国連で採択された「持続可能な開発のための2030アジェンダ（2030アジェンダ）」は，国際社会全体が，これからの人間活動に伴い引き起こされる諸問題を喫緊の課題として認識し，共同して解決に取り組んでいくことを決意した合意文書であり，「持続可能な開発目標（Sustainable Development Goals：SDGs）」が示されている。2030アジェンダは，国連が2001年に採択した「ミレニアム開発目標（Millennium Development Gals：MDGs）」が2015年までの目標であり，その後の目標に関する議論が始まったことと，1992（平成4）年にブラジルのリオデジャネイロで開催された「国際環境開発会議（地球サミット）」で採択された「環境と開発に関するリオデジャネイロ宣言（リオ宣言）」を踏まえ，その20年後の2012（平成24）年に，再度リオデジャネイロで開催された「国連持続可能な開発会議（リオ＋20）」での議論の大きな二つの流れが合流し，作成されたものである。

SDGsは保健を含む17の大項目（目標）ごとに合計169の小項目（ターゲット）が定められ，世界各国と国際機関などのパートナーが2030年までにその達成を目指している。保健関連のターゲットは，主に目標3「すべての人に健康と福祉を」のもとに設定されており，MDGsにも含まれていた妊産婦死亡率，および5歳未満時死亡率の削減，性と生殖に関する保健サービスへのアクセス確保に加え，三大感染症（HIV/エイズ，結核，マラリア），および顧みられない熱帯病といった伝染病の根絶，非感染性疾患による若年死亡率の減少，薬物乱用やアルコールの有害な摂取を含む物質乱用の防止・治療の強化，道路交通事故による死傷者の減少，ユニバーサル・ヘルス・カバレッジの達成，および環境汚染による死亡数の減少などが含まれている。

わが国のSDGsに関連する8つの優先課題は，①あらゆる人々の活動の推進，②健康・長寿の達成，③成長市場の創出，地域活性化，科学技術イノベーション，④持続可能で強靭な国土と質の高いインフラの整備，⑤省・再生可能エネルギー，気候変動対策，循環型社会，⑥生物多様性，森林，海洋等の環境の保全，⑦平和と安全・安心社会の実現，⑧SDGs実施推進の体制と手段である。

D　ユニバーサル・ヘルス・カバレッジ

ユニバーサル・ヘルス・カバレッジ（Universal Health Coverage：UHC）の概念は，2005年のWHO総会において提唱され，「すべての人びとが基礎的な保健医療サービスを，必要なときに，負担可能な費用で享受できる状態」と定義された。その後，WHOが2010年に"Health systems financing：the path to universal coverage"を刊行してから，この概念に関する認知度が国際的に高まり，2012年の国連総会ではUHCに焦点を当てた決議が採択され，その重要性が認識された。また，2017（平成29）年12月の国連総会で，毎年12月12日をユニバーサル・ヘルス・カバレッジ・デーと定める決議が採択された。持続可能な開発目標（SDGs）の目標3におけるターゲットの一つとしてユニバーサル・ヘルス・カバレッジ（UHC）達成が位置づけられ，すべての人びとが基礎的な保健医療サービスが受けられ，医療費を支払うことで貧困に陥るリスクを未然に防ぐことが重要であることが確認された。さらに，2018（平成30）年10月にはカザフスタンで「プライマリ・ヘルス・ケアに関する国際会議：アルマ・アタからUHCとSDGsへ」が開催された。

日本は国民皆保険制度という世界に類をみない社会保障制度を導入して，加えて保険医療へのアクセスを改善・充実させ早期にUHCを達成したことで，世界でも有数の健康長寿国になった。この経験を生かして，わが国は世界の各国へ適切な援助を行い，人類の健康に大きく貢献することが期待されている。

E　国際保健に関わる関係機関

1)　世界保健機関

　第2次世界大戦末期，1945(昭和20)年6月にサンフランシスコで連合国会議が開かれ，保健衛生分野の国際的な機関の設置が決まった。1948(昭和23)年4月7日にこの機関を世界保健機関（**World Health Organization**：WHO)とし，その目的，組織，活動などを規定した憲章が制定され，国連加盟国の批准を得て，WHO憲章が効力を発した。国際連合経済社会理事会の下に置かれた保健に関する唯一の専門機関であり，世界的な保健活動を展開している。感染症，非感染性疾患，医療制度などの幅広い課題に世界が対処するにあたっての①リーダーシップの提供，②研究課題の形成と知見の普及促進，③規範と基準の設定，④政策オプションの提示，⑤技術的支援の提供，⑥モニタリング実施といった中核機能をもつ。WHOは4月7日を世界保健デーとして年ごとに重点課題の標語を掲げ，世界各国での保健衛生活動を促進している。WHO憲章では，「健康とは，完全な肉体的，精神的及び社会的に良好な状態」であるとし，その目的を達成するため，国際保健事業の調整，保健事業援助，伝染病・風土病撲滅，衛生状態の改善，保健関連条約の提案・勧告，医療・衛生などの国際基準策定といった幅広い任務を担っている。1978年(昭和53年)にプライマリ・ヘルス・ケアを提言した「アルマ・アタ宣言」を採択し，1980年(昭和55年)には天然痘の根絶を宣言した。

　また，1986年(昭和61年)にはヘルスプロモーションに関する「オタワ憲章」を採択した。新興・再興感染症では継続的な対策を講じており，ポリオの根絶やマラリア対策，HIV/エイズ対策に取り組んでいる。2003年(平成15年)には「たばこ規制枠組み条約」が採択され，わが国における公共での禁煙や分煙化にも影響を与えている。さらに，2005年にはユニバーサル・ヘルス・カバレッジの定義を採択するとともに，国際保健規則(IHR)を改正し，国際的な公衆衛生上の脅威となる感染症などへの対応を強化した。

　WHOは，2023(令和5)年4月現在，194か国・地域と2準加盟地域で構成されている。本部事務局はスイスのジュネーブに設けられており，世界6地域に地域事務局を設置している。欧州地域(EURO)はデンマークのコペンハーゲン，アフリカ地域(AFRO)はコンゴのブラザビル，東地中海地域(EMRO)はエジプトのカイロ，南東アジア(SEARO)はインドのニューデリー，西大西洋地域(WPRO)はフィリピンのマニラ，アメリカ地域(AMRO)はアメリカのワシントンに設置されている。日本は西太平洋地域に属し，神戸にWHO健康開発総合研究センターが設置されている。

2)　国際連合食糧農業機関

　国際連合食糧農業機関(**The Food and Agriculture organization of the United Nations**：**FAO**)は，1945年に設立し，日本は1951年に加盟した。本部はローマにあり，2023年7月現在，194か国，1加盟組織(欧州連合(EU))，2準加盟国(フェロー諸島，トケラウ)が加盟している。FAOは国連システムの中にあって食料の安全保障と栄養，作物や家畜，漁業と水産養殖を含む農業，農村開発を進める国連専門機関である。すべての人々が栄養ある安全な食べ物を手に入れ健康的な生活を送ることができる世界を目指し，「飢餓，食料不安及び栄養失調の撲滅」，「貧困の削減と全ての人糸の経済・社会発展」，「現在および将来の世代の利益のための天然資源の持続管理と利用」を主な3つのゴールと定め，活動している。

3）コーデックス委員会（CAC）

コーデックス委員会（**Codex Alimentarius Commission**：CAC）は，国際連合食糧農業機関（Food and Agriculture Organization of the United Nations：FAO）と世界保健機関（World Health Organization：WHO）が1963年に設立した政府間組織であり，事務局はイタリアのローマ（FAO本部内）にある。消費者の健康を保護するとともに，食品の公正な貿易を促進することを目的とし，食品の国際基準（コーデックス基準）を策定している。科学的なリスク評価については，コーデックス委員会とは別にFAOとWHOが合同で運営する専門家会議（FAO/WHO合同専門家会議）にて行う。180か国以上が加盟しており，おおよそ3分の2は発展途上国である。また，一定の条件を満たし審査をパスした国際機関もオブザーバー機関として参加することができる。コーデックス委員会には，総会，執行委員会，一般問題部会，個別食品部会，特別部会と，地域調整部会が設置されている。

4）　国際連合児童基金

国際連合児童基金（**United Nations Children's Fund**：UNICEF）は，1946年に国連児童緊急基金として第二次世界大戦の犠牲となった児童の救済を目的に緊急措置として設置された。1953年に国際児童基金と改称したが，略称はそのまま用いている。本部は，ニューヨーク（米国）にあり，1950年頃から途上国の保健分野を中心に栄養改善，飲料水供給，母子福祉，教育などを通じた児童への一般的援助および自然災害などの際の緊急援助を行うようになった。

5）　国際連合人口基金

国際連合人口基金（**United Nations Population Fund**：UNFPA）は，1967年に国連人口活動信託基金として設立し，1969年に現在の名称に改称した。，国際的な資金によって開発途上国などに人口関連の支援を行う最大の機関である。UNFPAは，それぞれの国がリプロダクティブ・ヘルス（性と生殖に関する健康）や個人の選択に基づく家族計画サービスを改善できるように支援している。

6）　国際労働機関

国際労働機関（**International labour Organization**：ILO）は，ILOは第1次世界大戦後の1919年，ヴェルサイユ条約第13編「労働」に基づき，国際連盟の機関として発足した。ILOは，国際連合の専門機関であり，本部はジュネーブにある。労働条件の改善を通じて社会正義を基礎とする世界の恒久平和の確立に寄与するとともに，完全雇用，労使協調，社会保障等を促進することを目的としている。

7）　世界銀行グループ

世界銀行グループは，国際復興開発銀行（IBRD），国際金融公社（IFC），国際開発協会（IDA），国際投資紛争解決センター（ICSDI），多数国間投資保証機関（MIGA）の5つの機関から構成される。単に「世界銀行」という場合は，国際復興開発銀行と国際開発協会を意味し，貧しい国々の経済を強化することにより世界の貧困を削減し，かつ経済成長と開発を促進することにより人々の生活水準を改善することを目標としている。世界銀行グループは，保健システム支援分野における世界最大規模の援助機関である。ハーバード大学のMurrayらが，世界銀行の要請により，地域や国単位での疾病による負担を比較する **Global Burden of Disease** 研究（GBD研究）を行っている。GBD研究の中で世界保健機関と共同で開発した**障害調整生存年数**（Disability Adjusted Life Years：**DALYs**）が健康指標として用いられている（World Bank: World Development Report 1993: Investing in Health. Oxfprd University Press. Mew York (1993), Murray CJ, Lpes AD: The Global Burden of

Disease Harvard University Press. Cambridge (1996)）。

8)　その他の関連機関

　三大感染症(エイズ，結核，マラリア)の克服を目的として設立された「世界エイズ・結核・マラリア対策基金(**The Global Fund to Fight AIDS, Tuberculosis and Malaria**)」，開発途上国の予防接種率の向上を目的に設立され，新型ワクチン普及や予防接種の効果的な提供のための保健システム強化などを支援を行っている「Gavi ワクチンアライアンス」などがある。また，1996年に設立された，「国連エイズ合同計画(**joint United Nations Programme on HIV/AIDS：UNAIDS**)」は，国際連合児童基金(UNICEF)，国際連合開発計画(UNDP)，国際連合人口基金(UNFPA)，世界保健機関(WHO)，世界銀行(World Bank)，国際連合教育科学文化機関(UNESCO)の6つの国際機関の共同出資により，各国際機関のエイズ対策の総合調整と評価，広報活動を行っている。

　さらに，環境分野における国連の主要な機関として国際連合環境計画(United Nations Environment Programme: **UNEP**)がある。1972年に開催された国連人間環境会議の提案を受けて採択された「人間環境宣言」および「環境国際行動計画」を実行に移すための機関として設立された。地球規模の環境課題に対応するために，7つのサブプログラム(気候変動，災害・紛争，生態系管理，環境ガバナンス，化学物資・廃棄物，資源効率性，環境レビュー)を中心に，国連システム内における環境政策等の調整，科学およびその他の専門団体との協力した情報の分析・提供，環境施策を実施するための途上国の能力形成の支援などの活動を進めている。　　　　　　　　　(熊谷優子)

Column　G7保健大臣会合

　G7保健会合は，G7サミット(主要国首脳会議)に関連して開催される閣僚会合で，国際保健分野の諸課題について G7の閣僚間で議論が行われる。G7サミットは，自由，民主主義，人権などの基本的価値を共有する7か国(フランス，米国，英国，ドイツ，日本，イタリア，カナダ)および欧州連合(EU)の首脳が参加して毎年開催される国際会議であり，世界経済，地域情勢，様々な地球規模課題をはじめとするその時々の国際社会における重要な課題について意見交換を行い，その成果をまとめ公表している。2023年は日本が議長国となり，5月13日から14日にかけて G7長崎保健大臣会合が，5月19日から21日にかけて G7広島サミットが開催された。国際保健分野では，公衆衛生危機管理対応のためのグローバルヘルス・アーキテクチャー(国際保健協力の枠組み)の構築・強化，より強靭，より公平，より持続可能なユニバーサル・ヘルス・カバレッジ(すべての人が，効果的で良質な保健医療サービスを負担可能な費用で受けられること)達成への貢献，様々な健康課題に対するヘルス・イノベーションの促進の3つが議題として取り上げられ，新型コロナウイルス感染症対応において発展途上国にワクチンが届かないという課題に直面したことを踏まえ，将来，感染症の世界的大流行などの健康危機が起きた際にワクチンや治療薬，検査キットなどが公平で速やかに広くいきわたるよう取り組みを進めるなどの内容が含まれた「G7長崎保健大臣宣言」が取りまとめられた。　　　　　　　　　(熊谷優子)

資料：厚生労働省：G7長崎保健大臣会合公式ページ，https://www.mhlw.go.jp/stf/seisakunitsuite/bunya/hokabunya/kokusai/g8/g7health2023.html

1章　確認問題 ———————————————————————— 解答・解説

次の文章を読んで，正しいものには○を，誤っているものには×をつけなさい。

☐　1　健康の定義に関する世界保健機関(WHO)による健康の定義は，肉体的，精神的及び社会的に完全に良好な状態をいい，単に疾病や虚弱でないということではない。

☐　2　予防接種は，一次予防である。

☐　3　1978年にプライマリヘルスケアの第1回会議が世界保健機関(WHO)と国際連合児童基金(UNICEF)により共同開催された。

☐　4　公衆衛生活動の進め方として，FDCAサイクルでは第一に人びとの抱える健康問題や必要性の高いニーズを把握し，その解決のために実効性のあるプランを立てる。

☐　5　わが国で2000年に開始された健康づくり運動「健康日本21」では，ハイリスクアプローチによる保健指導を重視している。

☐　6　SDGsの目標3では「あらゆる年齢のすべての人びとの健康的な生活を確保し，複視を促進することが目的として示されている。

☐　7　アルマ・アタ宣言において，ユニバーサル・ヘルス・カバレッジが示された。

☐　8　世界保健機関が対象としているのは感染症のみである。

第2章　地域保健─地域住民の健康と行政の役割

Point：①公衆衛生行政では，国と地方公共団体の諸機関がそれぞれ法規を根拠として活動していることを説明できる。
②日本国憲法をはじめ，それぞれの法規について，国会が制定する法律，内閣が制定する政令，大臣が制定する府令・省令があることが説明できる。
③地域保健法や母子保健法をはじめ，保健分野に関連する医療法や医療従事者の資格法，さらには感染症法や高齢者の医療の確保に関する法律の概要を説明することができる。そのうえで，栄養士法における栄養士および管理栄養士の資格取得に関する定義と業務を理解する。
④保健所および市町村保健センターの設置までの経緯およびそれぞれの役割を理解する。
⑤糖尿病の重症化予防事業やメタボリックシンドローム対策などの地域保健活動の適切な展開を確認する。

01　保健・医療・福祉における行政の仕組みと法規

A　公衆衛生行政（国の役割と法律）

（1）　国の役割〜日本国憲法

　日本国憲法は，わが国における国家としての基本法の性質を有し，最高法規として基本的人権や国家組織などについて定めている。このなかで，国民の基本的人権の一つとして，日本国憲法第25条第1項は「すべて国民は，健康で文化的な最低限度の生活を営む権利を有する」と生存権を保障している。そして，その権利を実現し具体化させるべく，続く第2項の条文は「国は，すべての生活部面について，社会福祉，社会保障及び公衆衛生の向上に努めなければならない」と規定している。

　この憲法の理念に基づき，国は私たちの健康などを保障するため，社会福祉，社会保障，公衆衛生に関する法を定め，施策として実行していかなければならない責務を担っているといえる。国の役割は，それぞれの行政分野において各省庁が担当し，基本的かつ総合的な指針などを発している。また，それに沿って都道府県や市町村は条例や計画を立て地域住民に対する公衆衛生活動を展開している。

　衛生行政の中心である厚生労働省の任務は「国民生活の保障および向上を図り，並びに経済の発展に寄与するため，社会福祉，社会保障及び公衆衛生の向上および増進並びに労働条件その他の労働者の働く環境の整備および職業の確保を図ること」（厚生労働省設置法第3条）である。国の行政機関などが，公衆衛生活動を行うにあたっては，国は日本国憲法の理念にのっとり，多くの法律，政令，府令，省令などを制定し，それらを根拠にして実施されている。学校保健行政に関わる国の機関として文部科学省がある。文部科学省は，教育の振興や生涯学習の推進を中心とした人材の育成，学術，スポーツなどの振興を図るため，学校保健（保健教育，保健管理），学校安全（安全教育，安全管理），学校給食などの事務を行っている（文部科学省設置法第3条，第4条）。

　環境保健行政に関わる国の機関として，環境省が設置されている。環境省は，地球環境の保全，公害の防止，自然環境の保護，整備のための事務を行っている。さらに，原子力の研究，開発お

よび利用における安全の確保を図るため，原子炉などの事故による放射性物質による環境の汚染への対処，廃棄物の排出の抑制や処理，石綿による健康被害の救済なども行っている（環境省設置法3条，4条）。

　その他，公衆衛生に係る機関として，経済産業省・資源エネルギー庁（発電所・ガスなどのエネルギー環境政策），内閣府・消費者庁・農林水産省（食品の安全・表示・食料政策），国土交通省（建築基準法，住宅の衛生的基準や都市計画など），総務省（統計調査，消防法による救急搬送）などがあり，幅広い活動に必要な法規が制定されている。

B　法規の定義と内容

（1）　法の概念

　現代社会において，私たちは一人で生活することは困難である。必ず，他者との関係をもち，家庭・学校・職場などの社会のなかで生活をしている。この社会において，秩序を維持し，安心できる生活を送るため，何らかのルール（規範）が必要になってくる。この社会的規範は，慣習や道徳をはじめ様々なものがあるが，そのなかでも国家権力によって定められたルールを法という（前田和彦：「医事法講義〔新版〕」p.3～7，信山社（2011））。

（2）　法の分類

　法には，憲法，法律，命令（政令，府令，省令）などがあり，法律と命令を合わせて法令ともいう。また，地方公共団体の法として，条例，規則がある。さらに，国際間のルールとしての条約がある。

1）　憲　法

　わが国では，日本国憲法のことを指す。国家の基本法として，また，数多くある法規中の最高法規として，基本的人権の保障，国の組織（統治機構）に関する基本的な事項を定めている。日本国憲法は，国としての根幹に関わるものを規定しているため，憲法改正を行うためには，通常の法律改正とは異なり，より厳格な手続きが求められている（日本国憲法第96条）。

2）　法　律

　憲法の定める一定の手続に従って，国会の議決を経て法律として制定されたものをいう。通常は「〜法」または「〜に関する法律」と表記される。法律は憲法に反しない限り，国会によって定められる。日本国憲法の理念を踏まえ，私たち国民の権利や義務に関する事項については，すべて法律によって規定されている。例えば，病院や診療所など医療提供機関に関する定義や開設の要件などについては医療法が制定されている。医療関係従事者の資格や業務などについては医師法や歯科医師法，薬剤師法，保健師助産師看護師法，社会福祉及び介護福祉士法などで規定されている。栄養士および管理栄養士の資格・業務などに関しては栄養士法が制定されている。

3）　政　令

　憲法および法律の規定を実施するために，または法律の委任に基づいて，省庁の上位にある内閣が制定するものを政令という。通常は「〜法施行令」と表記される。

　前述の法律に関して，医療法に基づく医療法施行令が制定されている。同様に，医師法に基づく医師法施行令が制定され，栄養士法に基づく栄養士法施行令が制定されている。

4）　府令・省令

　法律や政令を実施するために，または法律や政令の委任に基づいて，内閣府の長である内閣総

理大臣が制定するものを府令という。また，行政機関の長である各省大臣(厚生労働大臣，文部科学大臣など)が制定するものを省令(厚生労働省令，文部科学省令など)という。通常は「〜法施行規則」と表記される。公衆衛生に関するものは，厚生労働大臣が発する厚生労働省令が主要なものとなる。

前述の政令(施行令)に関して，医療法，医療法施行令に基づく医療法施行規則が制定されている。同様に，医師法，医師法施行令に基づく医師法施行規則が，栄養士法，栄養士法施行令に基づく栄養士法施行規則が厚生省令の一つとして制定されている。

5) 条 例

地方公共団体(都道府県・市町村)が，国の法令に反しない程度で，その地方公共団体の行政事務を処理するため，または法律の委任に基づいて，地方公共団体の議会の議決を経て定める法規をいう。例えば，地方公共団体は，健康増進法の規定により特定給食施設等への指導を行うが，県や政令市などでは，健康増進法に基づく指導を行うための届出に関する条例として，「健康増進法に基づく給食施設の届出に関する条例」等を定めている。

6) 規 則

地方公共団体の長(都道府県知事・市町村長など)が，その権限に属する事項について，地方公共団体の議会の議決を要しないで制定する命令をいう(健康増進法施行細則(県規則)など)。また，他の規則として，最高裁判所，人事院，教育委員会などが発するものがある。

7) 条 約

条約(国際条約)は，国家間の取り決めを指し，国内の法に準じた扱いとなる。

近年，地球規模の環境問題や健康問題への取り組みが推進され，条約を中心として，国際的対応がなされている。1971(昭和46)年に採択されたラムサール条約は，水鳥の生息地などとして国際的に重要な湿地およびそこに生息・生育する動植物の保全を促進することを目的とし，各締約国がとるべき措置等について規定している。そこで日本では，この条約により，宮城県の伊豆沼などを条約湿地に登録し，国指定の保護地区としている。また，1973(昭和48)年に採択されたワシントン条約は，野生動植物の一定の種が過度に国際取引に利用されることのないようこれらの種を保護することを目的にしている。1992(平成4)年に採択されたバーゼル条約は，国際間での有害廃棄物の不正な輸出取引が相次いだため，輸出についての許可制，事前審査制を定めたものである。

(3)　衛生法規の概念

衛生法規とは，行政機関などが衛生行政の活動をするための根拠となる法律，政令，省令などをいう。明治期に「衛生」の言葉が導入され，衛生法規に基づき，警察行政の一環として衛生行政が実施されてきた。当時は，国民の衛生問題の一つに，伝染病(感染症)の流行拡大があり，これに対応すべく，1897(明治30)年に「伝染病予防法」などを中心に，警察を管轄する内務省(当時)によって，監視と取締りに重点をおいた衛生行政活動を行っていた。

現在の衛生法規および衛生行政は，第二次世界大戦後の占領下，米国により公衆衛生の思想が取り入れられ，日本国憲法第25条の理念にのっとって，国民の健康を回復し，保持し，または増進することを目的としている。

（4） 衛生法規の分類

1） 一般衛生法規：一般国民（集団・個人）を対象にした保健・健康増進を図る

〈公衆衛生法規〉

①保健衛生法規：国民の健康の保持・増進を図る。

地域保健法，母子保健法，母体保護法，健康増進法，がん対策基本法，自殺対策基本法，精神保健及び精神障害者福祉に関する法律など。

②予防衛生法規：特定の疾病予防を図る。

感染症の予防及び感染症の患者に対する医療に関する法律，予防接種法，検疫法など

③環境衛生法規：生活環境の維持・改善により国民の健康保持・増進を図る。

水道法，下水道法，環境基本法，食品衛生法など。

〈医務衛生法規〉

医療の提供，医療業務に従事する者の資格・技能を定める。

医療法，医師法，保健師助産師看護師法，難病の患者に対する医療等に関する法律など。

〈薬務衛生法規〉

医薬品，医療器具などの製造，販売などについて定める。

医薬品医療機器等法，薬剤師法，毒物及び劇物取締法，大麻取締法など。

2） 特別衛生法規：学校や職場など特定の集団などを対象にした保健・健康増進を図る

〈学校衛生法規〉

学校教育法，学校保健安全法，学校給食法など。

〈労働衛生法規〉

労働基準法，労働安全衛生法，労働者災害補償保険法など。

3） その他（社会保障関連法規，環境関連法規）

〈社会保険関連法規〉

健康保険法，国民健康保険法，高齢者の医療の確保に関する法律，介護保険法など。

〈社会福祉関連法規〉

社会福祉法，児童福祉法，老人福祉法，障害者総合支援法など。

〈環境関連法規〉

環境基本法，環境影響評価法，大気汚染防止法，騒音規制法，水質汚濁防止法など。

（5） 衛生法規

現在，多数存在する公衆衛生活動に関連する法規のなかで主な法規の趣旨，および概要を紹介する。

地域保健法（昭和22年法律第101号）

急激な人口増加，疾病構造の変化などに対応した地域保健対策を総合的に推進し，その強化を図るため，1994（平成6）年に，1947（昭和22）年制定の保健所法を改正したものである。

地域住民の健康の保持・増進を目的として国・地方公共団体が講ずる施策は，地域の特性およ

び社会福祉などの関連施策との有機的な連携に配慮し，総合的に推進されることと定め，地域保健を担う**保健所**や**市町村保健センター**の設置や業務について規定している。

母子保健法（昭和40年法律第141号）

　母子保健に関する事項は，かつて，児童福祉法によって規定されていたが，母子保健の対策を強化し，母子保健のさらなる向上を推進するため，1965（昭和40）年に，児童福祉法から分離・独立して制定された。この法律では，母性ならびに乳児および幼児の健康の保持および増進を図るため，妊産婦，乳児，幼児など用語の定義，母子健康手帳の交付，保健指導，新生児や未熟児の訪問指導，健康診査，低体重児の保健所への届出，養育医療，**母子健康センター**などを定めている。

健康増進法（平成14年法律第103号）

　急速な高齢化の進展，疾病構造の変化に伴って，国民の健康の増進の重要性が著しく増大していることを踏まえ，国民の栄養の改善，その他の施策を講じて，国民保健の向上を図ることを目的としている。

　従来，国民の栄養改善を目的とした栄養改善法が制定されていたが，この法律の制定により廃止された。**健康増進計画**，**国民健康・栄養調査**，生活習慣相談，栄養指導，特定給食施設における管理栄養士配置基準，**受動喫煙の防止**，特別用途表示，栄養表示基準などについて規定されている。

がん対策基本法（平成18年法律第98号）

　がんが国民の生命および健康にとって重要な問題になっている現状を踏まえ，がん対策の一層の充実を図るために制定された。政府が策定するがん対策推進基本計画，都道府県が策定するがん対策推進計画，厚生労働省が設置するがん対策推進協議会について定めている。

自殺対策基本法（平成18年法律第85号）

　近年，わが国において自殺による死亡者数が高い水準で推移していることを踏まえ，自殺対策に関して，国・地方公共団体などの責務について定めている。

　本法では，自殺が個人的問題としてのみとらえられるべきものではなく，様々な社会的要因があることを踏まえ，社会的な取り組みとして実施すること，また単に精神保健的観点からのみならず自殺の実態に即して実施されなければならないことを基本理念としている。

精神保健及び精神障害者福祉に関する法律（昭和25年法律第123号）

　わが国の精神保健制度については，1900（明治33）年の精神病者監護法，1950（昭和25）年の精神衛生法が制定されていたが，精神障害者の人権の擁護，適正な医療の確保，社会復帰の促進を図るため，精神保健法を経て，現在の法律に改正された。

　精神障害者の定義，都道府県が設置すべき精神科病院などについて定め，精神障害者に対する適正な医療および保護を行うための入院形態，精神障害者の福祉に関する事項として，**精神障害者保健福祉手帳**について定めている。

医療法（昭和23年法律第205号）

　医療を受ける者の利益の保護および良質かつ適切な医療を効率的に提供する体制の確保を図り，国民の健康の保持に寄与することを目的としている。

　医療提供施設として，病院（20人以上の患者を入院させるための施設を有するもの），診療所（患者を入院させるための施設を有しないもの，または19人以下の患者を入院させるための施設を有するもの），助産所，地域医療支援病院，特定機能病院について定め，これら医療提供施設の開設など，病床の変更などについても規定している。

　また，厚生労働大臣は，良質かつ適切な医療を効果的に提供する体制の確保を図るための基本的な方針（基本方針）を定めるものとし，都道府県は，基本方針に即し，かつ地域の実情に応じて，当該都道府県における医療提供体制の確保を図るための計画（医療計画）を定めている。

　さらに，2014（平成26）年に「地域における医療及び介護の総合的な確保を推進するための関係法律の整備等に関する法律（医療介護総合確保推進法）」が施行されたことを受け，医療法も改正された。新たな制度として，医療機関が有する病床の医療機能の現状と今後の方向を都道府県に報告する病床機能報告制度，都道府県における地域の医療需要の将来推計からの地域医療構想（地域医療ビジョン）を医療計画のなかに策定することなどが導入された。

保健師助産師看護師法（昭和23年法律第203号）

　この法律は厚生労働大臣の免許である保健師，助産師，看護師，さらに都道府県知事の免許である准看護師の資格と業務について規定している。

　保健師は保健指導を，助産師は助産，妊婦や新生児への保健指導を，看護師は傷病者や褥婦に対する療養上の世話と診療の補助を行う。准看護師は医師や看護師の指示を受けて看護業務を行うことを規定している。

感染症の予防及び感染症の患者に対する医療に関する法律（平成10年法律第114号）

　従来，わが国の感染症対策は1897（明治30）年に制定された伝染病予防法を中心に行われてきた。しかし，近年の状況から，総合的な感染症予防対策の推進を図る必要が生じたため，伝染病予防法，後天性免疫不全症候群の予防に関する法律，性病予防法を廃止・統合し，制定された。その後，2006（平成18）年には，従来結核予防法が廃止され，結核も感染症法に統合された。

　この法律では，感染症の予防および感染症の患者に対する医療に関し必要な措置を定め，感染症の定義（1～5類感染症，新型インフルエンザ感染症，指定感染症，新感染症），行政の基本指針や予防計画の策定・公表，感染症の患者等に対する健康診断，就業制限，入院について規定している。

学校保健安全法（昭和33年法律第56号）

　学校教育の円滑な実施とその成果の確保を目的に，児童・生徒・学生・教職員の健康維持・増進を図るため，学校における保健管理に関して必要な事項を定めている。2008（平成20）年に，「学校保健法」から「学校保健安全法」へと名称を変え，内容も拡充されて現在に至っている。

　保健室の設置，健康診断，学校で予防すべき感染症（第一種，第二種），感染症による出席停止・臨時休校，学校医・学校保健技師などの設置，学校の安全対策などについて定めている。

労働安全衛生法（昭和47年法律第57号）

　この法律は，従来，労働基準法のなかで規定されていた労働者の安全および衛生に関する事項について，その重要性を考慮し，分離・独立させたものである。労働災害の防止のための危害防止基準の確立，責任体制の明確化，自主的活動の促進など総合計画的対策を推進して，職場における労働者の安全と健康を確保し，快適な職場環境の形成を促進することが目的である。

　労働災害防止のための事業者や労働者の責務，安全管理者，衛生管理者，産業医，安全衛生推進者（衛生推進者）についての設置，健康診断（一般健康診断，特殊健康診断）などについて定めている。

高齢者の医療の確保に関する法律（昭和57年法律第80号）

　医療保険について，国民皆保険制度を堅持し，将来にわたり持続可能なものとする目的で，老人保健法の名称を改正し，制定された。この法律により，高齢者の健康保持，適切な医療の確保，医療費適正化の総合的な推進を図り，後期高齢者医療制度が創設された。

　さらに，高齢期における生活習慣病の予防を図り，医療費の適正化を目的として，40歳以上の医療保険加入者（被保険者）に対する特定健康診査・特定保健指導などを定めている。

難病の患者に対する医療等に関する法律（平成26年法律第50号）

　本法は，持続可能な社会保障制度の確立を図るための改革の推進に関する法律に基づく措置として，難病の患者に対する医療費助成に関し，法定化によって，その費用に消費税の収入を充てることができる趣旨で制定された。その概要として，厚生労働大臣による基本方針の策定，難病に関わる新たな公平かつ安定的な医療費助成の制度の確立，調査および研究の促進，都道府県の難病相談支援センターの設置を規定している。

医薬品，医療機器等の品質，有効性及び安全性の確保等に関する法律（昭和35年法律第145号）

　従来の「薬事法」が題名改正され，内容も改正された。医薬品・医療機器等の実用化を促進するにあたって安全対策を強化，使用上の注意を伝える医薬品・医療機器等の添付文書の位置づけや最新の知見を反映させるため，保健衛生上の危害の発生・拡大防止のための必要な規制を行うことを明示し，製造販売業者における最新の知見に基づく添付文書の作成，医療機器の製造販売業者・製造業についての規定，さらにiPS細胞等で国民の期待が高い再生医療に関する「再生医療等製品」を新たに定義している。厚生労働省による略称は「医薬品医療機器等法」である。

過労死等防止対策推進法（平成26年法律第100号）

　近年，わが国では過労死等が大きな社会問題となっている。そこで，過労死等に関する調査研究等を定めて，過労死等の防止のための対策を推進し，健康で充実して働き続けることができる社会の実現を目指すことを目的に制定された。「過労死等」の定義を過重な業務による脳血管疾患，心臓疾患，精神障害，またはこれらを原因とした死亡とし，11月を過労死等防止啓発月間に制定，政府による毎年の報告書の提出を定めた。

　また，本法の制定を受け，2015（平成27）年7月に「過労死等防止対策大綱」が閣議決定され，過労死等の実態解明のための調査，関心と理解を深めるための啓発活動，相談窓口の設置，企業相談に研修実施を行い，2020（平成32）年までに週60時間以上勤務者を5％以下にする，有給休暇取得率70％とすることなどを目標としている。

公的年金制度の財政基盤及び最低保障機能の強化等のための国民年金法等の一部を改正する法律（平成24年法律第62号）

　一般に「年金機能強化法」といわれる本法は，平成26年4月から施行された。これは，平成24年に閣議決定された「社会保障・税一体改革大綱」を受け，年金関連で対応したものの一つである。一体改革の方向性から，未来への投資の強化としての産休期間中の社会保険料免除，社会保障のセーフティネットの拡充および貧困・格差対策としての遺族基礎年金の父子家庭への拡大および短時間労働者への社会保険適用の拡大，そして社会保障制度の安定財源の確保としての基礎年金国庫負担2分の1の恒久化などが定められている。

持続可能な社会保障制度の確立を図るための改革の推進に関する法律（平成25年法律第112号）

　わが国の高齢化，それに伴う社会保障給付費の増加を背景に，4つの分野（少子化対策，医療，介護，年金）における社会保障制度改革の全体像および進め方を明らかにしている（社会保障制度改革プログラム法）。そこでは，医療制度について，健康管理，疾病予防，早期発見への取り組みを促進すべく，情報通信技術やレセプトデータの適正利用，地域包括ケアシステムの構築などを規定している。

国立健康危機管理研究機構法（令和5年法律第46号）

　本法により，感染症等の情報分析・研究・危機対応，人材育成，国際協力，医療提供を一体的・包括的に行うための組織として国立感染症研究所と国立国際医療研究センターを統合した国立健康危機管理研究機構が創設された。機構は，政府対策本部に科学的知見を提供するとともに，感染症法等に基づき地方衛生研究所とも密接に連携して，前億のサーベイランス情報の集約・分析を行う。

（6）　栄養関連法規

栄養士法（昭和22年法律第245号）

　この法律は，戦後に制定されたもので，栄養士および管理栄養士の資格および業務を規定した法律である。戦後，食糧不足，国民の栄養問題が大きな問題となった。そこで，本法が制定され，同年に学校給食，病院給食が開始され，翌年に栄養士の配置がなされた。

1）　定義および業務

　栄養士とは，都道府県知事の免許を受けて，栄養士の名称を用いて栄養の指導に従事する者をいう。管理栄養士とは，厚生労働大臣の免許を受けて，管理栄養士の名称を用いて，傷病者に対する療養のために必要な栄養の指導，個人の身体状況や栄養状態などに応じた栄養指導，特定多数人に対して継続的に食事を供給する施設における給食管理，およびこれらの施設に対する栄養改善上必要な指導などを行う。

2）　免　許

　栄養士の免許は厚生労働大臣の指定した栄養士養成施設において2年以上修業した者に与えられる。管理栄養士は，養成施設を経て厚生労働大臣の行う管理栄養士国家試験に合格した者に与えられる。栄養士および管理栄養士ともに，「罰金以上の刑に処せられた」，「業務に関し犯罪又は不正の行為があった」場合，「免許を与えないことがある」という相対的欠格事由を定め，免許の取得後に相対的欠格事由に該当した場合の免許取消しについても規定している。

3）　名称の制限

栄養士でなければ栄養士またはこれに類似する名称を用いて業務を行ってはならない（名称の独占規定）。また，管理栄養士でなければ，管理栄養士，またはこれに類似する名称を用いて業務を行ってはならない。

4）　主治医，病院との関係

管理栄養士は，傷病者に対する療養のため必要な栄養の指導を行うにあたっては，主治医の指導を受けなければならない。

医療法に基づく医療法施行規則により，病床数100以上の病院では栄養士1人を，特定機能病院では管理栄養士1人以上を置くことが定められている。

調理師法（昭和33年法律第147号）

調理師の資格等を定めて，調理の業務に従事する者の資質を向上させ，調理技術の向上を図り，国民の食生活の向上に資することを目的として制定された。調理師は，調理師の名称を用いて調理の業務に従事することができ，都道府県知事の免許を与えられた者と定義し，調理師免許，業務など多数人に対して飲食物を調理して供与する施設等における調理師の設置に関する努力義務を規定している。

学校給食法（昭和29年法律第160号）

この法律は，食糧不足における食の確保という観点から制定されたが，社会の変化とともに趣旨も変化し，現在は食育の観点に重要性を置いている。本法の目的は，学校給食が児童および生徒の心身の健全な発達に資し，国民の食生活の改善に寄与することを踏まえ，学校給食の実施に関し必要な事項を定め，学校給食の普及充実を図ることにある。

学校給食の目標を条文で明確にし，義務教育諸学校または共同調理場において学校給食の栄養に関する専門的事項をつかさどる**学校給食栄養管理者**について定めている。

食品安全基本法（平成15年法律第48号）

食品の安全性の確保に関し基本理念を定め，国・地方公共団体・食品関連事業者の責務と消費者の役割を明らかにし，施策の策定に関わる基本的な方針を定め，食品の安全性の確保に関する施策を総合的に推進することを目的としている。

基本的な方針として，食品健康影響評価の実施，国民の食生活の状況などを考慮した食品健康影響評価の結果に基づいた施策の策定，緊急の事態への対処等に関する体制の整備，試験研究の体制の整備などについて定め，内閣府の設置する**食品安全委員会**について規定している。

食品衛生法（昭和22法律第233号）

食品の安全性の確保のために，公衆衛生の見地から必要な規制，その他の措置を講ずることにより，飲食に起因する衛生上の危害の発生を防止し，国民の健康の保護を図ることを目的としている。

食品，添加物，器具および容器包装などの定義を踏まえて，食品の衛生管理について定め，さらに，衛生上の考慮を必要とする食品，添加物の製造・加工を衛生的に管理されるために施設ごとに置かなければならない**食品衛生管理者**，食品の検査，食中毒の調査，食品製造業や飲食店の衛生管理などを行っている国や地方公共団体の**食品衛生監視員**について規定している。

食育基本法（平成17年法律第63号）

近年における国民の食生活をめぐる環境の変化に伴い，国民が生涯にわたって健全な心身を培い，豊かな人間性をはぐくむための食育を推進するため，食育に関し，基本理念を定め，国・地方公共団体等の責務を明らかにしている。

食育推進運動の展開，食育推進会議，都道府県・市町村による食育推進計画の策定，家庭・学校・保育所における食育推進，地域における食生活改善のための取り組みの推進について規定している。

（7）福祉・介護関連法規

社会福祉法（昭和26年法律第45号）

社会福祉を目的とする事業の共通的基本事項を定めている。福祉サービスの利用者の利益の保護と地域における社会福祉（地域福祉）の推進を図るとともに，社会福祉事業の公明・適正な実施の確保と健全な発達を図り，社会福祉の増進に資することを目的とする。その内容として，社会福祉事業の種類・経営，福祉事務所，社会福祉主事，社会福祉法人，社会福祉協議会などについて定めている。

生活保護法（昭和25年法律第144号）

日本国憲法第25条の理念に基づき，国が生活に困窮するすべての国民に対して，最低限度の生活を保障し，その自立を助長することを目的としている。厚生労働大臣が保護の基準を定め，保護の実施機関について定めている。また，保護の種類として，生活扶助，教育扶助，住宅扶助，医療扶助，介護扶助，出産扶助，生業扶助，葬祭扶助の8種類を規定している。

老人福祉法（昭和38年法律第133号）

老人の心身の健康の保持および生活の安定のために必要な措置を講じて，老人の福祉を図ることを目的としている。65歳以上の者で身体上・精神上の障害があるために日常の生活に支障があるものに対する市町村の支援体制の他，老人デイサービスセンター，老人短期入所施設，養護老人ホーム，特別養護老人ホームなどの老人福祉施設と，有料老人ホームについて規定している。

障害者基本法（昭和45年法律第84号）

障害者の施策について基本事項を定め，施設を総合的かつ計画的に推進し，障害者の自立と社会・経済・文化などあらゆる分野への参加を促進することを目的としている。身体障害・知的障害・精神障害（発達障害を含む）その他の心身の機能の障害があり，社会的障壁により，生活に相当な制限を受ける者を「障害者」として，国・地方公共団体の責務などについて定めている。

具体的な施策については，障害者総合支援法，身体障害者福祉法，知的障害者福祉法，児童福祉法，老人福祉法，障害者差別解消法，その他の福祉関係法規によって行われている。

障害者の日常生活及び社会生活を総合的に支援するための法律（平成17年法律第123号）

一般的に「障害者総合支援法」と称される本法は，必要な障害福祉サービスに係る給付，地域生活支援事業その他の支援を総合的に行い，障害者・障害児の福祉の増進を図り，国民が相互に人格と個性を尊重し安心して暮らすことのできる地域社会の実現の寄与を目的としている。

障害者基本法の理念にのっとり，身体障害者・知的障害者・精神障害者・発達障害者・障害児などに対するサービスを一元化し，市町村が行う自立支援給付，障害者福祉計画などについて定めている。

児童福祉法（昭和22年法律第164号）

本法では，児童の養育，生活の保障，心身の健やかな成長・発達・自立などを目指し，国・地方公共団体，保護者の責任について規定している。また，児童を満18歳に満たない者と定義し，さらに乳児・幼児・少年に区分している。都道府県・指定都市・中核市ならびに政令で定める市および特別区が設置する児童相談所について定め，助産施設，乳児院，母子生活支援施設などの児童福祉施設について定めている。

介護保険法（平成9年法律第123号）

わが国の人口の高齢化の進展に伴う国民医療費の増加，とりわけ老人医療費の増加に対応するため，介護に係る費用を医療と区分し，社会保険制度として介護サービスを提供すべく，平成9年に制定され，平成12年から施行された。

介護保険の保険者は市町村（特別区を含む）とし，第1号被保険者（市町村の区域内に居住する65歳以上の者），第2号被保険者（市町村の区域内に居住する40歳以上65歳未満の医療保険の加入者）に対して，市町村が決定する要介護認定または要支援認定に応じた居宅サービス，施設サービス，地域密着型サービス，複合型サービスが給付される。

社会福祉士及び介護福祉士法（昭和62年法律第30号）

老人・身体障害者などの福祉に関する相談や介護について，専門的能力を有する人材を養成・確保して在宅介護の充実強化を図るため，社会福祉士および介護福祉士の資格を定めて，その業務の適正を図り，社会福祉の増進に寄与することを目的としている。2007年ニーズに対応し改正された。

社会福祉士とは，老人，身体障害者，精神障害者などに対して，福祉に関する相談に応じ，助言，指導，福祉サービスを提供する者または医師，その他の保健医療サービスを提供する者その他の関係者との連絡および調整，その他の相談援助を業とする者である。

介護福祉士とは，身体障害者，精神障害者などに対して，心身の状況に応じた介護を医師の指示のもとに行い，その者や介護者に対して介護に関する指導を行うことを業とする者である。

母子及び父子並びに寡婦福祉法（昭和39年法律第129号）

母子福祉に関する施策には，第二次世界大戦後に戦争犠牲者の遺族や家族に対する経済的自立の援護対策があった。その後，母子問題に十分な対応をするべく，昭和39（1964）年に「母子及び寡婦福祉法」が制定された。平成26（2014）年には，ひとり親家庭への支援強化として，父子家庭が対象に加えられ，親や児童に対する相談支援や交流事業などの生活向上事業が法制化された。

地域における医療及び介護の総合的な確保を推進するための関係法律の整備等に関する法律（平成26年法律第83号）

一般的に「医療介護総合確保推進法」とも称される本法は，医師や看護師，介護支援専門員などの専門職による積極的な関与の視点に立ったサービスの提供体制を構築するために，医療法や介護保険法などの19法からなる一括法となっている。そこでは，地域包括ケアシステムの構築

を通じて，地域における医療と介護の総合的な確保を推進し，2025年までに都道府県や各医療機関におけるそれぞれの取り組みが掲げられている。

Ⓒ 地方自治の仕組み〜地方自治法

わが国の地方自治について定めている地方自治法は，地方自治の本旨に基いて，地方公共団体の区分ならびに地方公共団体の組織および運営に関する事項を定めている。地方公共団体は，住民の福祉の増進を図るため，地域における行政を自主的かつ総合的に実施する役割を広く担っている。また，地方自治法では，住民に身近な行政は，国の役割ではなく，できる限り地方公共団体にゆだねることを基本としている。

地方公共団体は，都道府県と市町村を普通地方公共団体に，特別区および地方公共団体の組合を特別地方公共団体として位置づけられている。国会が法律を制定するように，都道府県や市町村もまた当該地方公共団体の立法として法律の範囲内で条例を制定することができる。地方公共団体の行政活動は，国の制定した法律を根拠に行われるが，都道府県は都道府県条例を，市町村は市町村条例を独自に制定することができ，それらをもとに地域の特殊性・必要性に合った行政活動を行っている。

Ⓓ 都道府県・市町村の役割

（1） 都道府県の役割

保健・医療・福祉における都道府県の役割は，公衆衛生活動として当該都道府県民に必要なもの，広域的・専門的な事項に関係するもの，施設の指導・監督が中心となる。そのため，都道府県には一般衛生行政を担当する部局（衛生部局など）が置かれている。

医療法に基づく医療計画，高齢者の医療の確保に関する法律に基づく医療費適正化計画，介護保険法に基づく介護保険事業支援計画などの行政計画の策定も，都道府県の役割となる。また，都道府県は地域保健法により保健所を設置する義務があり，疾病の予防，健康増進，生活衛生など，地域の公衆衛生行政の中心的機関としての役割を担っている。さらに，都道府県ごとに設置される団体として，国民健康保険団体連合会，後期高齢者医療広域連合などがあり，市町村等に対して支援，援助，助言なども行っている。

（2） 市町村の役割

市町村（特別区も含む）は，都道府県と比較して住民により身近な自治体である。そのために，保健・医療・福祉における市町村の役割は，対人的なサービスが主体となっている。市町村は，市町村保健センターや地域包括支援センターを設置しており，それぞれ母子健康手帳の交付，乳幼児健診，住民健診などの身近なサービスを提供している。

また，市町村は，医療保険の中の国民健康保険や介護保険などの保険事業の運営主体として，保険料（税）の徴収などの財源確保のための業務も行っている。

02　地域保健の目的と組織

A　地域保健活動の概要　地域保健活動とは，地域にくらす人々の健康を考え，その生活基盤のなかで，自らの健康の保持および増進を図ることを目的とし，その地域の特性を考慮したうえで，健康生活を支援していく一連の活動過程のことをいう。地域保健活動の対象となるのは，乳幼児，産業保健および学校保健の対象とならない成人，老人などである。しかし，学校や職場で健康管理を受けている人も地域住民の一員であることには変わりはないため，広い意味で考えれば，地域保健の対象は広いものとなる。

　地域保健活動における「地域」については，地理的環境を共有している「地域性」と，共通の関心事や帰属意識あるいは規範や制度を共有する「共同体」の2つの考え方がある。しかし，保健医療分野においては，次のようなレベルで「地域」が考えられている。

1）　小地区（近所・集落など）

　地域としては最小単位であり，いわゆる「町内会」とよばれるものも含め，自治会長，区長，組長，班長などを通して，健康教室や運動教室などの活動を行っている。また，**健康推進員**，民生委員などは，この単位で選ばれ保健活動を展開している。

2）　行政区（都道府県・市区町村など）

　各種の施策を行う単位でもある。地域保健は行政と深く結びついた活動でもあるため，行政サービスとしてどのような地域保健サービスを展開するかは，都道府県知事，市町村長などの首長の方針によることが多い。

3）　生活区（医療圏など）

　社会環境が色濃く反映する生活の場としての地域である。通勤・通学，病院などへの受診行動は，利用する交通手段によって影響されることが多い。現在では，交通機関の整備の拡大とともに生活圏も拡大しており，行政区である市町村の枠を超えた広域的な地域保健活動も必要になる。

　広域的な地域単位として，都道府県が病院の病床の整備を図るときに考慮する医療圏がある。医療法第30条の4に基づく**医療計画**の一部として，各都道府県が二次医療圏（広域市町村）を単位として地域保健医療計画を作成している。

B　地域保健の意義と地域保健法　私たちの健康の保持および増進を考えるにあたって，「地域」との関わりが大変重要になってくる。なぜならば，健康や病気は，その地域における食習慣や文化，周囲の住民との関係，そして自然や社会経済環境などの影響が少なくないからである。

（1）　保健所法から地域保健法へ

　1937（昭和12）年に保健所法が制定され，翌年の1938（昭和13）年に厚生省が設置された。保健所は，環境衛生，急性伝染病や結核対策のみならず，富国強兵の流れのなかで，母子保健強化のため，公衆衛生を掌る第一線の機関として，都道府県および勅令で指定する市に設置された。戦後1947（昭和22）年に保健所法は生存権と生活向上を掲げ改正された。

　その後，地域保健は，総合保健または包括医療として，健康増進から疾病の予防・早期発見・治療・リハビリテーションまで体系的に，計画的かつ組織的な展開が世界的に提唱され，1978（昭和53）年には，WHOが**アルマ・アタ宣言**において，**プライマリヘルスケア**を提唱した。同年，

わが国でも「国民健康づくり」が提唱され，**市町村保健センター**が設置された。そこで，地域保健活動における市町村と都道府県の役割が見直され，急速な少子高齢化の進展，疾病構造の変化と住民に身近なサービスの充実の必要性などに即応し，保健所法が全面改正され，1994（平成6）年に**地域保健法**が制定された。地域保健法は，保健所や市町村保健センターの設置，事業内容，そのほかにも地域保健の対策の推進に関する基本事項を定め，地域住民の健康の保持および増進に寄与することを目的としている。

（2） 地域保健活動の主な担当行政機関

都道府県などが保健所を通じて，広域的対応や市町村への専門的・技術的支援を担い，市町村が市町村保健センターを通じて，母子保健事業などの住民に身近で頻度の高い地域保健サービスの提供を担っている。また，全国84か所（2023（令和5）年4月現在）に設置されている**地方衛生研究所**は，地域保健対策の科学的・技術的中核として調査研究，試験検査，研修指導，公衆衛生情報などの収集・解析・提供の4つの業務を行っている。近年は，特にサーベイランス機能強化，検査の迅速化が図られ，これらの活動は常に保健所や関係行政部局との連携の下で行われている。

C　保健所と従事者

（1） 保健所の役割と業務

保健所は，地域保健対策の円滑な実施，および総合的な推進を図るための行政機関である。都道府県，地方自治法における指定都市，中核市，その他政令で定める市または東京都23特別区が保健所を設置することになっている。保健所設置数は，地域保健法が制定された1994（平成6）年には848機関だったが，その後，集約化が進み，2023（令和5）年4月現在は，468機関である。

保健所の行う業務（表2-1）は，広い範囲にわたる。

表2-1　保健所の行う事業

（地域保健法第6条）
1.　地域保健に関する思想の普及及び向上に関する事項
2.　人口動態統計その他地域保健に係る統計に関する事項
3.　栄養の改善及び食品衛生に関する事項
4.　住宅，水道，下水道，廃棄物の処理，清掃その他の環境の衛生に関する事項
5.　医事及び薬事に関する事項
6.　保健師に関する事項
7.　公共医療事業の向上及び増進に関する事項
8.　母性及び乳幼児並びに老人の保健に関する事項
9.　歯科保健に関する事項
10.　精神保健に関する事項
11.　治療方法が確立していない疾病その他の特殊の疾病により長期に療養を必要とする者の保健に関する事項
12.　エイズ，結核，性病，伝染病その他の疾病の予防に関する事項
13.　衛生上の試験及び検査に関する事項
14.　その他地域住民の健康の保持及び増進に関する事項

任意事業（地域保健法第7条）
1.　地域保健に関する情報の収集，整理，活用
2.　地域保健に関する調査，研究
3.　歯科疾患，その他厚生労働大臣が指定する疾病の治療
4.　試験検査の実施および試験検査施設を利用させること

　そのほかにも，都道府県が設置する保健所は，管轄している区域内の市町村の地域保健対策の実施に関して，市町村相互間の連絡調整を行い，市町村の求めに応じ，技術的助言，市町村職員の研修，その他必要な援助を実施することもできる(法第8条)。

　都道府県などが設置する保健所は，広域的で専門的な公衆衛生活動の技術拠点としての役割をもつ。対物保健(住宅，水道，下水道，廃棄物の処理，清掃その他の環境の衛生，試験検査)や対人保健活動(疾病予防，保健増進など)のなかでも専門性の強い難病・結核・エイズ対策など専門的な保健サービスの提供，地域の健康情報の収集・分析・提供，調査研究，医療機関の開設や施設の内容の変更についての許可の申請，届出の窓口機関，感染症をはじめとする各予防法などに関する衛生行政上の手続き窓口機関としての役割も担っている。

　近年の社会変化に伴い，保健所の大規模化・広域化が求められている。原則として，保健所は都道府県および東京特別区における二次医療圏に1か所の配置を目標として保健所設置市などの整備が進められてきている(現在の保健所設置数および推移は全国保健所長会ホームページ：http://www.phcd.jp/03//HCsuii/)。

（2）　保健所における職員

　地域保健に関わる者は，行政職に限らず，民間の病院などの医療従事者，またはNPO法人などの専門職もいるが，保健所には，行政機関として事務職が配置されているほかに，保健師をはじめ，各種専門職が配置されている。

　保健所の所長は，原則として医師でなければならず，かつ3年以上公衆衛生の実務に従事した経験がある者，国立保健医療科学院の養成訓練修了者など一定の要件を満たす者でなければならない(地域保健法施行令第4条第1項)。ただし，例外として，保健所長に医師を充てることが著しく困難である場合は，2年以内の期間に限り医師でない技術吏員を充てることができる(厚生労働省健康局総務課地域保健室：「保健所長の医師資格要件の見直しについて」(平成16年4月23日))。

　また，配置される職員は，地方の実情に応じて，医師，歯科医師，薬剤師，獣医師，保健師，助産師，看護師，診療放射線技師，臨床検査技師，管理栄養士，栄養士，歯科衛生士，統計技術者その他必要な職員とされている。

Ｄ　市町村保健センターと従事者

（1）　市町村保健センターの役割と業務

　地域における保健ニーズが多様化する一方，都道府県などが設置する保健所は広い地域を管轄する。そのため，保健所のみで地域住民に密着した地域保健活動が困難となってきた。そこで，国は1978(昭和53)年度から，住民により身近な行政区として市町村を単位とする市町村保健センターの整備を推進してきた。2023(令和5)年4月時点の設置数は，2,419である。

　1994(平成6)年に制定された地域保健法において，市町村保健センターは，市町村によって設置することができ，地域住民に対し，健康相談，保健指導，健康診査，その他の地域保健に関して必要な事業を行うことを目的とした施設として定められている。その業務は，主に住民へのきめ細かなサービスの提供が必要な対人保健活動を行っている。具体的には，健康相談，健康教育，母子保健法による健康診断，保健師および栄養士による訪問指導，食育，歯科健診，感染症対策(予防接種)，心の健康づくり，がん検診，その他，献血や休日診療体制の整備や運営などの事業である。

（2） 市町村保健センターにおける職員

市町村保健センターの所長は医師である必要はない。また，配置される専門職員も保健師，看護師，管理栄養士，歯科衛生士，理学療法士，作業療法士などである。

03　健康危機管理とソーシャルキャピタル

A　地域における資源と連携

地域保健は，その活動を行うにあたって，その地域の特殊性，地域性を考慮しながら展開される。その際，保健活動を行うための地域における資源を考慮し，機関同士，関係者同士の十分な連携を図り，健康なまちづくりを推進するためには，地域を基盤として①住民との協働，②市町村と保健所の重層的な取り組み，③地域にある学校や企業，NPO，医師会その他の専門職能団体など幅広い主体と連携するなど，地域のソーシャルキャピタルを活用することが必要である。例えば，地域・職域の連携はより広範な人的，物的資源を巻き込むことになる（図2-1）。

物的資源として，広域的かつ専門的な業務を担う保健所，一般的な対人保健活動を担う市町村保健センターがあり，さらにはその地域の医療機関などが関係してくる。そして，人的資源として，各機関に所属する保健師，栄養士，医師，歯科医師などが必要となる。

図2-1　地域・職域連携推進事業の意義

資料：厚生労働省，「地域・職域連携推進ガイドライン」（令和元年9月）
https://www.mhlw.go.jp/content/10901000/000549871.pdf

より効果的な地域保健活動を展開するため，また限られた費用などで十分な効果を挙げるためにも，最近では，地域保健における**PDCAサイクル**(Plan 計画，Do 実行，Check 評価，Act 改善)に沿った活動が求められてきている(厚生労働省健康局がん対策・健康増進課地域保健室：「地域保健対策の推進に関する基本的な指針」(平成24年7月12日))。

B　地域における健康危機管理

保健所の役割の一つに，平常時の地域保健活動のほか，大規模な災害が発生した場合など緊急時の業務として有事対応，および事後対応などを含めた**健康危機管理**(厚生労働省：http://www.mhlw.go.jp/general/seido/kousei/kenkou/sisin/index.html)の新しい分野への対応もある。健康危機管理とは，医薬品，食中毒，感染症，飲料水その他何らかの原因により生じる国民の生命，健康の安全を脅かす事態に対して行われる健康被害の発生予防，拡大防止，治療などに関する業務である(厚生労働省健康危機管理基本指針)。

厚生労働省は，2007(平成19)年に「医療計画の作成及び推進における保健所の役割」を通知している。そこでは，都道府県が作成する医療計画において，**地域における保健，医療，福祉のシステムの構築，医療機関の機能分担と連携，地域における健康危機管理の拠点としての機能の強化**等について企画及び調整について作成することが求められた。

O157，インフルエンザ，SARSなどの新興感染症，再興感染症，大規模災害，新型コロナウイルスへの対応などを経て，各種の専門職が配置されている保健所への期待が高まっている。2011(平成23)年3.11東日本大震災において地域の**ソーシャルキャピタル***(地域に根ざした信頼や社会規範，ネットワークといった社会資本等)が住民の心の支え合いなどに有効に機能すること，また，住民が健康危機発生時にも状況を的確に認識したうえで行動できるよう**リスクコミュニケーション**が必要であることが明らかとなった。これらを基に2012(平成24)年「**地域保健対策の推進に関する基本的な指針**」が改正され，保健所の医療計画・医療介護連携の推進機能，災害時のコーディネート機能，研修機能，市町村と保健所の連携機能，対物保健機能などの地域における危機管理体制強化が打ち出された。保健所・市町村などが，平時からの地域活動や住民との協働の視点と，このことを通してソーシャルキャピタルを醸成することが健康危機管理においても重要であることが強調されたといえる。今後，健康づくりを通じて，地域の人々，諸行政機関，学校，企業などとのソーシャルキャピタルの醸成と結びつきを強めていく取り組みを推進することになるだろう。

すでに実践されている例としては，机上演習として縮小地図を用いた火災時対応訓練，食品分析・飲料水放射性物質の結果の情報提供がある。また，化学テロの発生に際しての警察部隊と消防部隊の相互連携などが想定される。

*ソーシャルキャピタル(Social capital)：人々がもつ信頼関係や人間関係などの社会的ネットワークである。人々の協調行動が活発化することにより，社会が効率性を高めることができるとの考えに基づきその重要性が説かれている概念

C　これからの地域保健活動の展開

現在，地域保健活動の例として，健康増進法による市町村ごとに作成した健康増進計画に沿った活動，高齢者の医療の確保に関する法律による**特定健診・特定保健指導**，**新型コロナウイルス**対策，**データヘルス計画**に基づく保健事業など様々な事業を実施している。特にデータヘルス計画は，市町村等の医療保険者が健診結果だけでなく医療レセプト情報なども分析し効果的かつ効率的な保健事業を実施する取り組みである。地域保健事業はこの計画に沿ってポピュレーションアプ

ローチとハイリスクアプローチの2つの視点から展開されている。

これまではハイリスクアプローチの観点から，健康診査の結果に基づき，糖尿病をはじめとする重症化の予防，介護予防などを目的とし，個々人に対する保健指導が重視されてきた。しかし，これからは，地域住民全体を見据えたポピュレーションアプローチの観点も当然必要とされる。

ハイリスクアプローチの場合は，健康診査の結果をはじめとするデータを通じて，目に見えるかたちで捉えることが可能であり，数値のうえでも地域保健活動の計画や評価も行いやすい。

一方のポピュレーションアプローチでは，一次予防を重視し，健康な住民も含んだ地域全体の特性，住民の生活習慣といった「質的データ」も扱うため，地域保健活動の効果などがわかりにくい。しかし，ポピュレーションアプローチは，健康日本21のなかでも，集団全体を対象とした健康増進，疾病予防を効果的・効率的に進めるものとして基本的概念として位置づけられており，その重要性は，健康日本21（第二次）のなかで目標とする社会環境の形成に関連して，ますます増してきている。

地域保健に関連する機関としては，地域保健法における保健所や市町村保健センターのほか，福祉事務所，子育て世代包括支援センター，児童相談所，婦人相談所，精神保健福祉センター，健康増進施設，介護支援センター，地域包括支援センター，それ以外にも図2-1に示した諸機関などが挙げられる。地域保健の重要性，住民のニーズが多様化するなか，これら諸機関の連携がさらに強く求められる。このように，母子，高齢者，そして全世代への包括支援は，これからの市町村保健センターの機能として期待されており，保健，予防だけではなく，福祉や介護，医療も縫合した機能が求められている。さらに，健康危機管理の機能として，避難所としての準備や物資の備蓄，医療救護所としての準備等など住民，被災者への保健活動の拠点としても期待されるところが大きい。一方，福祉事務所は，社会福祉法により都道府県・市・特別区に義務設置とされ（町村は任意），生活困窮者，児童や障害者の福祉に関する相談に応じ，施設への入所支援などを行っている。また，子育て世代包括支援センターは，母子保健法に基づき，妊娠期から子育てまでの総合的な相談支援を提供する拠点として市区町村に設置されている。

今後，地域保健活動の展開は，地域保健に関連する諸機関や専門職のみならず地方自治体における事務職員なども含め，より多角的な視点から地域の保健ニーズをとらえ，地域住民とともに健康な「まちづくり」を形成することが求められている。　　　　　　　　　　　　　　（鈴木寿則）

 地域保健を学習するおもしろさ

地域保健活動では，地域特性を見据えた公衆衛生活動が行われる。地域保健のおもしろさは，その地域ごとに様々な特徴があり，その歴史や背景を知ることができる点にある。

例えば，高血圧予防のためのポピュレーションアプローチの展開を考えた場合，東北地方であれば，塩分の摂取を少しでも減らすために，しょうゆに注目し，栄養指導を行うことは効果的であるが，九州地方のしょうゆは「あまく」，塩分量も少ないため，しょうゆに着目することは効果的ではない。また，日常生活における運動を推奨しても，北海道の酪農農家では，冬場は収穫もすでに終わるため，身体活動量が減少しており，地方によって外気温は大変低く，運動を実践するのも困難である。

このように，地域ごとの食習慣や生活習慣に違いがある。地域保健を学習することは，わたしたちの日本を知る絶好の機会でもある。　　　　　　　　　　　　　　　　　　　　　　　　　　　　　（鈴木寿則）

2章　確認問題

解答・解説

次の文章を読んで，正しいものには○を，誤っているものには×をつけなさい。

☐ 9　わが国の公衆衛生行政は，日本国憲法第25条を根拠として法規が制定されている。

☐ 10　医療に関連する法規は，国会のみが制定している。

☐ 11　国家間で締結される条約は，国内の法規としては適用されない。

☐ 12　国民健康・栄養調査は，健康増進法において規定されている。

☐ 13　医療計画は厚生労働大臣が策定する。

☐ 14　特定健康診査および特定保健指導は，地域保健法において規定されている。

☐ 15　保健所の設置に関する保健所法は，第二次世界大戦後に制定された。

☐ 16　保健所の所長は，医師でなければならない。

☐ 17　地域におけるポピュレーションアプローチは，健康な地域住民も対象として含まれる。

第3章　環境保健―環境と健康

Point：①生態系中の人間生活を考えるうえで，人間と環境の相互作用，環境保全，環境のリスク分析について理解する。

　　　②人の健康に影響を与える物理的・化学的・生物的・社会文化的環境要因を理解する。

　　　③環境基本法に規定されている典型7公害の概要を学び，環境汚染の環境基準を確認する。

　　　④食環境・食品衛生については，食品衛生法，食中毒の種類・症状などについて学ぶ。また，上水道・下水道，廃棄物と健康については，上水道の種類，汚水処理の方法，廃棄物については，一般廃棄物，産業廃棄物の種類を理解する。

　　　⑤被害・影響が一国内にとどまらず国境を越え，地球規模にまで広がる地球環境問題と世界規模の気候変動の関連を考える。

01 生態系中の人間生活，環境要因と健康被害，地域の環境汚染と健康

A　人間と環境の相互作用

（1）　環境とは何か

　環境問題についての世界で初めての大規模な会議である国連人間環境会議が，キャッチフレーズ「かけがえのない地球」を掲げて，1972年にストックホルムにおいて開催された。そこで，「**人間環境宣言**」および「**環境国際行動計画**」が提出され，環境は，個体（主体）を取り巻くすべてのもの（everything except me）と定義された。つまり，環境（environment）とは，主体を取り巻く外的環境の総体と考えることができる（狭義の環境）。

（2）　主体−環境系

　ヒトを含む生物は，環境の下で環境の影響を受けつつ成長・生活していく。これを環境（影響）作用（environmental action）という。また，環境に対し，生物（ヒト）がそこに生活することによって環境を変えていく作用を環境形成作用（reaction）という。このように生物（ヒト）は，その環境と密接で切り離せない相互作用をもっており，両者は切り離せない一つの系（システム）として存在する。これを主体-環境系（host‐environmental system）という。

（3）　生態系の中の生物のくらし

　ある地域のすべての生物群集とその生活に関わる無機的環境を含めた系を生態系という。機能的には，①無機的環境（気候や土壌など），②生産者（植物など），③消費者（植物を食糧とする草食動物，草食動物を食べる肉食動物など），④分解者（動植物の排泄物や死がいなどの有機物を分解する細菌，菌類など）により構成される。生物群集の生活・生存の場とその糧の循環が行われる。

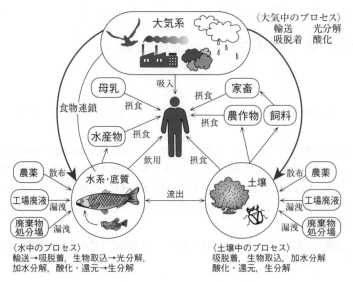

図3-1　化学物質の発生, 移動, 影響の経路(食物連鎖, 生物濃縮)
資料：環境省, 「環境白書13年版」

　生産者が光合成により固定したエネルギーが一次消費者, 二次消費者, 高次消費者, 分解者へと循環する。これを**食物連鎖**(food chain)という。環境影響では, 例えば, ヒトにとって有害な金属や農薬・ダイオキシンなどが, 空気や土や水から各種の小動物や植物に取り込まれ, 食物連鎖を通じて, 濃縮・蓄積(**生物濃縮**)が行われ, ヒトへの健康障害をもたらす(図3-1)。

(4) 環境によるヒトへの影響

　環境によるヒトへの影響を次のように個人レベル, 次世代影響のレベル, 個体群レベルで考える。

1) 個人への影響

　急性影響(短期間で求められる生理的機能の変化や障害の発現, 生化学的変化, 形態学的変化, 精神的・心理的作用とそれによる行動変化など), **慢性影響**(繰り返しあるいは比較的長い間曝露されて発現), **晩発的影響**(当初は何等影響がないようにみえるが, 長い期間をおいた後, 影響が出る発がん性物質への曝露, 電離放射線被曝などによる悪性腫瘍など)がある。

2) 次世代への影響

　環境から様々な曝露を受けた本人ばかりでなく, **催奇形性**など胎児にも影響を与える。発達過程にある胎児は感受性が高く, 妊婦にはほとんど影響を与えない化学物質などへの曝露でも生まれてくる子に形態学的奇形(見た目の奇形・臓器・器官の奇形)や行動奇形(形態学的異常はないが行動上の偏りがある)がみられることがある。

3) 個体群への影響

　個体群とは同一種の生殖, 再生産を繰り返すことが可能な集団を指す。その集団の構成員数の増減は, 種の生き残りに関わる。不妊, 胎児の死亡などは生殖段階での直接的影響である。性行動の変化あるいは人口過密によるストレスからくる内分泌・神経系の調節機能の撹乱により, 若年死・突然死の増加や生殖行動・機能の変化という間接的影響によっても個体群に影響がでる。

（5） 環境要因

人の健康に影響を与える環境要因は，物理的環境要因，化学的環境要因，生物的環境要因，社会文化的環境要因の4つに分類することもできる（表3-1）。

表3-1　人の健康に影響を与える環境要因

物理的環境要因	温度，湿度，気圧，電磁波など
化学的環境要因	空気の組成，水の組成，土の組成等，化学物質全般
生物的環境要因	動植物，微生物（ウイルス，細菌，真菌），媒介昆虫など
社会文化的環境要因	政治，経済，社会制度，教育，宗教，生活習慣，文化など

B　環境保全　日本では環境行政として，環境基本法制定以前は，1967（昭和42）年制定の公害対策基本法，1972（昭和47）年制定の自然保護法を基本としてきた。また，1971（昭和46）年には，環境庁が設置（2001年，環境省）され，環境行政を進めてきた。

（1） 環境基本法と環境基本計画

自然環境保護や地球環境問題への取り組みとして1993（平成5）年に施行された環境基本法は，「環境の保全について，基本理念を定め，ならびに国，地方公共団体，事業者及び国民の責務を明らかにするとともに，環境の保全に関する施策の基本となる事項を定めることにより，環境の保全に関する施策を総合的かつ計画的に推進し，もって現在及び将来の国民の健康で文化的な生活の確保に寄与するとともに人類の福祉に貢献することを目的とする」（第1条）。基本理念は，①恵み豊かな環境の享受と継承など，②環境への負荷の少ない持続的発展が可能な社会の構築など，③国際的協調による地球環境保全の積極的推進である（**03** 地球環境問題 B オゾン層の破壊 p.82参照）。

環境基本法に基づく環境の保全に関する基本的な計画が「環境基本計画」である。1994（平成6）年に提出された第1次環境基本計画で挙げられた長期的な目標は，①環境への負荷の少ない循環を基調とする経済社会システムの実現，②自然と人間との共生の確保，③公平な役割分担の下でのすべての主体の参加の実現，④国際的取り組みの推進であった。第5次環境基本計画（2018〜2023年）では，第4次計画から引き継いだ持続可能な社会に向けて温室効果ガス排出削減も含め，地域循環共生圏の創造を目指している。

（2） その他の環境保全対策

環境省および都道府県の環境審議会により，環境保全のために，環境モニタリング（environmental monitoring），環境影響評価（環境アセスメント）（environmental impact assessment）が行われている。環境モニタリングは，環境の現況とその変化を継続的に観察測定するものである。また，このデータの解析，評価を加えることによって，早期警報システムとして機能することもできる。環境基本法に基づく施策として1997（平成9）年に環境影響評価法が成立した。この法律では，環境アセスメントは，「道路，ダム，発電所，廃棄物処理施設建設などの大規模開発による環境への影響について，事前に十分調査，予測し，環境への配慮について評価を行うこと」と定義され，その結果を事業内容に反映させることを目的としている。

C　リスクアナリシス　安全とは「許容できないリスクがないこと」をさす。リスクアナリシス（リスク分析）とは，安心・安全のレベルを決定するためのリスクの考え方，評価のプロセスをいう。広く様々な分野で安全性確保のために行われる方法論であり，工業製品の安全性や被害の発生などを分析するためにも用いられている。またヒトの健康に影響を与える環境中の化学物質や食品中の化学物質についても，近年リスク分析の手法

が用いられるようになってきた。本項では，主に環境リスク分析および食品のリスク分析について取り扱う。

（1）　リスクとは

　リスクとは一般的には，望ましくない事象とその発生する確率をいう。環境リスク分析において，リスクは，化学物質などに存在する**ハザード**（**hazard**：危害要因）がヒトの健康や生態系に有害作用を起こす確率と有害作用の大きさを表したものである。

　すなわち，**リスク＝「有害作用が起きる確率」×「有害作用の程度」**で表すことができ，「発生の可能性」×「影響」ともいえ，数値が大きいほど，リスクが大きいとされる。

（2）　リスク分析の構成要素

　リスク分析は，リスク評価，リスク管理，リスクコミュニケーションの3要素からなる（図3-2）。

　環境リスク分析で扱うハザードには，有害化学物質や放射線などが挙げられる。環境中の化学物質のヒトの健康や生態系に対する影響についての環境リスク評価は，環境省によって行われており環境リスク初期評価としてまとめられている。また，事業所が環境中に排出する化学物質のリスク評価についても，経済産業省などの指導により進められている。食品のリスク評価については，日本においては内閣府の食品安全委員会が科学的知見に基づく客観的評価として実施している（**02** くらしの環境と健康，環境衛生 B 食環境・食品衛生と健康 p.63参照）。また，産業現場において使用されている化学物質が労働者にがんなどの健康被害を生じさせる恐れがあるのかどうかなどのリスク評価は，厚生労働省が担当している。

　リスク管理は，リスク評価結果に基づく使用基準・残留基準等などの行政側の決定や監視・指導による安全性確保である。リスクコミュニケーションは，リスクを正しく伝達し，専門家・行政と一般市民が双方向で情報・意見を交換し，相互理解を図るものである。

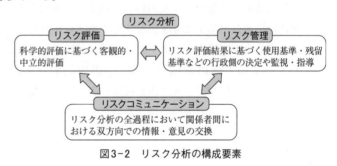

図3-2　リスク分析の構成要素

（3）　リスク評価

　化学物質のリスク評価を行うには，ヒトでの定量的な評価が困難なために，先ず動物実験を行う方法が一般的である。動物実験の結果からヒトへの影響へ外挿という作業が必要になる。ある有害化学物質のリスク評価（リスクアセスメント）は，①有害性評価，②用量-反応評価（用量－反応関係），および③曝露評価が必要である。これらを総合的に判断し，決定（リスク判定）される。さらにリスク特性についても十分に検討する必要がある。リスク特性解析は，有害性評価，用量-反応評価，曝露評価に基づいて，特定の集団に対する既知のあるいは潜在的な健康への悪影響が発生する確率や重篤性の定性的または定量的予測であって，付随する不確実性や変動性の予測も含む。

（4）　化学物質のリスク評価に用いられる指標

　リスク評価を理解するためには，まず，リスク評価に用いる指標のいくつかを正確に理解して

おくことが必要である。例えば，用量-反応関係，NOAEL，LOAEL，Rf D，ADI，ARf D，TDI，UF，BMD，BMDL および VSD などである。

1) 用量-反応関係

　外部環境の生体に対する曝露量（生体への負荷量）とそれに対する生体の反応との関係を用量-反応関係という。単一個体で用量に応じて反応の程度が変化する関係をいう場合と，個体群（集団）全体における統計的性質をいう場合がある。環境リスク評価の場合には，個体群（集団）全体における用量-反応関係を利用する。生物は，細胞，組織，器官に血液，細胞液，リンパ液などの体液成分を生体内環境としてもっている。生体の恒常性の維持（ホメオスタシス）は，これらの体液成分の組成，浸透圧，pH などの諸条件が自動的（体温，心拍拍動，腸の運動など自律神経による諸機能の調節も含め）に細胞活動に適した一定の範囲に

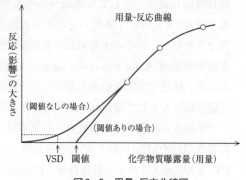

図3-3　用量-反応曲線図

保たれるように働いている状態をいう。しかし，外部環境の変化が大きすぎると生体は内部環境の恒常性を維持できなくなる。生体の反応は，ある量までは，無反応で，ある量を超えると生体に変化を生じる。この量を閾値（いきち，しきいち，threshold value）という。ほとんどの物理・化学的刺激に対し閾値があると考えられるが，放射線や低濃度の化学物質曝露の場合には，閾値がない場合も想定される（図3-3）。用量-反応評価を基にした効力や有害性の強さを表す数値として頻度が50％となる用量，半数影響量（ED50, effective dose 50）：半数の個体が反応する量や半数致死量（LD50, lethal dose 50）：半数の個体が死亡する量がよく用いられる。

2) NOAEL と LOAEL

　化学物質のリスク評価を行うために，NOAEL，LOAEL という指標が用いられる。無毒性量（Non Observed Adverse Effect Level：NOAEL）とは，ある物質について何段階かの異なる投与量を用いて毒性試験を行ったとき，有害な影響が観察されなかった最大の投与量のことである。通常は，様々な動物試験で得られた個々の無毒性量のなかで最も小さい値をその物質の NOAEL とし，1日当たり体

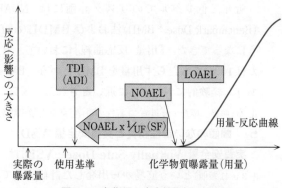

図3-4　各指標と安全性評価の概念図

重1kg当たりの物質量（mg/kg 体重/日）で表される。NOAEL は，長期毒性，生殖・発生毒性，発がん性，気道感作性などの試験において求められる。最小毒性量（Lowest Observed Adverse Effect Level：LOAEL）とは，ある物質について何段階かの異なる投与量を用いて毒性試験を行ったとき，有害影響が認められた最小の投与量である（図3-4）。

3) TDI，ADI，ARfD と不確実係数（安全係数）

　NOAEL や LOAEL などの指標を用いて，参照用量（Reference Dose：RfD）が，決められる。長期毒性の RfD としてよく知られているのが，TDI と ADI である。**TDI**（耐容一日摂取量：Tolerable

Daily Intake)とは，環境汚染物質などの非意図的に混入する物質について，ヒトが生涯にわたって毎日摂取し続けたとしても健康への悪影響がないと推定される1日当たりの摂取量のことである。通常，1日当たり体重1kg当たりの物質量（mg/kg 体重/日）で表される。TDI は，有害重金属やダイオキシンなど，非意図的に摂取される化学物質に関する無影響指標として用いられる。**ADI**（一日摂取許容量：Acceptable Daily Intake）とは，ある物質についてヒトが生涯その物質を毎日摂取し続けたとしても健康への悪影響がないと推定される1日当たりの摂取量のことである。通常，1日当たり体重1kg当たりの物質量（mg/kg 体重/日）で表される。ADI は，食品添加物や農薬など，食品の生産過程で意図的に使用されるものの安全性指標として用いられる。また**急性参照用量**（Acute Reference Dose：**ARfD**）は，ヒトが24時間以内の短時間の間の経口摂取によって，健康に悪影響が生じないと推定される1日当たりの摂取量である。農薬の食品健康影響評価指標などとして使われる。

　実際にある物質について耐容一日摂取量（TDI）や一日摂取許容量（ADI）などを設定する際には，無毒性量（NOAEL）に対して，さらに安全性を考慮するために**不確実係数**（Uncertainty Factor：**UF**）を用いる（図3-4）。無毒性量（NOAEL）を不確実係数で割ることで TDI や ADI を求めることができる。動物実験のデータを用いてヒトへの毒性を推定する場合，通常，動物とヒトとの種の差として「10倍」，さらに，ヒトとヒトとの間の個体差として「10倍」の安全率を見込み，それらをかけ合わせた「100倍」を不確実係数として用いていることが多い。また UF については，各々の化学物質の特性や曝露状況について評価し，個別に設定されることがある。食品のリスク評価である**食品健康影響評価**では，安全係数（Safety Factor：**SF**）を用いることが多いが，UF と同義である。食品の場合，さらに農薬や食品添加物の摂取量が ADI の約8割を超えないように，**最大残留基準値**（**MRL**）や使用基準を設定していく（コラム「食品の安全と安心について」p.43参照）。MRL や使用基準の設定は，リスク管理の段階である。

4）　ベンチマークドーズ（BMD）法

　近年，低レベルでのリスク評価には，NOAEL や LOEAL に代わり，ベンチマークドーズ（Benchmark Dose：BMD）法および **BMDL**（confidence limit of BMD）という指標が用いられるようになってきた。「用量-反応曲線」において，有意な影響があるとされる反応レベル（通常5%または10%）をもたらす用量を BMD という。BMD が取り得る95%信頼区間の下限値が BMDL であり，経験的に NOAEL に近いとされる。反応レベルを10%としたときの BMDL が $BMDL_{10}$ である（熊谷・姫野・渡辺編：「毒性の科学」東京大学出版会（2014））。

5）　閾値のない毒性物質と実質安全量（VSD）

　実質安全量（Virtually Safe Dose：**VSD**）は，**遺伝毒性発がん物質***には閾値が存在しない（図3-3 p.41参照）という立場から出発した評価方法であり，個人が食品中の最大許容残留量を生涯にわたり摂取している場合のリスクレベル（10万分の1，または100万分の1という低い確率）でがんを発生させる用量である。例えば，遺伝毒性発がん物質との評価がなされた食品添加物の含有量は技術的に可能な限り低減化させるべきであり，VSD などの考え方に基づき総合的に評価を行う。

　このように，閾値のない毒性物質のリスク評価の際にも，前述の BMDL を用いることができ，VSD を算出する方法としても $BMDL_{10}$ を基準値として利用するのが一般的になってきている。

*遺伝毒性発がん物質　遺伝毒性によりがんを誘発する物質のことであるが，具体的には遺伝毒性試験で陽性であり，かつ動物実験で発がん性が確認されたものになる。

（5） リスク管理

　環境や食品リスク分析における**リスク管理**（**Risk management**）とは，リスク評価によって判定されたリスクを低減させるための方策を検討，決定し実施することをいう。リスク評価結果に基づく使用基準・残留基準などについての農林水産省や厚生労働省など，行政側の決定や監視・指導による安全性確保である。経済社会の情勢や世論なども考慮して総合的に判断されることになるので，政策判断を含むプロセスといえる。一般的に，環境リスクの管理に当たっては，次の3つの原則が考えられる。

1） ゼロリスクの原則

　環境リスクをゼロにすることを目指す原則である。しかし，あるリスクをゼロにしようとすると，ほかに大きなリスクが生じる場合があるなどの矛盾を抱え，実際に用いるのは困難である。

2） リスク一定の原則

　すべてのリスクの大きさを一定のレベル以下に抑える原則であり，非常に小さな一定以下の環境リスクを実質的に安全と見なすという考え方を基礎にしている。例として，わが国のベンゼンの大気環境基準の設定の考え方として，10万分の1の確率をリスク制御の目安としている。この方法は今後も使われるであろう。

3） リスク・ベネフィットの原則

　リスクを上回る利便性があること。環境リスクと引き替えに得られる便益（ベネフィット）と環境リスクの大きさを比較し，その結果によって許容される環境リスクを求めたり，対策の優先順位を決めたりする考え方である。このような考え方に立って現在社会に受け入れられているのは，車や医療用放射線（X線）などである。金銭的な尺度で表現される場合，一種の**費用便益分析**（**コスト・ベネフィット分析**）となり，リスク削減のための対策によって生じる費用（リスク削減

Column 食品の安全と安心について（リスクコミュニケーションの重要性）─────────

　"食品の安全・安心の確保"という言葉をよく耳にする。しかしながら，食品が"安全である"ことと一般消費者が"安心である"と感じるのは，実は別な問題のようである。本文中に記述したように，食品の場合，例えば，ある農薬や食品添加物に使われる化学物質のリスク評価を科学的な手法で行い，**ADI**（一日摂取許容量）を決定する。リスク管理の段階で，摂取量が ADI の約8割を超えないように，**最大残留基準値**（**MRL**）や使用基準を設定していく。一般消費者は，使用基準を少しでも超えると，すぐに健康に影響があると考えがちで，テレビ報道でも大きく取り上げられたりする。しかし，これら（最大残留基準値や使用基準）は，リスク管理が適切に行われているかどうかを判断するための目安であり，安全性についての目安ではない。無毒性量の約100分の1のさらに8割程度に，かなり安全側に設定されている（図3-4）のであるから，ほんの少し，基準を超えたものを一度口にしたところで，すぐに健康に影響が出るものではないことを理解する必要がある。このように，「実際のリスク」と「人々が感じるリスク」（いわゆる**リスク認知**）には，かなりギャップがある。一般消費者にとって，実際のリスクよりも大きく感じられるハザードとして，未知のもの，情報の少ないもの，よく理解できないもの，自分でコントロールできないものなどが挙げられる。一方，実際のリスクよりも小さく感じられるハザードとしては，便利さや利益が明らかなもの，自分でコントロールできるものなどが挙げられる。また，次のような食品の安全性についての思い込みもしばしばみられる。自然由来の物質は安全で，合成化学物質はみな危険，有害なものがほんの少しでも入っていたら危険など。これらのリスク認知のギャップを埋めるために，適切なリスクコミュニケーションが必要であり，専門家は正しい知識の伝達を行っていくこと，一般消費者も正しい知識を得るよう努めること，また，2011年の東日本大震災以来，放射性物質による風評被害も出てきていることから，相互理解を進めていくことが，今後，一層，重要になっていくものと思われる。　　　　　　　　　　　　　　　　　　（亀尾聡美）

資料：日本食品衛生協会，「食品安全リスク分析」（FAO 作成のガイドブックの翻訳版）
　　　畝山智香子著，「安全な食べ物ってなんだろう？」日本評論社（2011）
　　　中西準子，「食のリスク学」日本評論社（2010）

によって失われる便益を含む)と，リスク削減によって得られる便益が比較衡量される。リスク・ベネフィットの考え方は，広範多岐にわたる環境リスク対策を限られた人的・経済的資源のなかで進めていくための有効な手段となることが期待される。

(6)　リスクコミュニケーション

　リスクコミュニケーションは，リスクを正しく伝達し，専門家・事業者・行政と一般市民(消費者)が双方向で情報・意見を交換し，リスク認知を共有し，相互理解を図るものである。リスク評価の結果およびリスク管理の決定事項の説明を含む。関係者が会場などに集まって行う意見交換会，新たな規制の設定などの際に行う意見聴取(いわゆるパブリック・コメント)など双方向性のあるもの，ホームページを通じた情報発信などの一方向的なものも広い意味でのリスクコミュニケーションに関する取組みに含まれる。

　　　　　　　　　　　　　　　　　　　　　　　　　　　　　　　(亀尾聡美)

D　物理的・化学的環境要因

(1)　気候，季節

　気候とは，一定の場所における気象要素(気温，湿度，気圧，風速，風向，降水量，雲量，日射量，日照時間など)の長期間の平均的な状態をいう。気候帯は寒帯，温帯，熱帯などに大別される。寒帯は南北両極圏内にあり，年平均気温が0℃以下の地域である。夏季には太陽が地平線下に没せず白夜期となり，逆に冬季には全く照らない暗夜期となる。冬季には神経症的，うつ症的傾向になりやすい。温帯は極圏と回帰線との間で，年平均気温が0℃～20℃の地域であり，一般に気候は温和であり四季が存在する。リウマチ性疾患や飛沫感染による伝染性疾患が多くみられる。熱帯は赤道を中心として南北両回帰線の間であり，年平均気温が20℃以上の地域である。高温多湿で季節による気温変動が小さく，雨季と乾季が存在する場所もある。寄生虫病や節足動物による伝染性疾患が多くみられる。

　季節と疾病の間には関連がある。季節特有の気象要素により多発したり増悪する疾患群を季節病という。季節病をその成因により分類すると，以下のようになる。
① 気候の季節的特長が発病や病状悪化の原因となる(心臓疾患，脳出血，脳梗塞など)。
② 気候の季節的変化による身体変調が，発病や病状悪化の原因となる(風邪などの各種感染症，喘息，肺炎など)。
③ 気候の季節的変化により発生する病原体や発病の原因物質，またそれらを媒介する生物などが原因となる(花粉症，日本脳炎など)。

　また気象要素の短期的な変化と連動して発症したり，病状が悪化，あるいは軽快するような疾患群(痛み，感冒，脳血管・循環器疾患など)を気象病という。

(2)　大気(空気)

　ヒトは，生命維持のため空気から酸素を取り込み，また代謝により発生した熱を空気中に放散することにより体温を一定に保っている。成人は1日に約15～20㎥の空気を吸入しているといわれる。このため正常成分に変動を生じた場合や異常成分が混入した場合には，健康に大きな影響を及ぼすことになる(01生態系中の人間生活,環境要因と健康被害,地域の環境汚染と健康 G 環境汚染 p.53参照)。

1）　酸　素：O_2

空気中には約21％存在し，呼吸作用により肺胞から毛細血管に取り込まれ赤血球中のヘモグロビン(Hb)と結合して身体の各組織に供給される。この濃度が低下すると酸素欠乏症となり中枢神経系がその影響を受け，濃度によっては一瞬にして意識消失や呼吸停止が起こる(表3-2)。高濃度では，呼吸器の炎症や酸素中毒となり，保育器内の酸素過剰では未熟児網膜症の発生に関与するとされる。

表3-2　酸素濃度の変動と症状

酸素濃度	症　状など
50〜60％以上	肺炎，てんかん様けいれん
21％	通常の空気
18％	安全域だが連続換気が必要
16％	頭痛，吐き気
12％	目まい，筋力低下
8％	失神昏倒，7〜8分以内に死亡
6％	瞬時に昏倒，呼吸停止，死亡

2）　二酸化炭素（炭酸ガス：CO_2）

呼吸や燃焼により発生する。毒性は弱く，室内空気汚染の指標として用いられる。室内における許容濃度は0.1％であり，労働環境における許容濃度は0.5％である。濃度が1％程度になると呼吸数，1回換気量の増加がみられ頭痛を伴うこともあるが，3％程度までは人体に危険性はない。通常大気中には，0.03％(300 ppm)程度存在するとされている。一方では地球温暖化の温室効果ガスとして注目され，排出削減目標が定められているが日本では近年400 ppm を超えている。

3）　窒　素：N_2

空気の組成で最も多いのが窒素で約78％を占めるが，不活性ガスのため常圧下では影響はない。しかし高圧下では窒素酔いを引き起こしたり，また，高圧下から常圧下に戻る場合，体内に溶解した窒素が原因で減圧症を引き起こす場合がある。

（3）　圧　力

海面での空気の圧力は1013 hPa(ヘクトパスカル)であり，これを1気圧としている。高度が上昇するにつれて気圧は低下し，高度5,500 m あたりで半減する。気温，気湿，酸素濃度も低下し，高度2,500 m における酸素濃度は15％程度となる。一方，水中では水深が10 m 増すごとに1気圧ずつ増加し，水深10 m での圧力は2気圧となる。低圧や高圧環境に暴露されることが原因で生じる障害を異常気圧障害という。登山やスカイダイビングなどでの低圧環境，潜函作業，潜水作業，スキューバダイビングなどの高圧環境で障害が発生する。

1）　低圧環境

高山病の発生原因は，低圧，低酸素が重要な要因である。症状は頭痛，倦怠感，息切れなど軽度なものから肺水腫，脳浮腫を伴う致死的状態にまで進むものと様々であり，個人差が大きい。初期症状の場合は，低地に戻ることによりその症状は消失する。近年，スポーツ選手の全身持久力向上の目的で高地トレーニング(低酸素レーニング)が導入され，各種競技でその効果が認められているが，その効果の出現は個人差が大きい。動脈性空気塞栓症(エアエンボリズム)はスキューバダイビングで発生する。これは水面への浮上速度が速すぎた場合，高圧から低圧への急激な環境変化により，肺が過膨張して肺胞が破裂し，肺内空気が血液中に混入して脳血管を閉塞し，脳細胞の壊死を引き起こす。

2）　高圧環境

潜水病(減圧症)は潜函作業，シールド作業，潜水作業，スキューバダイビングなど高圧下での作業・運動後，急速に常圧下に戻るような場合に発症する。高圧下では空気(主に窒素)が組織内(特に脂肪組織)に溶解しており，急速な減圧によりこの窒素が気泡化して血液中に入り，微小血

管を栓塞して血液の流れを阻害し，障害を発生させる。急性症状として関節・筋肉痛(ベンズ)，呼吸困難(チョークス)，また脳や脊髄も障害を受け，知覚障害，運動障害，メニエール症状なども発生する。慢性症状としては骨の壊死性変化がみられる。予防法は作業・運動時間の適正化，適正な減圧速度，健康管理などである。また，この窒素は4気圧程度になると麻酔作用を及ぼし，圧力の増加は副鼻腔や中耳での締めつけ傷害(スクイーズ)も起こしやすい。

（4）　温熱環境
温熱環境を規定する要因には，気温，湿度，風速，輻射熱といった物理的要因と年齢，性別，エネルギー代謝，衣服，健康状態などの人的要因がある。

1）　温熱環境と測定
①　気温
気温は，温熱感覚を左右する最大の要因である。屋外の気温は，地上空気の温度であるが，気象庁による気温の観測は，風通しや日当たりのよい場所(ただし直射日光に当たらない場所)で，通風筒のなかに格納された電気式温度計を用いて，芝生の上1.5mの位置で観測することを標準としている。室内における気温とは空気温のことを指している。人体に作用している温度は気温だけでなく，天井，壁，床の周壁全体の表面温度が影響する。気温が低くても壁や床の表面温度が高ければ，暑く感じ，逆に，気温が高くても壁や床の表面温度が低ければ，人体から輻射熱が奪われて寒いと感じる。

②　湿度
同じ気温であっても湿度によってヒトが受ける感覚や生理反応は異なる。湿度は，空気中に含まれる水蒸気量のことで，相対湿度と絶対湿度がある。

通常は相対湿度が用いられる。相対湿度は，空気中に含まれている水蒸気の量をそのときの温度で含み得る最大の水蒸気量(飽和水蒸気量)に対する割合(%)で表したものであり，絶対湿度は，空気中に含まれる単位体積当たりの水蒸気量(g/m³)である。

③　風速
風速は空気の流れであり，身体表面からの熱の放散を促進する。測定には熱線風速計，カタ寒暖計などが用いられる。

④　輻射熱
日射や暖房器具の近くでは実際よりも暑く，あるいは暖かく感じる。これが輻射熱である。輻射熱は高温の物体の放出する赤外線により受ける熱エネルギーである。輻射熱の測定には黒球温度計(グローブ温度計)を用いる。黒球温度と気温との差が実効輻射温であり，輻射熱の目安として用いられる。

2）　温度環境評価と温度指標
不快指数(DI)は，気温と湿度から夏季の蒸し暑さなどを評価するのに用いられる。気温，湿度，気流を組み合わせた温熱評価として有効温度(ET) (もしくは感覚温度)が用いられる。さらに日常生活での実感と適合するとされるのが新有効温度(ET*)である。また直射日光下や暑熱環境下では輻射熱の影響を考慮するため，湿球黒球温度(WBGT)が用いられる。WBGTは熱中症予防対策の指標として暑熱下のスポーツ現場での測定が推奨されている(表3-3)。

3）　暑熱，寒冷環境
ヒトは恒温動物であり，産熱と放熱が常に行われている。この両者がバランスのとれた状態に

表3-3 温熱指標と特徴

適 用	指 標	特 徴
一般的環境	不快指数(DI)	温湿度の組合せにより有効温度の近似値を与える。簡便で理解が容易 DI = 0.72(Tdb + Twb) + 40.6 Tdb：乾球温度　Twb：湿球温度
室内環境	有効温度または感覚温度(ET)	気温，湿度，気流の組合せを被検者の主観的判断に基づいて比較，等価温度のノモグラムを構成，低温域にて湿度の影響を過大に，高温域にて過少に評価
	新有効温度(ET*)	発汗による体温調節機能を含む熱平衡モデルに基づき，気温，輻射，湿度，気流，着衣，作業量などの変数より，生理因子として皮膚温，体内温，発汗量，貯熱などを総合的に評価できる
暑熱環境	湿球黒球温度(WBGT)	気温，気流，輻射，湿度の計測より上記ETの近似値を与える試み (輻射のある場合・屋外) WBGT = 0.7 Twb + 0.2 Tg + 0.1 Tdb (輻射のない場合・屋内) WBGT = 0.7 Twb + 0.3 Tg　Tg：黒球温度
寒冷環境	風冷指数(WCI)	気温(Ta)と風速(v)を因子とする環境の寒冷度の評価 WCI = $(10.5 + 10\sqrt{v} - v)$ (33 − Tdb)

資料：田中正敏ほか，「環境と健康」杏林書院(1997)より改変

あれば**恒常性**が保たれ，ほぼ一定の正常体温となる(図3-5)。環境温度が高くなると，皮膚血管の拡張による血流量増加や発汗などにより放熱作用を亢進し，体温の上昇を抑制する。逆に環境温度が低くなると皮膚血管の収縮が放熱を抑制し，体内での産熱増加で体温の低下を防ぐ。しかし，ヒトの生体機能による防御反応には限界があり，極端な高温や低温環境の長時間曝露においては，恒常性を維持することはできない。

① 暑熱環境

高温環境下における障害に**熱中症**がある。熱中症は体内の蓄熱が増加し，放熱が追いつかず，また水分や電解質の平衡の崩れなどにより体温調節や循環機能に障害が起きる。発生要因は高温多湿はもちろんであるが，体力，疲労，年齢，暑熱順化などが影

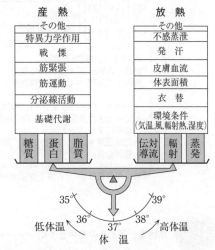

図3-5 産熱，放熱のバランスによる体温調節
資料：菊池安行ほか，「生理人類学入門」南江堂(1981)

表3-4 熱中症の種類，原因，症状，および現場での処置

種 類	原 因	症 状	現場での処置
熱痙攣	多量の発汗による塩分欠乏	腕・脚・腹筋などの疼痛，攣縮，痙攣，縮瞳 血漿 Na, Cl の低下 体温は正常または正常以下	涼所に横臥安静 生理食塩水(0.9%)を補給
熱失神	皮膚血管の拡張による循環不全	顔面蒼白，意識喪失，全身脱力感，疲労，視覚異常(かすみ視)，呼吸数の増加，血圧低下，体温は正常	涼所に頭部を低くして横臥安静 食塩水(0.1%)の飲用 足を高くして手足のマッサージ，血圧・脈拍・体温の測定・記録
熱疲労	脱水，塩分不足	脱力感，めまい，頭痛，冷汗，吐き気，嘔吐，食欲不振，意識喪失，血圧低下，顔面蒼白，体温著明上昇なし	熱失神と同様の処置
熱射病	体温の異常上昇による体温調節中枢の機能不全	発汗停止，体温異常上昇，皮膚乾燥，ショック状態，頭痛，めまい，全身倦怠感，嘔吐，下痢など	全身冷却 マッサージ 必要に応じて心肺蘇生

資料：小出清一ほか，「スポーツ指導のためのスポーツ医学」南江堂(2000)

響する。熱中症は症状により表3-4のように分類される。特に熱射病は重篤であり死亡率も高い。熱中症はその発生を予防できる障害であるにもかかわらず，発生数が増加している。スポーツ現場で熱中症の発生を予防するためには表3-5を参考に実施することが望ましい。

表3-5　熱中症予防のための運動指針

WBGT℃〜	湿球温℃〜	乾球温℃〜		
31〜	27〜	35〜	運動は原則中止	WBGT31℃以上では，皮膚温より気温のほうが高くなる。特別の場合以外は運動は中止する。
28〜	24〜	31〜	厳重警戒 （激しい運動は中止）	WBGT28℃以上では，熱中症の危険が高いので激しい運動や持久走など熱負荷の大きい運動は避ける。運動する場合には積極的に休息をとり水分補給を行う。体力の低いもの，暑さに慣れていないものは運動中止
25〜	21〜	28〜	警　戒 （積極的に休息）	WBGT25℃以上では，熱中症の危険が増すので，積極的に休息をとり，水分を補給する。激しい運動では，30分おきくらいに休息をとる。
21〜	18〜	24〜	注　意 （積極的に水分補給）	WBGT21℃以上では，熱中症による死亡事故が発生する可能性がある。熱中症の兆候に注意するとともに運動の合間に積極的に水を飲むようにする。
			ほぼ安全 （適宜水分補給）	WBGT21℃以下では，通常は熱中症の危険は小さいが，適宜水分の補給は必要である。市民マラソンなどでは，この条件でも熱中症が発生するので注意

WBGT（湿球黒球温度）
屋外：WBGT＝0.7×湿球温度＋0.2×黒球温度＋0.1×乾球温度
室内：WBGT＝0.7×湿球温度＋0.3×黒球温度

● 環境条件の評価はWBGTが望ましい。
● 湿球湿度は気温が高いと過小評価される場合もあり，湿球温度を用いる場合には乾球温度も参考にする。
● 乾球温度を用いる場合には，湿度に注意。湿度が高ければ，1ランクきびしい環境条件の注意が必要。

資料：川原貴ほか，「スポーツ活動中の熱中症予防ハンドブック」日本体育協会（1999）

Column　高齢者と子どもの熱中症予防

　例年，熱中症は5月頃から発生し，7月下旬から8月上旬にかけて多発する傾向にある。熱中症による死亡者数は，2010（平成22）年が最も多く1,731人，次いで2018（平成30）年の1,581人，2020（令和2）年の1,528人，2019（令和元）年の1,224人の順となっており，このうちの約80％以上を65歳以上の高齢者が占めている。

　高齢者が多い理由としては，皮膚の温度受容器（暑さ，冷たさなどの感覚を伝える受容器）の能力が低下し，暑さを感知しにくくなるため，行動性体温調節としての皮膚血流量や発汗量の増加による熱放散が遅れ，体温が上昇しやすくなる。汗腺の機能も低下し，特に下肢や体幹部の発汗能力が劣ってくるため，体内に蓄熱しやすくなる。若年者よりも体水分量（体液や血液量）が少なく，さらに口渇中枢（のどの渇きを感じる中枢）の機能も低下するため，発汗によって水分を必要とする場合でものどの渇きを感じにくく，水分摂取が遅れるために脱水状態に陥りやすい，などが挙げられる。一方，同じ高齢者でも日常の運動習慣をもち，体力レベルが高い場合には，若年者と同等の感覚機能（温冷感や口渇感）や汗腺機能が維持され，暑さに対する耐性が保たれるため，熱中症にかかりにくくなる。

　発育段階にある子どもは，汗腺機能などが十分に発達していないため，高齢者と同様に熱中症のリスクが高まる。子どもは体重当たりの体表面積が大人よりも大きいため，外気温の影響をより受けやすくなる。また，大人に比べて汗腺能力が劣る（1つの汗腺から出る汗の量が少ない）ため，体内の熱を放散するためには，皮膚血管を拡張して血流量を増加させて代償する。この機能は，体温よりも気温が低い場合には有効であるが，体温よりも気温が高い場合には逆に体内への熱獲得が促進され，熱中症のリスクが増大する。また腎機能も未発達なために尿の濃縮機能が低く水分も損失しやすい。

　熱中症は命に係わる障害であるが，予防法を知っていれば防ぐことが可能である。特に身体機能の低下した高齢者や身体機能が未発達な子どもは，成人などに比べて熱中症を発症するリスクが高くなるため，その身体的特性をよく理解し，周囲の大人が予防策を講ずる必要がある。

（高橋弘彦）

② 寒冷環境

　寒冷環境下における障害は偶発性低体温症がある。冬季の山や海での遭難事故，またアルコールによる酩酊状態などで寒冷曝露し，体温が35℃未満になった場合をいう。体温が30℃以下になると意識消失が起こり，凍死に至る。酩酊者や体温調節機能の低下した高齢者では，住居，暖房，寝具などの条件により屋内において発症する場合もある。

(5)　電離放射線，非電離放射線

1）　電離放射線

①　電離放射線の種類

　電離放射線は，電磁波と粒子線に大別され，物質中に進入して構成物質の原子から電子を放出させる能力をもつ。通常，放射線という場合は，電離放射線を指す。電磁波には，X線やγ線があり，医療分野での診断や治療，産業分野での物質の非破壊検査，生物学や農学の分野での品種改良などにも利用されている。紫外線も電磁波であるが，一般的には，放射線として取扱われない。粒子線には，α線，β線，陽子線，重陽子線，中性子線などがあり，がん治療などに利用されている。

②　生体影響

　放射線による影響は，被曝から数週間以内に発症する急性障害と数か月以上経ってから発症する晩発障害がある。また遺伝的影響を及ぼすこともある（図3-6）。急性障害として頭痛，嘔吐，下痢，被曝線量によっては脱毛，皮膚の潰瘍，白血球減少，消化管潰瘍などがみられる。晩発障害として白内障，白血病，各種のがん，寿命短縮などがある。また，遺伝的影響として遺伝子の突然変異や染色体異常を起こす可能性もある。

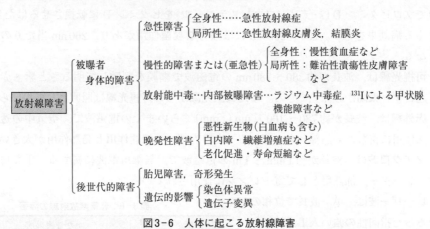

図3-6　人体に起こる放射線障害

資料：田中政敏ほか，「環境と健康」杏林書院（1997）

③　放射線防護基準

　放射線の単位は，放射線源の強さとして**ベクレル（Bq）**，ヒトに対する影響力としての実効線量として**シーベルト（Sv）**が用いられている。**国際放射線防護委員会（ICRP）**の1990（平2）年勧告では，医療等に伴う被曝を除く年間の人工放射線防護基準を一般人で1mSv，取扱い作業者で20mSvとし，日本ではそれに基づいた管理が行われた。しかし，2011（平23）年3月に起きた東日本大震災に伴う東京電力福島第一原子力発電所の事故により，これまでの基準による管理では大量の住民を移住させなければならない状況となった。ICRPは2007（平19）年の勧告

において，放射性物質による環境汚染が発生した場合の一般人に対する緊急時の基準として，年間20〜100mSvの間で適切な値を設定して防護対策を講ずるよう勧告していた。

これは，あくまでも緊急時に設定される基準であり，その後は年間1mSvに近づけていく努力が求められる。そこで日本政府は，緊急時の一般人の計画避難地域での基準を年間20mSvに設定した。ただし土壌除染基準は年1mSvである。

自然放射線被曝に関しては，国連科学委員会の「放射線の線源と影響に関する報告書(1988(昭63)年)」で，一般的な生活においては宇宙線および地中や大気中に存在する放射性核種により，1年間に世界平均で2.4mSv程度の被曝をしているとされる。日本においてはそれよりも低く，2.1mSv程度とされる。人工放射線被曝量は3.87mSvでほとんど医療X線やCTスキャンによる。

2）非電離放射線

非電離放射線は，可視光線，赤外線，電波など物質中に進入して構成物質の原子から電子を放出させる能力をもたない放射線をいう。紫外線には電離作用があるが，その特性（人体深部には侵入しないなど）から普通，非電離放射線に分類される。

① 非電離放射線の種類と特徴

紫外線は，波長約10〜400nmまでの電磁波の総称であり，波長が短いほど生物に対する有害作用が大きい。太陽から放射される紫外線は成層圏のオゾン層で大部分が吸収されるが，波長280〜400nmの吸収は少なく地上に到達しやすい。紫外線は，波長により315〜400nmをUV-A，280〜315nmをUV-B，100〜280nmをUV-Cと分類される。

UV-Bは，夏季の日焼け，冬季の雪焼けや雪眼炎を起こし，被曝量が多くなると色素沈着や皮膚がん，白内障，免疫機能低下などを誘発する。一方，320nm程度の紫外線UV-Aは皮膚でプロビタミンD(7-デヒドロコレステロール)をビタミンDに転換させるはたらきがあり，抗くる病効果をもつ。250〜280nmには強力な殺菌作用があり，260nm当たりの波長で最大となる。

可視光線は，波長が約380〜780nmの電磁波で網膜を刺激して明るさと紫〜赤の色彩感覚を起こす。太陽から採光できる。また人工光源からの可視光線は照明として用いられる。

赤外線は，波長が約780〜100万nm(1mm)ぐらいまでの電磁波で，空気中の透過力が大きく熱作用に富むため熱線ともよばれる。皮膚内部への深達作用と発熱作用が大きい。

マイクロ波は，波長が約1mm〜1mの電磁波で，無線用電波に属する。主な用途として通信，レーダー，加熱用として電子レンジに使用されている。

レーザー波は，単一波長で位相のそろった指向性の強い人工光線であり，波長は赤外線領域から紫外線領域まで様々である。その用途は，医療，通信，計測，加工などの分野に用いられ，応用範囲は広い。

② 非電離放射線による障害

表3-6に主な健康障害を示した。

表3-6　非電離放射線の障害

種　類	主な健康障害
紫外線	皮膚の紅斑，色素沈着，角膜・結膜・虹彩の炎症，雪眼炎，電気性眼炎，皮膚がん
可視線	眼精疲労，近視，頭痛，眼球振盪症
赤外線	皮膚火傷，赤外線白内障，中心性網膜炎，熱中症
マイクロ波	白内障，睾丸障害，深部発熱
レーザー波	網膜火傷，白内障，皮膚火傷

資料：田中正敏ほか，「環境と健康」杏林書院(1997)

表3-7 主な動物由来感染症

群	動物種（昆虫含む）	主な感染症	予防のポイント
ペット動物	犬	エキノコックス症，狂犬病*1，ブルセラ症，パスツレラ症	節度ある触れ合い手洗い等の励行
	猫	猫ひっかき病，トキソプラズマ症，回虫症，Q熱，狂犬病*1，パスツレラ症	
	ハムスター	レプトスピラ症，皮膚糸状菌症，野兎病	
	小鳥	オウム病	
野性動物	爬虫類	サルモネラ症	病気について不明なことも多いので，一般家庭での飼育は控えるべき
	鑑賞魚	サルモネラ症，非定型抗酸菌症	
	キツネ	エキノコックス症，狂犬病*1	
	サル	エボラ出血熱*1，マールブルグ病*1，Bウイルス病*2，細菌性赤痢，結核	
	野鳥（ハト・カラス等）	オウム病，ウエストナイル熱*1，クリプトコックス病	
	ネズミ	ラッサ熱*1，レプトスピラ症．ハンタウイルス肺症候群*1，腎症候性出血熱	
家畜・家きん	ウシ，鶏	Q熱，クリプトスポリジウム症，腸管出血性大腸菌感染症，鳥インフルエンザ（H5N1，H7N9）*2，炭疽	適切な衛生管理
その他	蚊	ウエストナイル熱*1，ジカウイルス感染症，チクングニア熱，デング熱	虫除け剤，長袖，長ズボンなどの着用
	ダニ類	ダニ媒介脳炎，日本紅斑熱，クリミア・コンゴ出血熱*1，つつが虫病，重症熱性血小板減少症候群（SFTS）	

資料：厚生労働省，動物由来感染症 http://www.mhlw.go.jp/bunya/kenkou/kekkaku-kansenshou18/index.html より改変
注）＊1 わが国で病原体がいまだ，もしくは長期間発見されていない感染症
　　＊2 わが国では患者発生の報告がない感染症

E 健康に影響を与える生物的環境要因

節足動物（蚊，ダニ，ノミ，ハエなど）など媒介物が存在することを間接伝播という。動物からヒトに病原体が直接うつることを直接伝播，感染源である動物とヒトの間に病原体はその大きさによりウイルス，クラミジア，細菌，原虫，真菌，寄生虫などに分類される（表3-7）。

また，スズメバチ，アシナガバチ，ムカデ，毒蛾，セアカコケグモなどに刺されると強いアレルギーやアナフィラキシーショックを起こすことがある。地球温暖化により，衛生害虫の生息域の拡大や新たな種類の生息，それに伴う感染症の増加も懸念されている。　　　　　　　　　（高橋弘彦）

F 公　　害

（1）　公害の定義と現状

公害とは「事業活動その他の人の活動に伴って相当範囲にわたり人間の健康や生活環境に関わる被害が生じること」をいう。日本では，環境基本法に基づき公害の対象として，大気汚染，水質汚濁，土壌汚染，地盤沈下，騒音，振動，悪臭を挙げており，これらを典型7公害という。

（2）　公害の発端と経過

公害（public nuisance）の概念は，もともとはイギリスで生じたものであり，公害によって個人，あるいは不特定多数の人々の生活や健康が被害を受けたときには，法律によって救済しようとするものであった。産業革命後のイギリスにおけるスモッグをはじめとして，1930年のベルギー・ミューズ渓谷，1948年のアメリカ・ドノラ渓谷での硫黄化合物による大気汚染やアメリカ・ロサンゼルス光化学スモッグによる死傷者の増大が報告されている。

（3）　日本における公害問題

　日本では明治中期，足尾銅山の鉱毒事件や別子銅山の煙害事件などが公害として社会問題化した。第一次世界大戦後，鉱工業の拡大に伴い騒音，ばい煙などに対する集団陳情などが行われ，第二次世界大戦後も重工業化，エネルギーの石油系燃料への変換による大量の亜硫酸ガスなどによる大気汚染への対応が図られた。しかし，健康被害に対する公的社会的認識は，メチル水銀による水俣病およびカドミウム汚染によるイタイイタイ病，大気汚染による三重県四日市市における四日市喘息，宮崎県高千穂町土呂久地区旧鉱山地域での慢性ヒ素中毒症の発生などに至ってようやく深まった。

1）　水俣病

　水俣病は1953（昭和28）年から1960（昭和35）年頃にかけて熊本県の水俣湾沿岸地域で発生した。また1964〜1965（昭和39〜40）年にかけて新潟県阿賀野川流域においても発生した（第2水俣病）。これらは，工場の排水中に含まれていたメチル水銀が食物連鎖を通じて，魚などに濃縮され（生物濃縮），それらをヒトが長期に摂取したことが原因である（図3-1，p.38参照）。運動失調，求心性視野狭窄，言語障害，四肢の感覚障害，聴力障害など（ハンター・ラッセル症候群）を中心とする中枢神経障害が症状の特徴である。また，母親の胎盤を通過したメチル水銀により，生まれた子どもに知能障害や運動機能障害が現れる胎児性水俣病も発生した。行政認定患者は2,265人であるが，裁判認定患者は7,890人，一時金受取未認定患者は1万人余り。さらに潜在患者が2〜3万人いると推定されている（02 くらしの環境と健康，環境衛生 B 食環境・食品衛生と健康 p.66参照）。

2）　イタイイタイ病

　イタイイタイ病は，富山県神通川流域で1955（昭和30）年に，原因不明の全身の骨の痛みを訴える患者が萩野らにより最初に報告されて以来問題となったが，古くは大正初期からそのような症状を示すものがいたといわれている。原因は鉱山からの排水中のカドミウムによる水質汚濁と水田からコメへの汚染であり，これを長期にわたり摂取したことで腎障害，骨軟化症，骨折による激痛を生じたと考えられている（02 くらしの環境と健康，環境衛生 B 食環境・食品衛生と健康 p.66参照）。三井神岡鉱山鉱滓から染み出たカドミウムによる神通川水質汚染とその水を使った水田からの汚染米や水を長年摂取した認定患者は200名，要観察者はその2倍に上った。汚染周辺の地域住民への健康影響として Cd による近位尿細管障害（慢性腎臓病：CKD）も男性5%，女性21%に認められている（青島恵子：日衛誌，67，p.465-463（2012））。

（4）　公害防止対策

　このような状況に対応し，公害対策基本法（1967（昭和42）年），大気汚染防止法，水質汚濁防止法，騒音防止法，農用地の土壌の汚染防止に関する法律，廃棄物の処理および清掃に関する法律，悪臭防止法，振動防止法などが施行された。これらと既存の法律（下水道法，水道法，河川法，建築用地下水の採取の規制に関する法律，工場用水法など）と共に地域環境関連の法的整備が行われた。1969（昭和44）年には，「公害に係わる健康被害の救済に関する特別措置法」により，当面緊急を要する医療費の自己負担分が給付され，1974（昭和49）年には，公害健康被害補償法により被害者の保護，救済が図られた。1993（平成5）年には，公害対策基本法と自然環境保護法を統合し地球環境も視野に入れた環境基本法が制定された（p.39参照）。さらに，2014（平成26）年の改正では，それまで適用を除外されていた放射性物質が水・大気・土壌汚染防止法で扱われることになった。また，化学物質を取扱う事業者には，人の健康や環境への悪影響をもたらさないよ

う化学品の適切な管理義務が課せられている。

G 環境汚染

（1） 大気汚染

　大気汚染とは，大気に有害物質が混入し正常な大気組成が変化することである。汚染物質の98％は硫黄酸化物，窒素酸化物，一酸化炭素，炭化水素，粒子状物質で占められている（表3-8（1））（D物理的・化学的環境要因 p.44参照）。排出源である工場や自動車対策が重要である。

表3-8　大気汚染に係る環境基準

（1）大気汚染に係る環境基準　　　　　　　　　　　　　　　　　　　　　　　　　2009（平成21）年9月改正

物　質	二酸化硫黄（SO_2）	一酸化炭素（CO）	浮遊粒子状物質（SPM）	微小粒子状物質（$PM_{2.5}$）	二酸化窒素（NO_2）	光化学オキシダント（O_X）
環境上の条件	1時間値の1日平均値が0.04ppm以下であり，かつ，1時間値が0.1ppm以下であること	1時間値の1日平均値が10ppm以下であり，かつ，1時間値の8時間平均値が20ppm以下であること	1時間値の1日平均値が0.10mg/m³以下であり，かつ，1時間値が0.20mg/m³以下であること	1年平均値が15μg/m³以下であり，かつ，1日平均値が35μg/m³以下であること	1時間値の1日平均値が0.04ppmから0.06ppmまでのゾーン内またはそれ以下であること	1時間値が0.06ppm以下であること

備考　1．環境基準は，工業専用地域，車道その他一般公衆が通常生活していない地域または場所については，適用しない。
　　　2．浮遊粒子状物質とは，大気中に浮遊する粒子状物質であって，その粒径が10μm以下のものをいう。
　　　3．微小粒子状物質とは，大気中に浮遊する粒子状物質であって，粒径が2.5μmの粒子を50％の割合で分離できる分粒装置を用いて，より粒径の大きい粒子を除去した後に採取される粒子をいう。
　　　4．二酸化窒素については1時間値の1日平均値が0.04ppmから0.06ppmまでのゾーン内にある地域にあっては，原則として，このゾーン内において，現状程度の水準を維持し，またはこれを大きく上回ることとならないよう努めるものとする。
　　　5．光化学オキシダントとは，オゾン，パーオキシアセチルナイトレートその他の光化学反応により生成される酸化性物質（中性ヨウ化カリウム溶液からヨウ素を遊離するものに限り，二酸化窒素を除く）をいう。

（2）有害大気汚染物質に係る環境基準　　　　　　　　　　　　　　　　　　　　　2001（平成13）年4月改正

物　質	ベンゼン	トリクロロエチレン	テトラクロロエチレン	ジクロロメタン
環境上の条件	1年平均値が0.003mg/m³以下であること	1年平均値が0.2mg/m³以下であること	1年平均値が0.2mg/m³以下であること	1年平均値が0.15mg/m³以下であること

備考　1．環境基準は，工業専用地域，車道その他一般公衆が通常生活していない地域または場所については，適用しない。
　　　2．ベンゼン等による大気の汚染に係る環境基準は，継続的に摂取される場合には人の健康を損なう恐れがある物質に係るものであることにかんがみ，将来にわたって人の健康に係る被害が未然に防止されるようにすることを旨として，その維持または早期達成に努めるものとする。

1） 硫黄酸化物

　硫黄酸化物（**SOx**）の93～99％は二酸化硫黄である。化石燃料に含まれている硫黄が燃焼により酸化されてできる。水に溶けやすく吸入されると，主に上気道に吸着し気管支，喉頭，鼻粘膜を刺激し慢性気管支炎や喘息を起こす。主な排出汚染源は工場や火力発電所である。燃料や排煙の脱硫黄化対策が行われ汚染度は減少している。

2） 窒素酸化物

　窒素酸化物（**NOx**）は，主に一酸化窒素，二酸化窒素からなり，一酸化窒素は大気中ですぐに酸化され二酸化窒素になりやすく，空気中の窒素が有機物の高温燃焼により酸化されて生じる。硫黄酸化物に比べ水に溶けにくいが，太陽光中の紫外線により光化学反応を起こす。眼・鼻の粘

膜を刺激し，高濃度では**気道炎症**を起こす。発生源は自動車の排ガスが主である。

3）　一酸化炭素：CO

一酸化炭素は，空気中成分としてはごく微量であるが，不完全燃焼などにより空気中濃度が高くなると血中ヘモグロビンと結合して酸素の組織への供給が阻害され中毒を起こす。息切れ，頭痛，めまい，悪心などの症状が現れ，0.5％以上になると死亡する。自動車の排ガスに多く含まれているが，近年は減少している。

4）　粒子状物質

粒子状物質とは，物質の燃焼，粉砕，自然現象により生じる微粒子で，工場，事業所，自動車が主な発生源である。直径100μm 以上を粗大粒子，10～100μm を降下ばいじん，10μm 以下を**浮遊粒子状物質（SPM）**という。SPM のなかでも粒径が小さい**微小粒子状物質（PM2.5**，粒径が2.5μm 程度より小さいもの）の健康影響が懸念され，平成21年9月に環境基準が設定された。浮遊形態によりヒューム（金属を融解したとき，ガス状態から濃縮してできた直径0.1μm 以下の固形微粒子），ミスト（溶液がガス体になっている状態），粉じん（粉砕，破砕，衝撃などによってできる直径0.1～25μm の固形物），煙（不完全燃焼時に出る0.1μm 以下のスス），蒸気（固体または液体から出るガス状の物質）などとよぶ。これらの粒子状物質は**スモッグ**の原因となる。また，硫黄酸化物や窒素酸化物のミスト形成の核になる。以前，車のスパイクタイヤによる**アスファルト粉じん**も，慢性気管支炎，喘息，肺がんなどの原因となり問題となった。スパイクタイヤに代わるスタッドレスタイヤは磨耗しやすくさらに微細な粉じんの発生が懸念されている。

ディーゼル車による排気微粒子（DEP）は発がん性や喘息・花粉症などの**アレルギー疾患**との関連が注目されている。また，2005（平成17）年に，**アスベスト粉じん**（吹きつけ建造物の解体など）によって，建設従事者やその家族などに中皮腫，肺がんなどが発生し，多くの死亡例が報告され社会問題となった（第8章 06 産業保健－働く人々の保健 A 労働健康 p.218参照）。

5）　光化学オキシダント

光化学オキシダントとは，二酸化窒素や炭化水素を原料として光化学反応（太陽エネルギー）により生成されるオゾンやパーオキシアシルナイトレイト（PAN）などのオキシダントやアルデヒド類などの酸化性物質を総称している。低濃度で，喉など呼吸器の上気道粘膜や眼結膜を刺激するほか，植物などにも被害を及ぼす。

6）　その他の有害大気汚染物質

ベンゼンなどの有機揮発性物質，フロンガスやダイオキシン類などの大気中への放出が問題となっている（表3-8(2) p.53，表3-12 p.59参照）。

（2）　水質汚濁

水質汚濁とは生活排水，鉱山廃水などが環境水域に流入することにより人為的に生じる汚染をいう。自然のなかで行われる沈殿，拡散，吸着，酸化分解，微生物による固定，分解などの自浄作用を越える汚染が問題となる。産業廃水や農薬中の有害物質（重金属，シアン化物，有機塩素系物質，有機リン系物質，有機溶剤など），肥料，生活排水中の有機物は，①直接あるいは魚介類，農作物などを介した食物連鎖により人の健康に障害をもたらし，②土壌汚染や水質の**富栄養化**によって赤潮，青潮などを引き起こし，農漁業生産に被害を与え，③安全な飲料水源を減少させ，④水中酸素を減少させ，嫌気性微生物が増え，メタンガスなどを発生させて悪臭の原因となり，⑤病原微生物を含むし尿の流入は**水系伝染病**を引き起こすおそれがある。

特に湖沼，内湾などの閉鎖水域では被害が大きくなるため，濃度規制だけでは限界があり総量規制がかけられるようになった。健康に係る有害物質についての排水基準(環境基準とほぼ同じ項目で設定基準は10倍)および生活環境に関わる排水基準には，違反事業者への罰則規定がある。また，維持が望ましい目標として，水質汚濁に係る環境基準がある(表3-9)。

1) 生活排水

家庭から排出される生活排水は洗剤，リン，窒素など有機物に富み，富栄養化による湖沼，内湾などの汚染原因にもなっている。下水道普及率が低いこと，し尿浄化槽の整備が不十分であること，人口および産業集中地域における汚濁悪化が進んでいることなどがその原因として挙げられる。有機物の流入を図る指標である生物化学的酸素要求量(BOD)，化学的酸素要求量(COD)などの生活環境項目で環境基準に達していない水域が多く残っている。BOD は水中に存在する有機物が生物化学的に酸化されるために消費する酸素量で，汚染中有機物質量を示す指標である。COD は水中に存在する非酸化物質量を知るため強力な酸化剤を用いて(100℃，30分間，過マンガン酸カリウム処理など)処理し，消費される酸化剤量から値を求める。一般に BOD と同じ傾向を示すが，無機還元物質を含む産業廃棄物などでは COD は高いが BOD は低い結果を示す。

2) 産業廃水

工場，事業所から出される産業廃水は，カドミウムなどのヒトの健康にとって有害な物質の排出源である。廃水中の物質や物理，化学的性状は様々で，技術的処理が困難な場合が多い。

一般的には，①水質が下水と大差なく高濃度の廃水は希釈し公共下水道へ(BOD，5 ppm 以下)，②有機物を多く含む廃水は活性汚泥処理など，③無機物を含む廃水は沈殿処理，④高温廃水は冷却・希釈処理，⑤酸性・アルカリ性または有毒廃水は化学的処理など，適切な方法で有害物質を除去したり濃度を低くして排水する。近年日本では排水規制の強化により環境基準の健康項目は，ほとんど達成されている。

3) 鉱山廃水

鉱山保安法によりシアン，アルキル水銀，総水銀，カドミウム，鉛，クロム(6価)，ヒ素，水素イオン濃度については，排出基準とほぼ同じであるが，総水銀(0.01 mg/L)，鉛(1 mg/L)，砒素(0.5 mg/L)は高く設定されている。操業停止後も公害を発生するので，その対策も立てられている。

表3-9　水質汚濁に係る環境基準

(1)人の健康の保護に関する環境基準(公共用水域)　　　　　　　　　　　　　　2022(令和4)年3月

項　　目	基準値	項　　目	基準値	項　　目	基準値
カドミウム	0.003 mg/L 以下	四塩化炭素	0.002 mg/L 以下	チウラム	0.006 mg/L 以下
全 シ ア ン	検出されないこと	1,2-ジクロロエタン	0.004 mg/L 以下	シマジン	0.003 mg/L 以下
鉛	0.01 mg/L 以下	1,1-ジクロロエチレン	0.1 mg/L 以下	チオベンカルブ	0.02 mg/L 以下
六価クロム	0.02 mg/L 以下	シス-1,2-ジクロロエ		ベンゼン	0.01 mg/L 以下
砒　　　素	0.01 mg/L 以下	チレン	0.04 mg/L 以下	セレン	0.01 mg/L 以下
総 水 銀	0.0005 mg/L 以下	1,1,1-トリクロロエタン	1mg/L 以下	硝酸性窒素及び	
アルキル水銀	検出されないこと	1,1,2-トリクロロエタン	0.006 mg/L 以下	亜硝酸性窒素	10 mg/L 以下
PCB	検出されないこと	トリクロロエチレン	0.01 mg/L 以下	フッ素	0.8 mg/L 以下
ジクロロメタン	0.02 mg/L 以下	テトラクロロエチレン	0.01 mg/L 以下	ホウ素	1 mg/L 以下
		1,3-ジクロロプロペン	0.002 mg/L 以下	1,4-ジオキサン	0.05 mg/L 以下

備考　1．基準値は年間平均値とする。ただし，全シアンに係る基準値については最高値とする。
　　　2．「検出されないこと」とは，定められた方法により測定した場合において，その結果が当該方法の定量限界を下回ることをいう。
　　　3．海域については，フッ素およびホウ素の基準値は適用しない。

（2）生活環境の保全に関する環境基準（公共用水域）

　　①河川（湖沼を除く）　　　注〕　②湖沼および③海域についてもそれぞれ環境基準が設定されている。
　　　　　　　　　　　　　　　　　　（環境省ホームページ：水質汚濁に係る環境基準，www.env.go.jp/kijun/mizu.html）

ア

類型	利用目的の適応性	基　準　値					該当水域
		水素イオン濃度(pH)	生物化学的酸素要求量(BOD)	浮遊物質量(SS)	溶存酸素量(DO)	大腸菌数(90%水質値)	
AA	水道1級，自然環境保全及びA以下の欄に掲げるもの	6.5以上8.5以下	1mg/L以下	25mg/L以下	7.5mg/L以上	20CFU/100mL以下	別に環境大臣または都道府県知事が水域類型ごとに指定する水域
A	水道2級，水産1級，水浴及びB以下の欄に掲げるもの	6.5以上8.5以下	2mg/L以下	25mg/L以下	7.5mg/L以上	300CFU/100mL以下	
B	水道3級，水産2級及びC以下の欄に掲げるもの	6.5以上8.5以下	3mg/L以下	25mg/L以下	5mg/L以上	1,000CFU/100mL以下	
C	水産3級，工業用水1級及びD以下の欄に掲げるもの	6.5以上8.5以下	5mg/L以下	50mg/L以下	5mg/L以上	－	
D	工業用水2級，農業用水及びEの欄に掲げるもの	6.0以上8.5以下	8mg/L以下	100mg/L以下	2mg/L以上	－	
E	工業用水3級，環境保全	6.0以上8.5以下	10mg/L以下	ごみ等の浮遊が認められないこと	2mg/L以上	－	

備考　1.　基準値は，日間平均値とする（湖沼，海域もこれに準ずる）。
　　　2.　農業用利水点については，水素イオン濃度6.0以上7.5以下，溶存酸素量5mg/L以上とする（湖沼もこれに準ずる）。
注〕　CFU：コロニー形成単位

イ

類型	水生生物の生息状況の適応性	基準値			該当水域
		全亜鉛	ノニルフェノール	直鎖アルキルベンゼンスルホン酸及びその塩	
生物A	イワナ・サケマス等比較的低温域を好む水生生物及びこれらの餌生物が生息する水域	0.03mg/L以下	0.001mg/L以下	0.03mg/L以下	別に環境大臣または都道府県知事が水域類型ごとに指定する水域
生物特A	生物Aの水域のうち，生物Aの欄に掲げる水生生物の産卵場（繁殖場）又は幼稚仔の生育場として特に保全が必要な水域	0.03mg/L以下	0.0006mg/L以下	0.02mg/L以下	
生物B	コイ・フナ等比較的高温域を好む水生生物及びこれらの餌生物が生息する水域	0.03mg/L以下	0.002mg/L以下	0.05mg/L以下	
生物特B	生物A又は生物Bの水域のうち，生物Bの欄に掲げる水生生物の産卵場（繁殖場）又は幼稚仔の生育場として特に保全が必要な水域	0.03mg/L以下	0.002mg/L以下	0.04mg/L以下	

備考　1.　基準値は，年間平均値とする（湖沼，海域もこれに準ずる）。

（3）　土壌汚染

　土壌汚染は生活廃棄物，産業廃棄物，農薬散布，大気汚染物質の沈着，廃水中の汚濁物質の蓄積などにより起こる。土壌汚染への対策は環境省により2002（平成14）年5月**土壌汚染対策法**が制定され，調査・除去措置などが行われるようになった。特に問題となるのは，農用地の汚染である。**カドミウム**汚染土壌でつくられた農産物の摂取によりイタイイタイ病が発生した。現在農用地の土壌汚染特定有害物質として残留性・生体毒性の高い**カドミウム**，銅，**ヒ素**が指定され，1970（昭和45）年制定の農用地の土壌の汚染防止などに関する法律によって基準値が設けられている。汚染地域には客土などの対策が行われているが，まだ完了していない。その他の重金属類，PCB，ダイオキシン，地下水汚染が憂慮されているクロロエチレン類などにも，土壌の汚染に関わる環境基準が定められている。近年，**ゴルフ場の除草剤**による土壌汚染，地下水汚染も問題となっている（表3-10）。

表3-10　土壌の汚染に係る環境基準

1991(平成3)年告示，2018(平成30)年改正

項　　　目	環境上の条件	項　　　目	環境上の条件
カドミウム	検液1Lにつき0.01mg以下であり，かつ，農用地においては，米1kgにつき1mg未満	クロロエチレン	検液1Lにつき0.002mg以下
全シアン	検液中に検出されない	1,2-ジクロロエタン	検液1Lにつき0.004mg以下
有機燐(リン)	検液中に検出されない	1,1-ジクロロエチレン	検液1Lにつき0.1mg以下
鉛	検液1Lにつき0.01mg以下	1,2-ジクロロエチレン	検液1Lにつき0.04mg以下
六価クロム	検液1Lにつき0.05mg以下	1,1,1-トリクロロエタン	検液1Lにつき1mg以下
砒(ヒ)素	検液1Lにつき0.01mg以下であり，かつ，農用地(田に限る)においては，土壌1kgにつき15mg未満	1,1,2-トリクロロエタン	検液1Lにつき0.006mg以下
		トリクロロエチレン	検液1Lにつき0.03mg以下
		テトラクロロエチレン	検液1Lにつき0.01mg以下
		1,3-ジクロロプロペン	検液1Lにつき0.002mg以下
総水銀	検液1Lにつき0.0005mg以下	チウラム	検液1Lにつき0.006mg以下
アルキル水銀	検液中に検出されないこと	シマジン	検液1Lにつき0.003mg以下
PCB	検液中に検出されないこと	チオベンカルブ	検液1Lにつき0.02mg以下
銅	農用地(田に限る)において，土壌1kgにつき125mg未満である	ベンゼン	検液1Lにつき0.01mg以下
		セレン	検液1Lにつき0.01mg以下
ジクロロメタン	検液1Lにつき0.02mg以下	ふっ素	検液1Lにつき0.8mg以下
四塩化炭素	検液1Lにつき0.002mg以下	ほう素	検液1Lにつき1mg以下
		1,4-ジオキサン	検液1Lにつき0.05mg以下

備考　有機燐(リン)とは，パラチオン，メチルパラチオン，メチルジメトン及びEPNをいう。

（4）　地盤沈下

　地盤沈下は用水型工場による地下水汲み上げ，ビルなどの集中立地と冷房用水などの汲み上げ量の増大によって起きている。また，天然ガスや鉱石の大量採取，採掘によって起きる。地盤沈下により住居の傾き，亀裂など建造物への被害，生活環境が悪化するとともに，港湾施設や農地への被害，大雨や高潮時の浸水の恐れもある。地盤沈下後の回復は困難である。工業用水法，建築物地下水採取規制法による排水規制対策がとられている。

（5）　騒音，振動，悪臭

　騒音*の苦情は，公害に関する苦情のなかで最も多い(図3-7)。発生源としては工場・事業所，建設作業，深夜営業などである。交通騒音問題では，今後も幹線道路沿線での自動車による騒音が増加すると考えられ，交通量の規制，道路構造の改善，交通対策，沿道対策などが検討されている。航空機騒音はジェット機の増加により

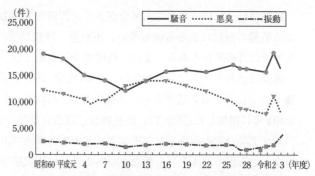

図3-7　騒音・振動・悪臭に関わる苦情件数の推移
（昭和60年度～令和3年度）

資料：総務省，「公害苦情調査」より作成

いくつかの国際空港付近の住民により訴訟も起こっている(表3-11)。騒音による被害は，日常会話困難，注意力・作業能力の低下，聴力損失，血圧上昇，発汗増加，胃液分泌減少，頭重感，頭痛，疲労感，食欲不振，睡眠障害など広範である。

＊**騒　音**　30デシベル(dB)以下は，ささやき声程度の静かと感じるレベル。日常生活で望ましい範囲である。50 dB は，エアコンの室外機や静かな事務室などの普通と感じられるレベル。60 dB を超えるとうるさいと感じる。70 dB は掃除機や騒々しい街頭などの騒音レベル。80 dB を超えると，きわめてうるさいと感じる地下鉄車内やピアノ音に相当する。100 dB は，電車が通る時のガード下，自動車のクラクションなどの騒音レベルである。

表3-11　騒音に係る環境基準

（1）道路に画する地域以外の地域

2012(平成24)年4月改正

地域の類型	基　準　値	
	昼　間	夜　間
AA	50デシベル以下	40デシベル以下
A及びB	55デシベル以下	45デシベル以下
C	60デシベル以下	50デシベル以下

• 地域の類型
AA: 療養施設，社会福祉施設等が集合して設置される
　　地域など特に静穏を要する地域
A: 専ら住居の用に供される地域
B: 主として住居の用に供される地域
C: 相当数の住居と併せて商業，工業等の用に供され
　　る地域
• 時間の区分
昼間：午前6時から午後10時まで
夜間：午後10時から翌日の午前6時まで
dB：デシベル

（2）道路に面する地域

2012(平成24)年4月改正

地域の区分	基　準　値	
	昼　間	夜　置
A地域のうち2車線以上の車線を有する道路に画する地域	60デシベル以下	55デシベル以下
B地域のうち2車線以上の車線を有する道路に画する地域及びC地域のうち車線を有する道路に画する地域	65デシベル以下	60デシベル以下

この場合において，幹線交通を担う道路に近接する空間については，上記にかかわらず，特例として次表の基準値の欄に掲げる通りとする。

基　準　値	
昼　間	夜　間
70デシベル以下	65デシベル以下

備考　個別の住居等において騒音の影響を受けやすい面の窓を主として閉めた生活が営まれていると認められるときは，屋内へ透過する騒音に係る基準(昼間にあっては45デシベル以下，夜間にあっては40デシベル以下)によることができる。

（3）航空機

2009(平成19)年12月施行

地域の類型	基準値(単位 WECPNL)
Ⅰ	57デシベル以下
Ⅱ	62デシベル以下

注〕Ⅰをあてはめる地域は，主として住居の用に供される地域とし，Ⅱを当てはめる地域はⅠ以外の地域であって通常の生活を保全する必要がある地域とすること。

（4）新幹線鉄道

2000(平成12)年12月改正

地域の類型	基　準　値
Ⅰ	70デシベル以下
Ⅱ	75デシベル以下

注〕Ⅰをあてはめる地域は，主として住居の用に供される地域とし，Ⅱを当てはめる地域は商工業の用に供される地域などⅠ以外の地域であって通常の生活を保全する必要がある地域とすること。

　振動は騒音に伴って生じる場合が多く，苦情発生源も建設現場が最も多い。また，交通機関による地盤の振動による苦情も多い。不快感，睡眠妨害，吐き気，めまい，消化器・循環器障害，女性では月経障害もある。また，低周波空気振動では，不快感，喉の圧迫感，睡眠妨害がある。
　悪臭は騒音とともに苦情が多い。工場(化学工場，食品製造工場など)，畜産農業，サービス業，個人住宅に対する苦情が多い。苦情件数は，2000(平成12年)度をピークとして減少していたが，令和2年に増加した(図3-7)。悪臭物質には畜産農業，ごみ，し尿・下水処理場，食品製造工場，パルプ工場などから出るアンモニア，メチルメルカプタン，硫化水素，酪酸やスチレン，塗装工場などから出るアルデヒド類などがある。特に不快感を与える物質については，特定悪臭物質として悪臭防止法に排出規制基準，規制地域が定められ，敷地境界線上の規制基準として，臭気強度＊2.5～3.5に対応する特定悪臭物質の濃度または臭気強度2.5～3.5に対応する**臭気指数**＊(10～21)で規制されているが，複数の物質からくる複合臭は単一物質臭より強いため，悪臭指定物質以外への苦情も多い。

＊**臭気強度**　臭気強度は，においの強さの感覚として6段階(0：無臭～5：強烈なにおい)で数値化したものである。
＊**臭気指数**　臭気の強さを示す数値で，においのついた空気や水をにおいが感じられなくなるまで，無臭空気(水の場合は無臭の水)で薄めたときの希釈倍数から算出した数値

H　化学物質による汚染

（1）　化学物質管理と対応

1）　化学物質の審査及び製造等の規制に関する法律（化学物質審査規制法：化審法）

　人の健康を損なう，または動植物の生息・生育に支障を及ぼすおそれのある化学物質による環境の汚染を防止するために，化審法（1974年施行）に基づき，新規化学物質の届出，有害情報の報告，特定物質の規制などが行われている。化学物質の性状等（分解性，蓄積性，毒性，環境中での残留状況）に応じて「第一種特定化学物質」，「第二種特定化学物質」，「監視化学物質」などへの指定が行われ，製造・輸入数量の把握，有害性調査指示，製造・輸入許可，使用制限等が行われている。

2）　特定化学物質の環境への排出量の把握等及び管理の改善の促進に関する法律（化管法）

　化学物質を取り扱う事業者は，人の健康や環境への悪影響をもたらさないよう化学品を適切に管理する社会的責任があり，化学物質排出把握管理促進法（化管法）に基づく PRTR（Pollutant Release and Transfer：化学物質排出移動量届出）制度や SDS（Safety Data Sheet：安全データシート）制度などによる毒性化学物質の規制が2001（平成13）年4月から実地されている。

　PRTR 制度とは，人の健康や生態系に有害な恐れのある化学物質が，事業所から環境（大気，水，土壌）へ排出される量および廃棄物に含まれて事業所外へ移動する量を，事業者が自ら把握し国に届け出をし，国は届出データや推計に基づき，排出量・移動量を集計・公表する制度である。

　化管法 SDS 制度とは，事業者による化学物質の適切な管理の改善を促進するため，化管法で指定された「化学物質またはそれを含有する製品」（以下，「化学品」）を他の事業者に譲渡または提供する際に，安全データシート（SDS）により，その化学品の特性および取り扱いに関する情報を事前に提供することを義務づけるとともに，ラベルによる表示を行う制度である。

3）　化学品の分類及び表示に関する世界調和システム（GHS）

　化学品の分類・表示方法の国際標準として GHS（Globally Harmonized System of Classification and Labelling of Chemicals）があり，化管法 SDS も GHS に基づいている。

（2）　ダイオキシン類，内分泌かく乱物質（環境ホルモン）

1）　ダイオキシン類

　ダイオキシン類対策特別措置法の規定に基づき，大気汚染，水質汚濁（水底の底質汚染を含む）および土壌汚染につき，人の健康を保護するうえで望ましい環境基準が設定されている（表3-12）。

表3-12　ダイオキシン類による大気の汚染，水質の汚濁（水底の底質汚染を含む）及び土壌の汚染に係る環境基準　　　　1999（平成11）年12月施行 2009年3月改正

	大　気	水　質 （水底の底質を除く）	水底の底質	土　壌
基準値	0.6 pg - TEQ / m³ 以下	1 pg - TEQ / l 以下	150 pg - TEQ / g 以下	1,000 pg - TEQ / g 以下

備考　1．基準値は，2,3,7,8-四塩化ジベンゾ-パラ-ジオキシンの毒性に換算した値とする。
　　　2．大気及び水質の基準値は，年間平均値とする。
　　　3．土壌にあっては，環境基準が達成されている場合であって，土壌中のダイオキシン類の量が250 pg - TEQ / g 以上の場合には，必要な調査を実施することとする。

　「ダイオキシン類」とは，次に掲げるものをいう。①ポリ塩化ジベンゾフラン（PCDF），②ポリ塩化ジベンゾ-パラ-ジオキシン（PCDD），③ダイオキシン様ポリ塩化ビフェニル（DL - PCB，

PCB のうちダイオキシン類特有の毒性をみせるもの，一般の PCB より毒性が高いコプラナー
PCB ともいう）。

2）　内分泌かく乱物質*

　1960 年代以降，世界各地の野生生物で，環境中物質がホルモン様のはたらきをして生体の，
内分泌系をかく乱することが観察され，野生生物やヒトの生殖機能などへの影響も疑われるよう
になった。合成ホルモン剤，DDT などの有機塩素系殺虫剤，PCB やダイオキシン類，合成洗剤
や殺虫剤中アルキルフェノール類，フタル酸エステル類（ポリ塩化ビニル等の可塑剤），トリブチ
ルスズ（漁網や船底塗布剤），植物性エストロゲンなどがそれである。日本では，1998（平成 10）
年に環境省（当時は環境庁）が，「環境ホルモン戦略計画 SPEED'98」を策定。未解明な点もあり，
「EXTEND 2005」さらに「EXTEND 2010」を経て 2016（平成 28）年からは，「化学物質の内分泌かく
乱作用に関する今後の対応-EXTEND 2016-」に基づき，① 作用・影響の評価および試験法の
開発，② 環境中濃度の実態把握およびばく露の評価，③ リスク評価およびリスク管理，④ 化学
物質の内分泌かく乱作用に関する知見収集，⑤ 国際協力および情報発信の推進，などが継続し
て進められている。

*内分泌かく乱物質（環境ホルモン）　国際化学物質安全性計画（IPCS）の定義では「内分泌系の機能を変化させるこ
　とにより，健全な生物個体やその子孫，あるいは集団（またはその一部）の健康に有害な影響を及ぼす外因性化
　学物質または混合物」

（3）　化学物質をめぐる国際情勢

1）　残留性有機汚染物質に関するストックホルム条約（ストックホルム条約：POPs 条約）

　PCB，DDT などの残留性有機汚染物質（Persistent Organic Pollutants：POPs）は，環境中での
残留性（難分解性），人や生物への毒性が高く，長距離移動性が懸念される。また，食物連鎖によ
る生物濃縮によって高次の捕食者に高濃度で蓄積する可能性がある。これにより野生生物におけ
る生殖器の異常や奇形の発生はもとより，ヒトへの影響も懸念されている。ストックホルム条約
は，2004（平成 16）年に発効した。POPs からひとの健康及び環境を保護することを目的とした条約
である。条約の主な内容は① PCB 等 18 物質の製造・使用・輸入の禁止，② DDT 等 2 物質の製
造・使用・輸入の制限，③ 非意図的に生成されるダイオキシンなどの 4 物質の削減，さらにこれ
らの物質を含む廃棄物等の適正処理を定めている。

2）　ロッテルダム条約（PIC 条約）（特定有害化学物質および駆除剤についての条約）

　1998（平成 10）年に採択され，正式名称を「国際貿易の対象となる特定の有害な化学物質および
駆除剤についての事前のかつ情報に基づく同意の手続に関するロッテルダム条約」という。先進
国においては，すでに禁止もしくは厳しい規制が課されているような有害化学物質や農薬が，
化学物質の有害性に関する情報を入手し難い開発途上国などへと輸出されることで健康被害や環
境汚染が発生することを防ぐための国際条約である。人の健康および環境を潜在的な害から保護
し並びに当該化学物質の環境上適正な使用に寄与するために，当該化学物質の国際貿易における
締約国間の共同の責任および共同の努力を促進することを目的として策定された。

3）　水銀に関する水俣条約（水俣条約）

　水俣条約はヒトの健康と環境に及ぼす水銀のリスクを低減するため，水銀の採掘から貿易，使
用，排出，放出，廃棄などにいたるライフサイクル全般についての包括的規制を定めた国際条約
である（2017 年発効）。水俣病を教訓に，同様の公害再発防止のため国際的に水銀を管理する。

この条約により，水銀を使った製品(電池，血圧計，照明器具など)の製造禁止，途上国での金採掘に伴う水銀使用の禁止，および輸出入が規制されている。しかし，先進国では使用量が減っているが，発展途上国では引き続き利用されており，ヒトや野生生物への健康影響リスクも高い。

02 くらしの環境と健康，環境衛生

　衣食住は，人びとの健康で文化的な生活を確保するために，不可欠である。ヒトは周囲に自らの生存に適した環境を一時的につくりだし，外部環境を大規模に改変することで，本来の物理化学的環境条件が生存に適していない居住場所にまで住むことができるようになった。

　衣食住のうち，衣と住は，「ヒトが周囲につくりだした自らの生存に適した環境」だといえ，環境をコントロールすることで快適に暮らすことを可能にしたといえる。

A 衣服環境と健康

　衣食住のうちの衣は，ヒトが社会的・文化的生活を営むうえで重要な役割を担っている。衣服は，衛生面では，衣服下の気候をヒトにとって快適な状態に保ち，汗や皮脂を吸着して皮膚の清潔維持に役立つ。また，機械的外力や紫外線や昆虫などの有害作用から身体を守る保護作用ももち，人体にとっては，有害でないことが重要である。また，衣服は，ファッションを楽しむことや社会的な状態を示す機能ももっている。

（1）　衣服気候

　衣服気候とは，外界の温度や湿度などの気候とは異なり，衣服を着用したときの衣服と身体幹部皮膚の空間にできる気候のことをいう。人体は環境の温度変化によって，暑い場合には発汗により放熱し，寒い場合には体内の熱源を燃焼して体温を維持する。しかし人体は，体温と外気温との差が10℃以上(つまり外気温が25〜26℃以下)になると，生理機能だけでは順応できなくなるので，衣服を着なければならない。この衣服気候を快適な条件とすることが衣服着用の目的の一つといえる。衣服気候が快適であると感じる温度・湿度・気流の範囲は，それほど広くはなく，快適な衣服気候とは，温度32 ± 1℃，湿度50 ± 10%，気流25 ±15cm/s といわれている。
快適な衣服気候の範囲から外れると，以下のようなムレ感，暑熱感，冷え感を感じる。

　ムレ感：衣服内の温度・湿度が急上昇すると感じる。
　暑熱感：衣服内の温度・湿度が高いとき感じる。
　冷え感：運動後の衣服表面温度の低下が多いと冷え感を感じる。

（2）　衣服の衛生学

　衣服着用の目的は，①体温の調節，②日光，熱，虫害，外傷などからの身体の保護，③汗などからの身体の汚染を防ぎ，身体を清潔に保つなどである。衛生学的な目的を達成するために衣服材料は，次のような性質が要求される。①比重，②含気性，③保湿性，④吸湿性，⑤通気性，⑥帯電性などが主な性質として挙げられる。

（3）　衣服・衣料用繊維の性質

衣服用繊維の性質として以下のような項目が考慮されなくてはならない。
　①　繊維の吸湿吸水性，放湿性，通気性，帯電性，織り方の組み合わせにより，衣服下の気候がどのような状態になるかは違ってくる。

② 有機物に対する吸着性，吸湿吸水性，放湿性，通気性がよい繊維は，皮膚から汗や皮脂を
除去する効果をもつ。

③ 汚染物が付着しにくく，かつ透過しにくい繊維は，外部からの汚染を防ぐ。

④ 織り方が粗い布や有機物が付着した布，帯電性の大きい布には，汚染物が付着しやすい。

表3-13　繊維製品関連家庭用品の規制基準概要（10物質）

化学物質名	対象繊維製品	基　準	用　途	毒　性
アゾ化合物（化学的変化により容易に24種の特定芳香族アミンを生成するものに限る）	①アゾ化合物を含有する染料が使用されている繊維製品のうち 　下着，中衣，外衣，帽子，寝具，床敷物，タオル，バスマットなど ②アゾ化合物を含有する染料が使用されている革製品（毛皮製品を含む）のうち 　下着，手袋，中衣，外衣，帽子，床敷物	所定の試験法で，それぞれの特定芳香族アミンの検出量が30 ppm 以下（試料1 g 当たり30 μg 以下）（ガスクロマトグラフ質量分析法）	染料	発がん性（24種の特定芳香族アミン）
トリフェニルスズ化合物	繊維製品（おしめ，おしめカバー，よだれかけ，下着，衛生バンド，衛生パンツ，手袋，靴下），家庭用接着剤，家庭用塗料，家庭用ワックス，くつ墨およびくつクリームなど	スズとして1 ppm 以下（試料1 g 当たり1.0 μg 以下）	防菌・防カビ剤	皮膚刺激性，経皮・経口急性毒性
トリブチルスズ化合物	繊維製品（おしめ，おしめカバー，よだれかけ，下着，衛生バンド，衛生パンツ，手袋，靴下），家庭用接着剤，家庭用塗料，家庭用ワックスくつ墨およびくつクリームなど	スズとして1 ppm 以下（試料1 g 当たり1.0 μg 以下）	防菌・防カビ剤	皮膚刺激性，経皮・経口急性毒性
有機水銀化合物	繊維製品（おしめ，おしめカバー，よだれ掛け，下着，衛生バンド，衛生パンツ，手袋，靴下），家庭用接着剤，家庭用塗料，家庭用ワックスくつ墨およびくつクリームなど	検出せず（バックグラウンド値としての1 ppmを超えてはいけない）	防菌・防カビ剤	中枢神経障害，皮膚障害
4, 6-ジクロル-7-(2, 4, 5-トリクロルフェノキシ)-2-トリフルオルメチルベンズイミダゾール（DTTB）	繊維製品（おしめカバー，下着，寝衣，手袋，靴下，中衣，外衣，帽子，寝具及び床敷物），家庭用毛糸	30 ppm 以下（試料1 g 当たり30 μg 以下）	防虫加工剤	経皮・経口急性毒性，肝障害，生殖器障害
ヘキサクロルエポキシオクタヒドロエンドエキソジメタノナフタリン〔ディルドリン〕	繊維製品（おしめカバー，下着，寝衣，手袋，靴下，中衣，外衣，帽子，寝具床敷物），家庭用毛糸	30 ppm 以下（試料1 g 当たり30 μg 以下）	防虫加工剤	肝機能障害，中枢神経障害
トリス(1-アジリジニル)ホスフィンオキシド（APO）	繊維製品（寝衣，寝具，カーテン，床敷物）	所定の試験法で検出せず	防炎加工剤	経皮・経口急性毒性，造血機能障害，生殖機能障害
トリス(2, 3-ジブロムプロピル)ホスフェイト（TDBPP）	繊維製品（寝衣，寝具，カーテン，床敷物）	所定の試験法で検出せず	防炎加工剤	発がん性
ビス(2, 3-ジブロムプロピル)ホスフェイト化合物	繊維製品（寝衣，寝具，カーテン，床敷物）	所定の試験法で検出せず	防炎加工剤	発がん性
ホルムアルデヒド	1)繊維製品（おしめ，おしめカバー，よだれ掛け，下着，寝衣，手袋，靴下，中衣，外衣，帽子，寝具）であって生後24ヶ月以下の乳幼児用のもの 2)繊維製品（下着，寝衣，手袋，靴下，たび） 3)かつら，つけまつげ，つけひげ，靴下止めに使用される接着剤	1) 所定の試験法で吸光度差が0.05以下又は16 ppm 以下（試料1 g 当たり16 μg 以下） 2, 3) 75 ppm 以下（試料1 g 当たり75 μg 以下）	樹脂加工剤（防縮，防しわ等）	粘膜刺激，皮膚アレルギー

資料：(財)厚生労働協会，「国民衛生の動向」2023/2024，第7編生活環境第3章化学物質の安全対策の動向
　　　表1「有害物質を含有する家庭用品の規制基準概要」を一部改変

（4） 化学物質による加工

　衣料用繊維の大部分には防縮，防虫，防菌，防カビ，染色などの加工がなされている。防縮加工の過程ではホルムアルデヒドが使われが，発がん性があるため「有害物質を含有する家庭用品の規制に関する法律」（1973年制定，1974年施行：**家庭用品規制法**）において，ホルムアルデヒドなどの20化学物質が指定され，基準が定められている。そのうち，衣料品に関わり，直接肌に触れる繊維製品に該当するものは10物質である（表3-13）。抗菌防臭加工については，繊維製品新機能評価協議会（JAFET）などの活動を通して，業界が自主的にガイドラインを設けている。

（5） 繊維製品の表示

　「家庭用品品質表示法（昭和37年制定）」の対象となる繊維製品が日本国内において販売される場合は国内生産品，輸入品を問わず家庭用品品質表示法他繊維製品品質表示規程などの規定に基づいた表示が義務づけられている。また，「家庭用品品質表示法」に基づく**繊維製品表示規程**の改正（平成28年）により衣類などの洗濯表示が変更された。　　　　　　　　　　　　（亀尾聡美）

B　食環境・食品衛生と健康

（1） 食品衛生の概念と定義

　食品衛生は，食品に起因する危害から人々を守る技術的・制度的な取り組みであり，衛生の一分野でもある。食品衛生の科学的バックボーンをなしているのが食品衛生学である。

　食品衛生の制度的な裏づけとなっている法律「**食品衛生法**」では，食品衛生の定義として第4条で次のように述べている。

　「**食品衛生とは，食品，添加物，器具及び容器包装を対象とする飲食に関する衛生をいう**」。つまり，この法律で規制対象となる“食品”としては，医薬品や医薬部外品を除いた“すべての飲食物”ということになる。このなかには，食器，割ぼう具，容器，包装，乳児用おもちゃ（乳児が口に入れるおそれがあるため）も含まれている（第2章 **01** 保健・医療・福祉における行政の仕組みと法規 B 法規の定義と内容 p.26参照）。

　一方，国際的には，**WHO**（世界保健機構）の環境衛生専門家委員会（Expert Committee on Environmental Sanitation）が食品衛生の定義として「Food hygiene means all measures necessary for ensuring the safety　wholesomeness and soundness of food at all stages from its growth　production or manufacture until its final consumption.（1956）」としている。つまり，「**食品衛生とは，栽培**（または養殖），**生産，製造から最終消費にいたるまでの全過程における食品の安全性，完全性，健全性を確保するために必要なすべての手段，方法をいうものである**」（1956年）と，さらに幅広く捉えている。

　食品衛生の領域は，自然科学に関する学問分野のほかに，人びとの行動に影響を及ぼす制度や法規制など社会制度全般にまで広く及んでいる。

　食品衛生上のリスクを把握するために，オランダ国立公衆衛生環境研究所では**障害調整生存年数**（Disability Adjusted Life Years：**DALYs**）という指標を用いている。同所の報告によれば，オランダで最もリスク要因として問題となるのは「全体として不健康な食事」と「喫煙＋運動不足＋アルコール過剰摂取」とされている。食の問題が住民の健康維持のためにきわめて重要であることがわかる。

（2）　食中毒

1）　食中毒の発生状況

　食中毒は，有害微生物や有毒化学物質を含む飲食物などを経口摂取した結果として起こる疾病の総称である。一般に，食中毒は微生物性食中毒，自然毒食中毒，化学性食中毒，寄生虫感染食中毒などに分類される。厚生労働省では全国の食中毒発生状況を「食中毒統計調査」として取りまとめ，公表をしている。このなかでは原因となる病因物質ごとに，細菌，ウイルス，化学物質，自然毒などに分類している。

　わが国の食中毒の事件数，患者数はともに，近年減少傾向にあるが，それでも令和4年の事件数は年間，962件程度，患者数では6,856人，死者5人の発生が認められている。食中毒統計で食中毒とされているものは，食品衛生法第58条第1項に基づいて，医師から保健所に届け出がなされたものである。しかし，微生物性食中毒の実数は届出の1,000〜2,000倍との予測もされている（平成24年度厚生労働科学研究費補助金（食品の安全確保推進研究事業）食中毒調査の精度向上のための手法等に関する調査研究分担研究報告書」国立医薬品食品衛生研究所安全情報部（2013）。

①　微生物性食中毒

　微生物は，数百μm以下の肉眼では見えない微小な生物で，そのなかには原虫，真菌，細菌，クラミジア，リケッチア，ウイルスなどがある。原虫と真菌は核膜で包まれた核をもつ真核生物であるが，細菌，クラミジア，リケッチアは核構造をもたず原核生物をよばれている。ウイルスは核酸とタンパク質から成る微小な粒子である。微生物のなかにはカビや酵母のように味噌，醤油，チーズなどの発酵食品，あるいは抗生物質やホルモン剤の製造に使われる有用なものもあるが，食品の製造，流通，保管などの過程で食品を汚染し，腐敗や食中毒の原因となるものも少なくない。

　細菌・ウイルスによる微生物性食中毒は，令和4年件数で約33％，患者数では全体の83％を占めており，食品の安全管理のためには微生物性食中毒の予防が重要であることがわかる。図3-8に微生物性食中毒の分類を示した。微生物性食中毒は大きく細菌性食中毒とウイルス性食中毒に大別され，微生物性食中毒は，原因となる細菌やウイルスが食品に付着し，体内へ侵入することによって発生する。したがって，食中毒の予防のためには，細菌などを食品に「つけない」，そして，冷蔵保管などによって細菌を「増やさない」，また，食品や調理器具に付着した細菌を加熱や消毒によって「やっつける」ことが大切である。これらは食中毒予防のための3原則ともよばれている。

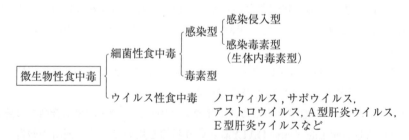

図3-8　微生物性食中毒の分類

　細菌性食中毒：細菌性食中毒は，感染型（細菌が体内で増えて食中毒を起こす），毒素型（細菌が食品中で増殖して毒素がつくられ，食中毒を起こす）と生体内毒素型（細菌が体内で増えると毒素をつくり，食中毒を起こす）に大別することができる。感染型食中毒の代表としてはサ

ルモネラ菌，腸炎ビブリオ，カンピロバクターなどが，毒素型の代表としては黄色ブドウ球菌，ボツリヌス菌が，生体内毒素型の代表としては病原大腸菌，ウェルシュ菌などがある。

　　発生件数では，平成10年頃まではサルモネラ属菌，腸炎ビブリオが多かったが，平成10年以降は急激に減少している。腸炎ビブリオ食中毒は，主に生の魚介類で起きる感染型食中毒として知られているが，加熱，真水洗浄で中毒を妨げる。カンピロバクターは，家畜や家禽類に広く分布し，最近わが国でも焼き鳥，とり刺しなどの鶏肉による食中毒が多く報告されている。カンピロバクター食中毒の令和4年の発生件数は年間185件で細菌性食中毒では最も多い。

　　ウイルス性食中毒：代表的なものとして，ノロウイルス食中毒がある。近年増加傾向にあり，特に，冬に多く発生する。原因食品としては，汚染された水や食品，特にカキを含む二枚貝が多く報告されている。また，嘔吐物からの飛沫感染やドアノブなどから感染するケースもある。

② 　自然毒食中毒

　　自然毒とは，動植物にもともと含まれている，あるいは食物連鎖を通して動物の体内に取り込まれた有毒成分であり，大きく「動物性自然毒」と「植物性自然毒」に分けられる。

　　動物性自然毒は，魚介類に由来するものが多い。毒成分の多くは有毒プランクトン（有毒渦鞭毛藻）類に由来し，生物濃縮により摂食した生物に蓄積され毒化する。毒で有名なフグの場合も養殖フグで十分に管理された場合には無毒になる。フグによる食中毒は，動物性自然毒による食中毒のなかで最も多く，致死率も高い。フグによる食中毒は，神経毒（テトロドトキシン）によって引き起こされ，食後20分頃からしびれや麻痺などの症状が現れ始め，場合によっては死にいたる。フグ毒は肝臓・卵巣・皮など（有毒部位は種類により異なる）に含まれ，その毒性は種類や部位などにより異なる。フグ毒は加熱調理では分解せず，大半は，家庭での素人調理によるものである。

　　その他に貝類による食中毒が比較的多くみられる。通常は無毒で食用に供されている二枚貝や巻貝などの貝類を摂取して中毒を起すもので，貝類が有毒プランクトンを餌として摂取することで，その有毒成分が貝の中腸腺（肝臓，すい臓に当たる器官）に蓄積・濃縮し，有毒化する。これらの貝毒には麻痺性貝毒（paralytic shellfish poison）や下痢性貝毒（diarrhetic shellfish poison）がある。

　　植物性自然毒食中毒のほとんどは毒きのこが原因であり，秋に集中して発生している。毒きのこ以外の植物性自然毒食中毒は，その大部分は有毒植物を食用植物と誤認して摂取して起こっており，山菜採取が盛んな春に多く発生する。わが国では，約1,000種類以上のきのこが自生しており，そのうち約30種類が毒きのことして知られている。食中毒は，しいたけやひらたけとよく似たツキヨタケによるものが最も多く，全体の4割近くを占めている。食中毒の発生場所はほとんどが家庭である。きのこ以外の植物性自然毒としてはアルカロイド系の物質を含有する草花によるものが多く，トリカブトのアコニチン，ジャガイモのソラニン，青梅のアミグダリンなどがある。

　　自然毒食中毒は，細菌性食中毒と比べると件数，患者数とも圧倒的に少ないが，フグ毒やきのこ毒に代表されるように致死率の高いものもある。食中毒の原因となる自然毒については，厚生労働省のホームページ「自然毒のリスクプロファイル」に詳しくまとめられている。

③ 　化学性食中毒

　　化学性食中毒とは，食品や原料に本来含まれていないはずの化学物質が混入して起こる食中毒のことである。食品中での新たな生成や過失・故意による殺鼠剤，農薬，微量重金属などの

混入，器具容器包装からの可塑剤・着色料の溶出などがある。近年，化学物質による食中毒の事例は非常に少なく，発生件数，患者数，ともに全体の約2%弱である。しかし，昭和30年代～40年代には食品の有害物質汚染による事件が多発し，大きな社会問題となった。

1955(昭和30)年，富山県神通川流域で多産の女性を中心にカドミウム(Cd)汚染米などの摂取による**イタイイタイ病**が発生した。

1956(昭和31)年には熊本県水俣市で**水俣病**，さらに1960(昭和35)年，新潟県阿賀野川流域でも広範なメチル水銀中毒患者の発生をみた(**新潟水俣病，第二水俣病**)。いずれも工場からの排出液中有機水銀が食物連鎖を経て，魚介類などに高濃度濃縮され，これを食することで被害につながった。経胎盤移行による胎児性水俣病も発生した(**01**生態系中の人間生活，環境要因と健康障害，地域の環境汚染と健康F公害 p.51参照)。

1955(昭和30)年，岡山など西日本で起きた**森永ヒ素ミルク事件**では中毒患者数11,891人，死者は138人に達した。原因は，酸っぱくなった古い牛乳を中和するために低純度の工業用第二燐酸ソーダを使ったためで，これに毒性の強い亜ヒ酸($NaAsO_2$)が含まれていたことが原因とされている。被害者の多くが乳幼児で，中毒症状は神経障害，運動機能不全，視力・聴力障害，肝臓障害など多岐にわたる。

1968(昭和43)年には福岡県や長崎県など西日本一帯で**カネミ油症事件**が発生した。被害者は15府県におよび，皮膚に特徴的な黒変や発疹がみられ，千余人の患者が確認されている。原因は食用米ぬか油の製造工程(脱臭工程)で熱媒体として使用された**PCB**が製品中に混入したことにあるが，長期間にわたる使用中に毒性の強い**ポリ塩化ジベンゾフラン(PCDF)**などのダイオキシン類も生成していたことが指摘されている。

化学物質由来の食中毒としては日常的には**ヒスタミン中毒**がしばしば見受けられる。これは，赤身の魚肉およびその加工品が菌(*Proteus morganii* など)に汚染され，魚肉中に含まれるヒスチジンが脱炭酸されて生成されたヒスタミンを多量に摂取することによって起こるアレルギー様食中毒である。食品の保管方法に問題があるケースが大半で，発症例としては，まぐろ，かじき，さばが多く，ほかにチーズ，発酵食品，腐敗した食品などがある。チロシンから脱炭酸されたチラミン，トリプトファンから生成されるトリプタミンなどのアミン類も食中毒を起こすことが知られている。アレルギー様食中毒の予防には，赤身の魚類は新鮮なものを食すること，加工品も保存状態のよいものを利用し，賞味期限の切れた古い食品は避けることが大事である。

カフェインを多く含む飲料の大量摂取による死亡事故が2015年12月に発生した。カフェインの急性作用としては中枢神経系の刺激によるめまい，心拍数の増加，興奮，震え，不眠症などがあり，妊婦の場合には胎児の発育を阻害する可能性がある。

一方，約9万人を対象とした国立がん研究センターのコホート研究によると，カフェインを含むコーヒーでは，1日3～4杯の摂取によって全死亡リスクや心疾患，脳血管疾患，呼吸器疾患の死亡リスクが減少することが報告されている。

(3)　食品による感染症・寄生虫症
① 経口感染症

経口感染によって発症する感染症で主に消化器に症状があるものを消化器感染症という。主な感染症は，コレラや細菌性赤痢，腸チフス・パラチフスなどがある。いずれも「感染症の予

防及び感染症の患者に対する医療に関する法律」（以下，感染症法と略す）における三類感染症である。

コレラはコレラ菌（*Vibrio Cholelae* O1）が産生するコレラ毒（コレラエンテロトキシン）によって発症する。潜伏期間は概ね2〜3日程度で，急激な下痢で始まり，「米のとぎ汁様」の下痢と嘔吐を起こす。現在では，海外旅行者が現地で生水，アイスクリームや氷などから感染するケースや，輸入鮮魚や冷凍魚介類から感染した症例が報告されている。

赤痢には細菌性赤痢とアメーバ性赤痢があり，わが国で発生するのは大半が細菌性赤痢である。細菌性赤痢の主な感染源はヒトで，糞便や汚染された手指や食品，水，ハエなどから感染する。感染に要する菌量は10〜100個と少なく，二次感染も多い。現在では海外旅行に伴う発症が全体の70〜80％を占めている。感染地としてインド，インドネシア，タイなどのアジア地域が推定されている。

腸チフスはチフス菌（*Salmonella Typhi*），パラチフスはパラチフスA菌（*Salmonella Paratyphi A*）が感染したもので，ヒトにのみ感染する疾患で，患者や健康保菌者の糞便で汚染された飲食物を介して感染する。皮膚に特徴的なバラ疹が現れる。

日本における発症報告は少なくなっているが，海外旅行での感染事例が多い。

② 人畜共通感染症

ヒトと脊椎動物とで共通の病原体で発症する感染症を人獣共通感染症とよぶ。その病原体は細菌，真菌，ウイルス，クラミジア，リケッチアなど約300種類が知られている。感染経路としては感染動物の食肉・乳製品摂取による経口感染，接触感染，飛沫感染などがある。代表的な人獣共通感染症としては，炭疽，ブルセラ症，野兎病などがある（01 生態系中の人間生活，環境要因と健康被害，地域の環境汚染と健康 E 健康に影響を与える生物的環境要因 表3-7, p.51 参照）。海外で感染したり，生物テロでの使用も懸念される留意すべき感染症の一つである。

③ 食品から感染する寄生虫症

喫食した食物中に存在している寄生虫が体内で増殖，あるいは体内を移動することによって発症する食中毒のことである。寄生虫による感染症は一時減少していたが，再び増加し，令和4年の発生件数は，577件で全体の約60％，患者数では669人で全体の約10％を占めている。感染するパターンとしては，①寄生虫の卵や幼虫などに汚染された野菜や飲料水を飲食した場合，②寄生虫の宿主となっている動物や魚介類を食べた場合，が挙げられる。②の原因としては，流通規模の拡大や保存技術の高度化，食品嗜好の多様化などがある。

食中毒の原因としては，アニサキス，粘液胞子虫（ヒラメ，マグロなど），住肉胞子虫（生馬肉），クリプトスポリジウム，ランブル鞭毛虫（ジアルジア症）などがある。全国的にヒラメの刺身の喫食後に一過性の嘔吐や下痢を発症する原因不明の食中毒が多発していた。こうした事例の多くが，ヒラメに寄生した粘液胞子虫類（クドア・セプテンプンクタータ，*Kudoa septempunctata*）によるものであることが明らかになった。この食中毒はヒラメを冷凍，もしくは加熱すれば防ぐことができる。アニサキス（Anisakis）は，長さ2〜3cm，幅は0.5〜1mmで白色の糸状の寄生虫である。幼虫はサバ，アジ，サンマ，カツオなどの魚介類に寄生する。こうした魚介類を生食することによって，幼虫が胃壁や腸壁に刺入して食中毒（アニサキス症）を引き起こす。魚介類が死亡し，時間が経過すると内臓から筋肉に移行する。アニサキス食中毒を予防するには，新鮮な魚を選び，速やかに内臓を取り除くこと，魚の内臓を生で食べないことが重要である。2012年までの食中毒統計では，アニサキスを含め，寄生虫を原因とする食

　中毒は，「その他」の項に分類されていたが，2012年の薬事・食品衛生審議会食品衛生分科会食中毒部会での審議をふまえ，2013年以降，アニサキス，クドア，サルコシスティスの寄生虫については，個別に集計することとなった。

（4）　食品の汚染・変質

①　カビ毒（マイコトキシン）

　わが国では，第二次世界大戦後東南アジアなどから輸入した米から強い肝臓障害を引き起こすカビ毒産生菌が見つかり，大きな社会問題となった（「黄変米」事件）。現在300種類以上のカビ毒が報告されている。肝障害だけでなく，腎毒性，不妊，発がん，消化器症状などを呈する代表的なマイコトキシンとしては，アフラトキシン，オクラトキシン，パツリンなどが挙げられる。

②　食品成分から生成する有害物質

　食品の加熱調理の過程で，**多環芳香族水素**（Poly cyclic Aromatic Hydrocarbons：**PAH**）やヘテロサイクリックアミン（Hetero Cyclic Amines：**HCA**），さらにアクリルアミドなどが生成される。また，マーガリンなどの製造過程では**トランス脂肪酸**が生成する。

　PAHのうち3環～5環の縮合環をもつ化合物は発がん性や変異原性が強く，なかでもベンゾ[a]ピレンはヒトの潜在的な発がん因子として知られている。

　HCAはアミノ酸やタンパク質を多く含む食品を高温加熱調理（150℃以上）した際に生成される。数多くの疫学研究から，焼き肉などの消費量が大腸がん，すい臓がん，前立腺がんに関連のあることが明らかになっている。なお，アメリカ国立がん研究所では「HCA, PAHの摂取量を減らすための調理上の注意点」を示しており，その中で，直火や熱い鉄板上で長時間にわたって調理しないこと，電子レンジを有効に活用することで過熱調理の時間を減らすことなどを指摘している（https://www.cancer.gov/about-cancer/causes-prevention/risk/diet/cooked-meats-fact-she）。

　アクリルアミドも過熱調理の過程で生成する化学物質である。2002（平成14）年4月，スウェーデン政府によって炭水化物を多く含む食材を高温で加熱した場合に生成されることが発表された。食品中ではアスパラギンが高温（120℃以上）で，ブドウ糖，果糖などの還元糖と反応することによって生成することが明らかにされた。変異原性（遺伝毒性）を有する発がん物質で国際がん研究機関（International Agency for Research on Cancer：IARC）の発がん性評価ではグループ2A（ヒトに対しておそらく発がん性がある：Probably carcinogenic to humans）にランキングされている。わが国でも2016（平成28）年4月に食品安全委員会が「ヒトにおける健康影響は明確ではないが，懸念がないとはいえない」という最終評価をまとめている。**トランス脂肪酸**は，植物油などに水素添加しマーガリンやショートニングなどを製造する際や植物油を高温にして脱臭する際に生成する。トランス脂肪酸の過剰摂取により，心筋梗塞などの冠動脈疾患が増加する可能性が高いとされており，WHO（世界保健機関）では心血管系疾患リスクを低減し，健康を増進するための基準として，トランス脂肪酸の摂取を総エネルギー摂取量の1%未満に抑えるよう勧告している。日本人のトランス脂肪酸の摂取量は，平均値で総エネルギー摂取量の0.3%程度であり，食品安全委員会では，「通常の食生活では健康への影響は小さい」としている（平成24年3月）。

③　残留農薬

　2003（平成15）年の食品衛生法の一部改正で，**残留農薬**や残留動物性医薬品などの規制はポ

ジティブリスト制度で行うこととされた。食品中の農薬等の残留規制は、これまでは食品衛生法第11条に基づき基準値が設定されてきた。しかし、基準値のない農薬を含む食品については法律では規制ができなかった。ポジティブリスト制度により基準値が設定されていない場合には一律基準(0.01 ppm)が適用され、これ以上の農薬等を含む場合は販売等が一律禁止された。なお、抗生物質や抗菌性物質は、食品衛生法で「食品は抗生物質を含有してはならない」、食肉、食鳥、卵、および魚介類は「抗生物質の他、化学的合成品たる抗菌性物質を含有してはならない」と規定されている。

④ 混入異物

　食品に混入する異物には動物性・植物性・鉱物性異物の3種がある。動物性異物には昆虫、動物の体毛、寄生虫などが、植物性異物には種子、木片、糸くず、ゴムなど原材料に由来するものが多い。鉱物性異物には金属片、ガラス片、プラスチック片など多様で、主に製造ラインの機器類からの混入の事例が多い。異物混入に対する消費者の関心も高く、クレーム対応は営業者にとって信頼確保のためにも非常に重要なものといえる。グリコ・森永事件(1984, 1985年)、和歌山毒物カレー事件(1998年)など有害物質を食品に意図的に混入する事件が発生した。しかし、2007(平成19)年12月から翌1月にかけて発生した中国産冷凍餃子事件のように、製造ラインなどで有害物質が混入された場合には、その被害が大幅に拡大する可能性がある。食品への意図的な異物の混入を防ぐフードディフェンス(食品防御)の考え方も一般的になってきた。わが国では(平成23)2011年に厚生労働省が「食品防御対策ガイドライン(食品工場向け)」を公表している。

⑤ その他の問題

　食品中の有害物質に関する問題としては、牛海綿状脳症(Bovine Spongiform Encephalopathy：BSE)や東日本大震災に伴う放射性物質汚染などがある。BSEは「狂牛病」ともよばれ、牛に発生する病気のことである。原因はプリオンという異常たんぱく質で、これが脳に蓄積することによって脳の組織がスポンジ状になり、異常行動や運動失調を引き起こし死亡する。この病気は、BSE感染牛を原料とした肉骨粉を飼料として使用したことによるとされている。また、ヒトの変異型クロイツフェルト・ヤコブ病(vCJD)はBSEプリオンによるのもと考えられている。わが国では、2001(平成13)年以降、と畜場における牛の特定部位(頭部、脊髄など)の除去・焼却を義務化するとともに、BSE検査が全国的に開始された。2017(平成29)年4月からは健康牛のBSE検査は不要となり、24か月齢以上の神経症状を有する牛の検査のみ行うこととなった。ただし、肉骨粉をエサとして与えないことや特定部位を除去するなどは現在も継続されている。

　2011(平成23)年3月11日の東日本大震災に伴う福島第一原子力発電所事故により放射性物質が拡散し、環境汚染や食品汚染につながった。厚生労働省は急遽、暫定規制値を設定したが、2012(平成24)年4月には、放射性物質を含む食品からの被ばく線量を年間1ミリシーベルトとし、これをもとに食品中の放射性セシウムの基準値が設定された。一般食品の基準値は100 Bq(ベクレル)/kg、乳幼児食品や牛乳では50 Bq/kg、飲料水では10 Bq/kgとされている。イノシシ、シカ、クマなどの野生動物は放射性物質が蓄積しているため、その肉は基準値を超過する割合が高い。野生の山菜やきのこも注意が必要である。また、基準値超過を超える可能性がある地域では出荷制限・摂取制限、出荷自粛が行われている。

（5）　食品添加物

①　食品添加物の役割

食品添加物は，保存料，甘味料，着色料，香料など，食品の製造過程または食品の加工・保存の目的で使用され，食品の品質を維持し，食品を安くおいしく食べるためには不可欠な存在である。表3-14に食品添加物の役割による分類をまとめた。豆腐の製造段階で使われる「にがり」も食品添加物で，かまぼこの赤い色，ソフトドリンクの香り，ソースのとろみなどにも食品添加物が使われてい

表3-14　役割による食品添加物の分類

役　　割	食品添加物の種類
食品の製造や加工に必要なもの	豆腐用凝固剤，かんすい，酵素，ろ過助剤，油脂抽出溶剤，炭酸ガス，消泡剤，酸・アルカリなどの製造用剤
食品の保存性を高め，食中毒を予防するもの	保存料，殺菌剤，酸化防止剤，防カビ剤，日持ち向上剤
食品のし好性や品質を向上させ，魅力を増すもの	色………着色料，発色剤，漂白剤，光沢剤 香………香料，香辛料抽出物 味………甘味料，酸味料，調味料，苦味料 食感……乳化剤，増粘・安定・ゲル化剤，膨張剤
食品の栄養成分を補充，強化するもの	ビタミン，ミネラル，アミノ酸

資料：日本食品添加物協会，「暮らしの中の食品添加物」光生館(2007)

る。さらに，食品の保存性を高めることで遠隔地からの輸送が可能となり，これまで食することのできなかったものも，より安価に入手することも可能になっている。

②　安全性評価

食品添加物の認可にあたって，厚生労働省では，急性毒性試験や慢性毒性試験などの一般毒性試験，発がん性試験，催奇形性試験などの特殊毒性試験を行ったうえで，食品安全委員会（後述）による安全性評価を受け，対象食品，使用量，使用制限を規定して使用を認めている。

③　分類と表示

2023（令和5）年7月現在，厚生労働大臣が安全性と有効性を確認して指定した「**指定添加物**」は475種類あり，このほかにも広く使用され，長い食経験のある「**既存添加物**」は357種類ある。このなかには，L-アスパラギン酸などのアミノ酸，α-アミラーゼなどの酵素やアナトー色素などが含まれる。ほかにも動植物から得られる「**天然香料**」が約600種類，一般に飲食物として供されるもので添加物として使用される「**一般飲食物添加物**」が約100種類ある。

容器包装に入れられた加工食品では，原則として使用したすべての添加物名を容器包装の見やすい場所に記載する必要がある。食品添加物には**甘味料，着色料，保存料，増粘剤，酸化防止剤，発色剤，漂白剤，防かび剤**など8種類の用途があるが，消費者の選択に役立つ情報を提供する意味で，例えば，「保存料（ソルビン酸K）」，「甘味料（ステビア）」のように，用途名と物質名が併せて表示される。**食物アレルギー**の原因物質（**アレルゲン**）として，卵・乳・小麦・えび・かに・落花生・そば・くるみの特定原材料8品目に表示義務がある。特定原材料に準ずるいくら・オレンジなどの表示推奨20品目もある。栄養強化の目的で使用されるもの，加工助剤やキャリーオーバー（もともとの原材料に含まれていたもの）については，一部，表示義務が免除されている。

④　種類と用途

甘味料としてはキシリトールやアスパルテームなどが，着色料としてはクチナシ黄色素や食用黄色4号など，保存料としてはソルビン酸，しらこたんぱく抽出物などがある。また，増粘剤，安定剤，ゲル化剤，糊料は食品に滑らかな感じや，粘り気を与え，分離を防止し，安定性を向上させるが，主にペクチンやカルボキシメチルセルロースが用いられる。

（6）　食の安全確保と衛生管理

　衛生管理には，食品汚染のリスクを極力抑えた環境を維持することが不可欠で，そのためには十分な施設・設備の整備と保守管理，さらに従事者による正しい衛生知識の実践が必要となる。

　食品衛生法では，都道府県などの条例で最低限守るべき基準として，**施設基準，管理運営基準**が設定されており，特に，病院や，事務所などの給食施設については，厚生労働省により**大量調理施設衛生管理マニュアル**が定められている。

　1994（平成6）年の**製造物責任法（PL法）**の制定や，1996（平成8）年に発生した腸管出血性大腸菌O157による大規模食中毒などを機に，国民の「食の安全・安心」への関心は大きく高まった。このような社会的な背景を受け，2003（平成15）年には，新たに食品安全基本法が制定された。

　2021（令和3）年夏に開催された東京2020オリンピック・パラリンピックを機に，わが国では**GAP（Good Agricultural Practice：農業生産工程管理）**の導入が進んだ。選手村に納入される食材についてはGAPの認証をとることが求められた。GAP（ギャップ）は農作物の生産工程管理において，食品安全，環境保全，労働安全，人権保護，農場経営管理が適切に行われているかを証明する第三者認証制度である。選手村などで提供される料理にはGAP農産物が使われたことになる。それに向け，わが国では2020（令和2）年12月には国際水準GAPガイドライン（施行版）も出された。

① HACCP（hazard analysis critical control point, 危害要因分析重要管理点）

　食品の製造・流通のグローバル化を受け，2018年6月に可決した改正食品衛生法によって，わが国でも2020年6月1日より「HACCP導入の義務化」が始まった。そして一年の猶予期間を経て，2021年6月からは「HACCP完全義務化」がすべての食品関連事業者に求められている。**HACCP（ハサップ）**とは調理現場などでの食の安全性を確保する手法である。食品の製造・加工工程のあらゆる段階で発生するおそれのある微生物汚染等の**危害をあらかじめ分析**（Hazard Analysis）し，その結果に基づいて製造工程のどの段階でどのような対策を講じればより安全な製品を得ることができるかという**重要管理点（Critical Control Point）**を定める。さらに，これを連続的に監視することにより製品の安全を確保する衛生管理の手法である。これ自体は1960年代のアメリカで宇宙食の安全確保を目的に考案されたもので，特に食品微生物の制御に有効で，残留化学物質や異物混入の防止などにも，その効果が期待できる。その後，1993（平成5）年になって，国連の**食品規格（コーデックス）**委員会から統一的なガイドラインが示されたことで，世界各国で導入が進むこととなった。

② 食品工場における一般衛生管理

　施設内は，汚染作業区域と非汚染作業区域を明確に区分し，設備・器具は充分な能力や容量をもつものを配置するのが基本となる。大規模食中毒につながる可能性が大きい使用水の管理については，水道水を直接使用するもの以外は，原則，施設ごとの衛生管理が重要である。食品製造における食品の取扱いは原材料の検収作業から始まる。2003（平成15）年の食品衛生法改正により，食品を取り扱う事業者の責務として，食品や原材料の仕入れ元の名称などの記録の作成・保存などの努力義務が設けられた。納品された原材料はただちに下処理するのが望ましいが，困難な場合には，冷凍・冷蔵する。細菌類の増殖には一般に温度，水分，栄養が必要である。これらのうち厨房レベルで制御が可能なのは温度しかなく，冷凍・冷蔵，加熱殺菌によって細菌が増殖できにくい状態にすることが望ましい。食品残渣などの廃棄物はねずみや昆虫発生の温床となるため，廃棄方法については手順書を作成し，適正に管理しなければならな

い。そ族昆虫の防除については総合的病害虫防除（integrated pest management：**IPM**）の考え方が推奨されている。これは，薬剤使用が極力少なくてすむよう，環境的対策（清潔），物理的対策（侵入防止），化学的対策（薬剤）を総合的に組合せて防除するものである。**食品の衛生管理の基本は清潔な環境の維持と，従事者が衛生的な食品の取り扱いについて正しく理解するための定期的な衛生教育にある**。また，従事者の健康状態を常に把握し，嘔吐や下痢などの症状がある場合には調理などに従事させないことが重要である。

（7）　食品衛生行政のしくみ

　食品衛生行政は，1947（昭和22）年に制定された食品衛生法を基本として行われている。しかし，近年になって，輸入食品の増加や食品流通の広域化とともに，遺伝子組換え食品のような新技術の開発，牛海綿状脳症（**BSE**）や輸入食品の残留農薬問題など食の安全に関わる事件が頻発しており，食を取り巻く環境が大きく変化してきている。そのため，2003（平成15）年には食品安全基本法が制定され，行政の枠組みも大きく変化してきた。食品安全基本法では，基本理念として「国民の健康の保護が最も重要であること」を示すとともに，国，地方公共団体，食品関連事業者の責務を明確にし，消費者にも食品の安全性確保に積極的な役割を果たすよう求めている。また，リスクの低減化を図るために，リスクの存在を前提にその評価行い，コントロールしていくこととし，リスク評価を行う機関として新たに内閣府に食品安全委員会が設置された。

　食品安全委員会は規制や指導を行う厚生労働省などから独立した機関として，①リスク評価（食品健康影響評価），②リスク評価内容についてのリスクコミュニケーションの推進，③食品による重大な被害発生などの緊急事態への対応などの役割を担っている。

　消費者庁は現在，食品安全行政の総合調整機能を担っているが，厚生労働省が所管する食品衛生行政のうち，食品の衛生規格基準等の食品衛生基準行政が令和6年度から消費者庁に移管される（食品衛生法等の関連法案の改正が令和5年5月に成立）。これらの移管により，食品衛生に関する規格・基準の策定を所管すること（食品衛生基準行政）で，食品衛生についての科学的な安全を確保し，消費者利益の更なる増進が期待される。現在，厚生労働省に設置されている「薬事・食品衛生審議会」が担っている調査審議のうち，食品衛生基準行政に係るものは，消費者庁に新設される「食品衛生基準審議会」へと移管される。

　厚生労働省は，不衛生食品等の販売等の禁止，規格基準に違反する食品等の取締り，営業施設の衛生管理等の規制・監視指導等の食品衛生監視行政を担う。研究機関として国立医薬食品衛生研究所，国立感染症研究所が設置されている。その他の関連官庁としては，**環境省**（環境汚染に関するリスク管理），**農林水産省**（農林水産等に関するリスク管理）がある（https://www.fsc.go.jp/iinkai/mission.html）。

　一方，地方自治体では都道府県，政令指定都市，中核市，地域保健法施行令に定める政令市，東京都特別区にはそれぞれ保健所が置かれ，食品衛生法に基づいて営業施設で適切に食品の衛生管理が行われているか日々，監視指導を行っている。保健所にはそれぞれ食品衛生監視員が配置され，①食品関係営業施設の許可，②監視指導，食品検査および違反食品の措置，③食中毒調査，④食品営業者，消費者などへの衛生教育などを担っている。このほか，自治体によっては卸売市場で監視指導を行う食品衛生検査所，と畜検査を行う食肉衛生検査所や試験研究を行う衛生研究所などが設置されている。

（玉川勝美）

C 住環境と健康

住環境とは，住まいの快適さなどに影響を及ぼす周囲の状況である。人びとの健康は，どのような居住環境で生活するかということによって様々な影響を受けている。また，住まいは，休養，家族生活あるいは生活活動の場でもある。住まいの快適さはそこに住む人びとの生活の質を大きく左右する大切な要件である。現在，住まいの換気不足やダニ・カビの発生，**ホルムアルデヒド**などの化学物質の影響が問題となっている。

（1） 快適居住環境とは

快適居住環境とは生活の質を高め，健康を支える望ましい住まいの環境のことであり，重要な基本的条件である。

健康で快適な住宅に関する必要条件として，以下の①〜④が挙げられる。

①雨風，日射，災害などの不適環境から保護する物理的条件

②照明，換気，冷暖房，衛生的設備などの技術的条件

③住居面積，間取り，周囲の環境などの生活面での条件

④給排水，廃棄物処理，ねずみ・衛生害虫の防除などの衛生面での条件

（2） 住居の安全性をまもる法律

日本では建築物の安全性については「建築基準法」により定められている。また「住宅の品質確保の促進等に関する法律（住宅品質確保促進法）」により，新築住宅（既存住宅については一部の項目）について耐震性，耐火性，耐久性，省エネルギー対策，維持管理の簡便さ，**シックハウス**対策，採光，遮音，高齢者への配慮および防犯といった項目について等級や数値によって住宅の性能について表示を受けることができる。さらに住宅性能表示制度の見直しが行われ，平成28年1月29日に「日本住宅性能表示基準」及び「評価方法基準」等が改正され，公布された。

特定建築物（工業場，百貨店，店舗，学校など）の衛生面における維持管理対策は，「建築物における衛生的環境確保に関する法律（建築物衛生法）」に基づいて行われている。「建築物衛生法」では，高い水準の快適な環境の実現を目的とした基準として「建築物環境衛生管理基準」を定めている。建物の所有者や占有者は，この基準に従って維持管理することが定められている。

（3） 照明，採光

室内環境に十分な明るさ（照度）を得るための方法には，窓から外界の光を取り込む採光（自然照明）と，電灯などの人工的な光源から明るさを得る人工照明がある。人工照明には，直接照明，間接照明，全般照明・局所照明がある。照明が不適切な明るさであると，眼精疲労，近視といった健康への悪影響や作業効率の低下などの問題が生じる。そのため採光や人工照明を用いて作業の目的に合わせた適切な明るさを保つ必要がある。JIS照明基準では，作業内容に応じた「推奨照度」を定めている（例えば，事務所では，休憩室100ルクス，更衣室200ルクス，会議室500ルクス，事務室750ルクスなど）。

（4） 室内空気環境と健康

空気環境，特に室内空気は生活環境として多くの時間を過ごす場所となるため，人の健康に大きな影響を与える。そのため，「事務所衛生基準規則」（労働安全衛生法によって規定）や「建築物環境衛生管理基準」（建築物衛生法により規定）で室内の空気環境に関する基準を設定している（表3-15）。

表3-15　事務所衛生基準規則による
室内の空気環境基準

項　目	空気調和設備等による調整の基準値
室内の気温（努力目標）	17 – 28℃
相対湿度（努力目標）	40〜70%
室内の気流	0.5 m/秒　以下
室内の浮遊粉じん量	0.15 mg/m² 以下
一酸化炭素含有率	10 ppm 以下
二酸化炭素含有率	1,000 ppm 以下
ホルムアルデヒド	0.1 mg/m³　以下

資料：事務所衛生基準規則（令和3年改正）第二章 事務
室の環境管理より作成

表3-16　室内濃度指針値が定められている
揮発性有機化合物（VOC）

1. ホルムアルデヒド	8. フタル酸ジ-n-ブチル
2. トルエン	9. テトラデカン
3. キシレン	10. フタル酸ジ-2-エチルヘキシル
4. パラジクロロベンゼン	11. ダイアジノン
5. エチルベンゼン	12. アセトアルデヒド
6. スチレン	13. フェノブカルブ
7. クロルピリホス	

資料：厚生労働省医薬・生活衛生局 医薬品審査管理課化学物質安
全対策室：室内濃度指針値一覧表より作成

室内空気汚染には，石油，ガスの燃焼から生じる一酸化炭素，二酸化炭素，窒素酸化物などがある。最近では，建築用材の揮発性有機化合物などが問題となってきている。

シックハウス症候群は，住居内での住宅建材（接着剤，壁紙，塗料）や家具から発生する化学物質やカビ・ダニによる室内空気汚染に由来する皮膚・粘膜刺激症状，不定愁訴などの健康障害の総称である。空気中に揮発し，室内空気汚染の原因となる化学物質を**揮発性有機化合物**（Volatile Organic Compounds：VOC）といい，シックハウス症候群の予防対策は室内の**VOC**の低減が主となる。

厚生労働省では，法定基準のある**ホルムアルデヒド**のほか，**トルエン**，**キシレン**など13種類の VOC 室内濃度指針を設けて対処している（表3-16）。多くの地方自治体では保健所などにシックハウス症候群の相談窓口が設けられている。

換気は居住環境の快適性を保持することや作業効率低下の防止を目的としている。適切な換気の指標は，二酸化炭素で，通常の室内では二酸化炭素濃度を0.1%以下に保つようにする。室内全体を換気することを全体換気といい，自然換気と人工換気の2つの方法がある。室内空気環境を快適に保つためには，適切な換気が最も重要である。

2003年7月の改正建築基準法施行以降，原則としてすべての建造物に24時間換気システムの設置が義務づけられている。

（5）　ハウスダストとしてのカビやダニ

健康に影響を与える居住環境としては，**ハウスダスト**中のカビやダニがある。カビは食中毒以外に，体内に吸い込まれてアレルギー性疾患（アレルギー性喘息）の原因となる。また，ダニは30〜40種が家庭内に生息しており，ヒトのフケや垢，食べ物の屑などを食べ繁殖する。ダニ自体だけでなく，ダニの破片や死骸，糞などが吸入アレルゲンとなり喘息などの**アレルギー症状**の主要な原因物質となる。対策として，じゅうたんや布団などのダニをほこりごと除去する必要がある。

D　上水道と下水道　上水道は，単に水道ともいい，導管その他の工作物によって人の飲用に値する水を提供する施設の総体をいう。安全な水道水の安定した供給を確保するため，その水質や施設についての基準，水道事業の経営や管理についての規則などが水道法（1957年制定）に定められている。下水道は，**下水**（生活排水，産業排水や雨水）の排

水管やその他の排水に係る施設の総体をいう。1958年制定の下水道法は，都市の健全な発達や公衆衛生の向上，公共用水域の水質の保全にも役立つことを目的として，下水道の整備を図る方策を定めている。

（1）上水道

① 水道の種類

　水道は，給水の形態や供給量により表3-17のように分類される。「水道法」では水道事業の市町村経営を原則としているが，近年，水道事業以外の水道へも規制対象を広げ，専用水道などの小規模水道に対する管理の徹底も図られている。給水人口は1億2,290万人，すなわち水道普及率98.2%（令和3年度総人口1億2,518万人当たり）であり，そのうち上水道利用者は1億2,087万人，簡易水道利用者は167万人，専用水道36万人である。2020（令和2）年度の上水道における1日最大給水量は45,696（千m³）であり，1日平均給水量は40,422（千m³），1人1日平均給水量は332Lである。上水道の水源は，ダム水，河川水，湖沼水で74.6%，伏流水，井戸水などが22.5%である。

表3-17　水道の種類と水道事業の経営・管理についての規則

水道の種類（事業所数）		水道事業の経営・管理についての規則	
水道事業	上水道事業（1,304か所）	・一般の需要に応じて水を供給する事業 ・経営は原則として市町村 ・厚生労働大臣または都道府県知事の許可が必要	給水人口5,001人以上
	簡易水道事業（2,415か所）		給水人口101人以上5,000以下
水道用水供給事業（88か所））		水道事業に対して水道用水を卸売する事業 県，一部事務組合による経営が多い。厚生労働大臣または都道府県知事の許可が必要	
専用水道（8,189か所）		給水人口が101人以上または1日最大給水量が20m³を超える自家用水道など。設置に当たっては知事による設計の確認が必要（ただし，国の設置する専用水道は，厚生労働大臣へ届け出ることも可能。）	

資料：厚生労働省，令和5年版厚生労働白書資料編，p.106を一部改変
注〕か所数は令和3年度末現在

② 上水道の浄化方法

　「水道法」に基づく水道水準に適合した水をつくるための基本は，沈殿 ⇒ 濾過 ⇒ 消毒の3段階である。水道水の浄化の仕組みを図3-9に示す。

　わが国の浄水量ベースの浄水法別割合は塩素消毒のみ（伏流水や地下水が水源の場合）が16.9%，緩速ろ過3.2%，急速ろ過77.3%，膜ろ過2.6%，高度浄水処理*その他の処理（内数）43.8%である（日本水道協会：令和元年度水道統計）。

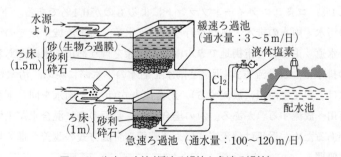

図3-9　浄水の方法（緩速ろ過法と急速ろ過法）
資料：山本玲子ほか，「衛生・公衆衛生学」アイ・ケイコーポレーション（2002）

＊高度浄水処理　消毒のみ，緩速ろ過，急速ろ過，膜ろ過，膜ろ過施設に付随する施設であるため内数での表記である。「高度浄水処理・その他の処理」とは，オゾン処理，活性炭処理，生物処理，エアレーションなどの処理である。

　現在日本で用いられている基本的な浄水処理方法は，①普通沈殿－緩速ろ過法(原水の流速を落とし，重力による沈殿ののち，ろ過砂層表面に形成された生物ろ過膜により水をろ過する方法)および，②薬品凝集沈殿－急速ろ過法(硫酸アルミニウム，ポリ塩化アルミニウムなどの凝集剤を原水に加え，凝集塊(フロック)の形成により水をろ過する方法)であり，薬品凝集沈殿－急速ろ過法は，微生物が増えにくく，日本で最も広く採用されている。消毒には，塩素や紫外線，オゾンを用いる。「水道法」では塩素消毒のみが義務づけられており，「給水栓における水が遊離残留塩素を0.1mg/L以上保持するように塩素消毒をすること」と規定されている。しかしながら，近年，塩素消毒によるトリハロメタンの発生やクリプトスポリジウムなどの塩素耐性原虫類による健康被害が問題となっている。これらの解決のために，沈殿－ろ過処理の後に前述の高度浄水処理を行うことにより，これまで取り除くことが困難であった水のなかに残るごく微量のトリハロメタンやいやなニオイや有機物をほぼ除去することができるようになった。また，クリプトスポリジウムなどの耐塩素性病原生物対策としては，紫外線処理が有効で，ろ過と比べ安価簡便な手法である。このため，厚生労働省は，水道施設の技術的基準を定める省令を平成19年3月に改正し(4月1日施行，2019年5月改正)，「**水道におけるクリプトスポリジウム等対策指針**」を提示し，耐塩素性病原生物対策に紫外線処理を新たに位置づけた。水道原水の汚染可能性レベル(低い地下水1～高い地表水4)毎に，適切なろ過設備や紫外線処理施設について国庫補助による整備が推進されている。

③　水道水質基準

　水道水質管理の基本は，「水道法」により設定された**水道水質基準**を満たした水の供給を条件とすることである。水道水質基準は，病原微生物と有害物質(金属類，無機物，有機物，消毒副生成物)に関する「人の健康の保護の観点から設定された項目(31項目)」と水の性状(着色，味，臭気など)に関する「生活利用上障害が生じるおそれの有無の観点から設定された項目(20項目)」の計51項目からなる(QRコード：表-1 水質基準項目と基準値参照)。

(2)　下水道

①　下水道の種類と方式

　2022(令和4)年度の日本の汚水処理人口普及率は92.9%である。下水道を利用できる人口の総人口における割合は81.0%であり，農業集落排水施設等によるものが2.4%，浄化槽によるものが9.4%，コミュニティー・プラントによるものが0.1%である。下水道の種類としては，市街地の汚水・雨水の排水・処理を行う公共下水道，河川流域単位での汚水・雨水の処理を行う流域下水道，主として市街地で専ら雨水の排除を行う都市下水路がある。

　下水の排水は，1)分流方式(汚水と雨水を別々の下水路に集め，汚水は処理場で処理した後に，雨水はそのまま河川に放流する)，2)合流方式(汚水と雨水を同じ下水路に集めて処理をした後に河川へ放流する。)がある。2)の場合には，豪雨の際に混合水が未処理のまま放流される問題点があるため，近年は分流方式による整備や合流方式の改善が進められている。

②　汚水処理

　汚水は1次処理，2次処理，3次処理の順で処理されていく(図3-10)。1次処理では主に固

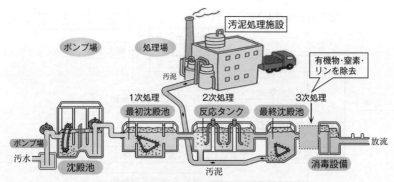

図3-10　汚水処理の過程（活性汚泥法）
資料：国土交通省ホームページ，終末処理場のしくみを一部改変．
http://www.mlit.go.jp/mizukokudo/sewerage/mizukokudo_sewerage_tk_000417.html

形物や砂などを物理的に取り除く。2次処理のほとんどは生物処理法である。その代表的な方法は活性汚泥法であり，1次処理が済んだ汚水に活性汚泥（好気性菌を含む）を加え，曝気槽で空気を送り込み撹拌し好気性菌により分解を行う方法であり，現在日本で最も広く用いられている。

近年，富栄養化の防止や下水処理水の再利用の目的でオゾン酸化，生物活性炭，イオン交換などを用いて3次処理（高度処理）が行われることも多い。水質汚濁の指標を表3-18に示す。

表3-18　水質汚濁の指標

指　標	内　容
水素イオン濃度（pH）	水の酸性，アルカリ性の指標。一般都市下水は7前後
浮遊物質（suspended solid：SS）	水に溶けない懸濁性物質（直径2mm以下），水の濁り，ヘドロの原因
溶存酸素 （dissolved oxygen：DO）	水に溶解している酸素量。有機物，還元性物質により消費される。DO低値は汚れ大。
生物化学的酸素要求量 （biochemical oxygen demand：BOD）	水中の有機物が好気性菌によって酸化分解されるのに必要な酸素量。BOD高値は汚れ大。
化学的酸素要求量 （chemical oxygen demand：COD）	水中の有機物などの還元性物質が過マンガン酸カリウムなどの酸化剤で酸化されるのに必要な酸素量。COD高値は汚れ大。
有害物質	シアン，クロム，カドミウム，水銀，鉛，有機リンなど。産業排水に由来
一般細菌群	有機汚染の度合いを示す。
大腸菌群	し尿汚染の程度を示す。

資料：田中正敏ほか，「環境と健康」杏林書院（1997）を一部改変

E　廃　棄　物　廃棄物とは，自ら利用したり他人に有償で譲り渡したりできないために不要となったもので，家庭から排出される生活系ごみを主とする一般廃棄物と事業活動に伴って生じる産業廃棄物に大別される。これらの廃棄物の区分・処理方法は「廃棄物の処理及び清掃に関する法律（廃棄物処理法）」による（図3-11）。

　特別管理廃棄物は「爆発性，毒性，感染性その他の健康または生活環境にかかる被害を生じるおそれがある性状を呈する廃棄物」で一般廃棄物では10種類，産業廃棄物では62種類が指定され，通常の廃棄物よりも厳しい基準で廃棄される。PCB使用部品やダイオキシン類含有物などもこれに分類される。感染性廃棄物は，形状（血液等，術後病理廃棄物，病原微生物関連試験・検査物，メスや注射針などの鋭利なものなど）や排出場所（感染症病棟等），感染症の種類などによって感染性廃棄物と判断される。医療関係機関等のほか，排出機関内清掃業者・処理委託収集

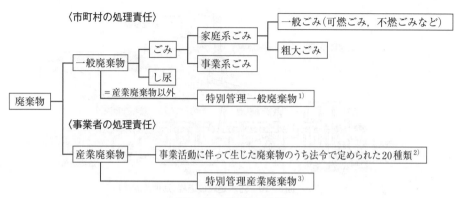

図3-11　廃棄物の区分

資料：環境省編，「環境・循環型社会・生物多様性白書」, p.212(2020)

注〕　1）一般廃棄物のうち，爆発性，毒性，感染性その他の人の健康または生活環境に係る被害を生ずる恐れのあるもの
　　　2）燃えがら，汚泥，廃油，廃酸，廃アルカリ，廃プラスチック類，紙くず，木くず，繊維くず，動植物性残さ，動物系固形不要物。ゴムくず，金属くず，ガラスくず，コンクリートくず及び陶磁器くず，鉱さい，がれき類，動物のふん尿，動物の死体，ばいじん，輸入された廃棄物，上記の産業廃棄物を処分するために処理したもの
　　　3）産業廃棄物のうち，爆発性，毒性，感染性その他の人の健康または生活環境に係る被害を生ずるおそれのあるもの

運搬業者・処分業者などは適正処理体制をとる必要がある。また，廃棄物による新型コロナウイルス感染症の拡大への対応，その他の感染症の感染拡大に備えるために，マニュアルの改定が実施された。（環境省：感染性廃棄物処理マニュアル　平成30年3月，令和4年6月改定）。

（1）　一般廃棄物の排出と処理

　一般廃棄物の処理は市町村が処理責任を有しているが，できるだけ資源化・再利用を図り，残りのごみを焼却・埋立てなどで衛生的に処理することが基本となっている。産業廃棄物以外を指す。

　2021（令和3）年度ごみ総排出量は4,095万トンであり，平成20年度以降は5,000万トンを下回り，その後，平成23年度以降は微減傾向である。一人1日当たりのごみ排出量は890グラムである（図3-12）。

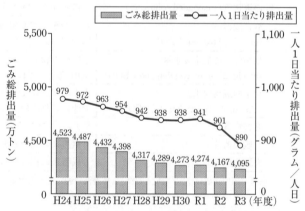

図3-12　ごみ総排出量と一人1日当たりのごみ排出量の推移

資料：環境省編，「一般廃棄物処理事業実態調査の結果（令和3年度）」

　ごみの処理方法は，資源化，焼却などの中間処理，直接資源化，直接最終処分などに分けられる。ごみの総処理量は，3,942万トンであり，そのうち焼却，破砕，選別などにより中間処理されたもの（3,719万トン）と直接資源化されたもの（189万トン）で，総処理量の99.1％を占めており，直接埋立（直接最終処分）率は0.9％である。中間処理量のうち，直接焼却された量は3,149万トンであり，ごみの総処理量の79.9％である。直接焼却された量は，平成23年度以降おおむね減少傾向である。市町村などによる資源化と住民団体による集団回収を合わせた総資源化量は816万トン，**リサイクル率**は19.9％であり，令和2年度に微増したものの令和3年度は再び微減した。リサイクル家電4品目の再商品化量53万トンを含めると総資源化量は869万トンとなる。

（2）　産業廃棄物の排出と処理

　産業廃棄物は，「廃棄物処理法」において「事業活動に伴って生じた廃棄物のうち，燃え殻，汚泥，廃油，廃酸，廃アルカリ，廃プラスチック類その他政令で定める廃棄物」および「輸入された廃棄物」と定義されている。排出業者の責任で，自らまたは産業廃棄物処理業者に委託して処理を行う。

　産業廃棄物の総排出量は3億7,057万トン（令和3年度実績）であった。種類別にみると汚泥が43.9％と第一位で，動物のふん尿21.9％，がれき類15.5％と続く。排出量の多い業種は電気・ガス・熱供給・水道業，農業・林業，建設業である。これら上位3業種で総排出量の約3分の2を占める。

　産業廃棄物の処理状況は，中間処理されたもの約2億898万トン（全体の78.2％），直接再生利用されたもの約7,655万トン（同20.7％），直接最終処分されたもの約426万トン（同1.1％）である。中間処理された産業廃棄物は，減量化され，処理残渣は，再生利用（32.5％）または最終処分（1.2％）された。合計では排出された産業廃棄物全体の53.1％にあたる約1億9,695万トンが再生利用され，2.3％にあたる約869万トンが最終処分された。

（3）　廃棄物の3R（リデュース・リユース・リサイクル）と課題

　環境省の発足により廃棄物行政は「環境基本法」を根幹とし一元化された。社会の物質循環の確保・天然資源消費の抑制・環境負荷の低減を目指す「循環型社会形成推進基本法」（2000年）の枠組みの下，生産段階・回収・再資源化では「資源有効利用促進法」，消費・使用段階では「グリーン購入法」，回収・リサイクル段階では1995年の容器包装をはじめ家電・食品・建設・自動車など各種リサイクル法が整備された。廃棄段階での「廃棄物処理法」も併せて，**廃棄物の排出抑制（Reduce），再利用（Reuse），再資源化（Recycle）**を柱とする3R政策が推進されている。

　3R後もなお残る廃棄物等については，廃棄物発電の導入等による熱回収が進められている。一方，土地利用の高度化や環境問題などにより大都市圏の廃棄物が，市町村域や都府県域を越えて運搬・処分されるようになり，焼却炉等の中間処理施設や**最終処分場の確保**が課題となった。2018年度の最終処分場の残余年数は一般廃棄物21.6年，産業廃棄物16.4年であり，横ばいとなっている。

　不法投棄は，ピーク時の1998（平成10）年1,197件（42.4万トン）に比べて，2018（平成30）年155件（15.7万トン）と大幅に減少しているが，悪質な不法投棄の未然防止，早期発見・拡大防止，原状復帰の推進は依然として必要である。対策として産業廃棄物処理業の許可要件や罰則の強化が行われている。

　有害廃棄物の越境移動に起因する環境汚染問題に対処するために，有害廃棄物の国境を超える移動およびその処分の規制に関するバーゼル条約（**バーゼル条約**）が採択され，有機廃棄物以外の廃棄物も発生国において処分されるべきとの基本的考え方が示された。日本でも1992（平成4）年，特定有害廃棄物の輸出入の規制に関するバーゼル法律（**バーゼル法**）が制定され，現在，東南アジア諸国と金属回収等を目的とした交易が行われている。2017年改正では輸入緩和，輸出事項の明確化などが図られた。

（4）　非常時の廃棄物

①　放射性物質汚染廃棄物

　東日本大震災における東京電力福島第一原子力発電所の事故によって放出された放射性物質に対応するため，**平成二十三年三月十一日に発生した東北地方太平洋沖地震による環境汚染への対処に関する特別措置法**（放射性物質汚染対処特措法）が，2012（平成24）年に施行された。8,000 Bq 以上の指定廃棄物の処理基準が定められ，放射性物質に汚染された土壌等の除染等も進められた。

②　災害廃棄物

　今後発生が予想される自然災害による災害廃棄物の迅速な処理を実現するために，2015（平成27）年に，廃棄物処理法や災害対策基本法が改正され，非常災害時における一般廃棄物の収集・運搬・処分等の委託の基準の緩和，大規模災害時における環境大臣による災害廃棄物の処理に関する指針の策定および廃棄物の代行等の措置などが講じられた。また，災害廃棄物に関する有識者や技術者，業界団体等で構成される災害廃棄物処理支援ネットワークも発足した。2019（令和元）年，災害廃棄物処理事業国庫補助金で処理された災害廃棄物の量は147万トンである。

（亀尾聡美）

03　地球環境問題

　地球環境問題は，被害・影響が一国内にとどまらず国境を越え，地球規模にまで広がる環境問題である。地球は誕生してから46億年という長い時間を経て出来上がったものであり，様々な物質で構成され，複雑な生態系循環からなりたち，そこには微妙なバランスが存在している。産業革命を契機に人間活動の飛躍的拡大や人口の爆発的増加は地球環境に大きな負荷をもたらした。その結果，人類の将来にとって大きな脅威であり，地球的視野にたって取り組む必要のある

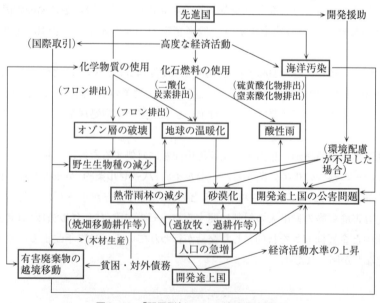

図3-13　「問題群」としての地球環境問題

資料：環境白書（1990年版）

環境問題が発生した。それらの地球環境問題は複雑に相互に絡まりながら発生している（図3-13）。環境省より主に認識されている環境問題として，地球温暖化，オゾン層の破壊，酸性雨，熱帯林の減少，開発途上国の公害，砂漠化，生物多様性の減少，海洋汚染，有害廃棄物の越境移動の9つの問題が示されているが，ここでは代表的な問題である地球温暖化，オゾン層の破壊，酸性雨について説明する。

A 地球温暖化

地球温暖化とは，人間の活動の拡大により二酸化炭素（CO_2）をはじめとする温室効果ガスの濃度が増加し，地表面の温度が上昇する現象である。通常，太陽からの日射は，大気を素通りして地表面で吸収され，加熱された地表面から赤外線の形で放射された熱（輻射熱）が温室効果ガスに吸収されることにより，地球の平均気温は，約15℃に保たれている。温室効果ガスは，地表を温めるはたらきがあり，大気中の二酸化炭素（CO_2），メタン（CH_4），一酸化二窒素（N_2O）のほかフロン類（HFC類），パーフルオロカーボン類（PFC類），六フッ化硫黄（SF_6），三ふっ化窒素（NF_3）等がある（図3-14）。

しかしながら，産業の発展による人間活動により温室効果ガスの濃度が増加し，大気中に吸収される熱が増えたことで地球規模での気温上昇（温暖化）が進んでいる。

1995年（平成7年）12月に出された「気候変動に関する政府間パネル（Intergovernmental Panel on Climate Change：IPCC）の第二次評価報告書によると，2100年には，約2℃の平均気温の上昇，約50cmの海面上

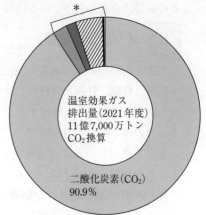

温室効果ガス
排出量（2021年度）
11億7,000万トン
CO_2換算

二酸化炭素（CO_2）
90.9%

＊メタン（CH_4）2.3%
　一酸化二窒素（N_2O）1.7%
　ハイドロフルオロカーボン類（HFCs）4.6%
　パーフルオロカーボン類（PFCs）0.3%
　六ふっ化硫黄（SF_6）0.2%
　三ふっ化窒素（NF_3）0.03%

図3-14　わが国が排出する温室効果ガスの内訳（2021年単年度）
資料：環境白書（2020年版）

昇が予測されていて，その結果，植生や水資源，食糧生産，熱波やマラリアなどの動物媒介性感染症の拡大など，人間の健康への影響や海面上昇等への広範な影響を及ぼすと評価された。

このような気候変動問題の解決に向けて地球規模で対応するために，1997年に京都で開催された「気候変動に関する国際連合枠組条約第3回締約会議」で京都議定書が採択され，日本は2002年6月に批准し，2004年にロシアが批准したことから，発効要件が満たされ，2005年に発効された。その後，2015年に，温室効果ガス削減に関する国際的取り決めを話し合う「国連気候変動枠組条約締約国会議（通称COP）」で「パリ協定」が合意された。パリ協定を発効するための条件として，①55カ国以上が参加すること，②世界の総排出量のうち55%以上をカバーする国が批准することという条件が設けられ，2016年11月4日に発効した。パリ協定では世界共通の長期目標として「世界の平均気温上昇を産業革命以前に比べて2℃より十分に低く保ち，1.5℃に抑える努力する」ということが示され，発展途上国を含む全ての参加国に排出削減の努力を求め，ボトムアップアプローチを採用している。

2021年10月には「パリ協定に基づく成長戦略としての長期戦略」が閣議決定され，2050年カーボンニュートラルに向けた基本的考え方が示された。カーボンニュートラルとは，温室効果ガスの排出量と吸収量を均衡させることを意味する。つまり，二酸化炭素をはじめとする温室効果ガスの「排出量（人為的なもの）」から，植林，森林管理などによる「吸収量（人為的なもの）」を差し

引いて，合計を実質的にゼロにすることを意味している。

　IPCCは，5～6年ごとにその間の気候変動に関する科学研究から得られた最新の知見を評価し，評価報告書にまとめている。直近の報告書は，第6次評価報告書であり，2023年3月に公表された。第6次評価報告書では，人間活動が主に温室効果ガスの排出を通して地球温暖化を引き起こしてきたことは疑う余地がないことや，継続的な温室効果ガスの排出は更なる地球温暖化をもたらし，短期のうちに1.5℃に達するという厳しい見通しが示された。この10年間に行う選択や実施する対策は，現在から数千年先まで影響をもつとも記載されており，今すぐ対策をとることの必要性を訴えかけている内容となっている。

B　オゾン層の破壊

　オゾンとは，酸素原子(O)が3つ結びついたO_3という分子であり，**オゾン層**とは，地上から約10～50キロメートル上空のオゾンが多く存在する層のことである。気温の鉛直分布からみた大気の構造は地表から，対流圏，成層圏，中間圏，熱圏，外圏といわれ，オゾン層は成層圏にある。オゾン層は，太陽光に含まれている有害な紫外線の大部分を吸収することで地球上の生物を守っている。オゾン層の観測が世界的に始まったのは1960年代中頃であり，1980年頃まで大きな変化はなかったが，1980～1990年代前半にかけてオゾンの量は地球規模で大きく減少した。これは，1970年代半ばに，人工的につくり出された物質であるクロロフルオロカーボン類(CFC類：フロンともよばれている)などのオゾン層を破壊する物質(**オゾン層破壊物質**)が大気中に放出されたことによる。フロン類は，かつてはエアコン，冷蔵庫，スプレーなどに使われ，大気中に大量に放出されていた。フロンは，地上付近では分解しにくい性質をもっているため，大気の流れによって成層圏にまで達し，強い太陽紫外線を受けて分解し，塩素を発生し，この塩素が触媒としてはたらきオゾンを次々に壊する。オゾン層破壊物質は，フロンのほかにもいくつか存在し，消火剤につかわれるハロンなどの物質が放出する臭素によってもオゾン層が破壊される。オゾン層の破壊に伴い，地上に達する有害な紫外線の量が増加し，人体への被害(視覚障害・皮膚がんの発生率の増加など)および自然生態系に対する悪影響(穀物の収穫の減少，プランクトンの減少による魚介類の減少など)がもたらされている。そのため，1985年にオゾン層の保護を目的とする国際協力のための基本的枠組を設定する「オゾン層の保護のための**ウィーン条約**」が採択され，本条約の下で，オゾン層を破壊するおそれのある物質を特定し，その物質の生産，消費及び貿易を規制して人の健康及び環境を保護するための「オゾン層を破壊する物質に関する**モントリオール議定書**」が採択され，世界的な取り組みが行われている。

　その結果，オゾン層の減少傾向が緩やかとなり，1990年代後半からは，わずかな増加傾向がみられたが，現在も1970年代と比較すると少ない状態が続いている。また，2022年の南極域上空のオゾンホールの最大面積は，南極大陸の約1.9倍となった(図3-15)。オゾンホールの面積は，最近10年間の平均値より大きく推移したが，これはオゾン層破壊を促進させる極域成層圏雲が例年より発達したことなど，気象状況が主な要因とみられる。オゾン層破壊物質の濃度は依然として高い状態であるが，オゾンホールの規模については，年々変動による増減はあるものの，長期的な拡大傾向はみられなくなった。モントリオール議定書科学評価パネルの「オゾン層破壊の科学アセスメント：2022年」によると，オゾン全量は，南極では2066年頃に1980年の値に戻ると予測されている。日本においても，1985年に制定した「**特定物質などの規制等によるオゾン層の保護に関する法律**」に基づき生産規制および貿易規制を行うとともに，オゾン層などの観測成果および監視状況を毎年公表している。

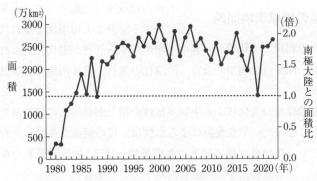

図3-15　南極オゾンホールの年最大面積の経年変化
資料：気象庁

C 酸性雨　　酸性雨とは，二酸化硫黄（SO_2）や窒素酸化物（NO_x）などを起源とする酸性物質が雨・雪・霧などに溶け込み，通常より強い酸性を示す現象である。大気中の二酸化炭素が水に十分溶け込んだ場合のpHが5.6であるため，pH5.6以下が酸性雨の一つの目安となる。酸性雨は，河川や湖沼，土壌を酸性化して生態系に悪影響を与えるほか，コンクリートを溶かしたり，金属に錆を発生させたりして建造物や文化財に被害を与える。

　酸性雨の原因は，化石燃料の燃焼（人為起源）や火山活動（自然起源）などにより放出される二酸化硫黄（SO_2）や窒素酸化物（NO_x）であり，これらのガスは，大気中で光化学反応などの化学変化を起こし，硫酸や硝酸となって降水に溶け込み，酸性雨となる。原因となる物質が放出されてから酸性雨として降ってくるまでに，国境を越えて数百から数千kmも運ばれることもあり，その動向を監視するために世界各国が協力して様々な観測・分析を行っている。

　世界気象機関（**World Meteorological Organization：WMO**）が推進する全球大気監視（GAW）計画の下で，ヨーロッパや北米を中心とする約200の観測点で降水の化学成分の測定が行われている。アジア地区では，「**東アジア酸性雨モニタリングネットワーク（EANET）**」の下で，酸性雨モニタリングを共通の手法で行うための取り組みが進められている。現在，東アジア地域の13か国が参加しており，2020年の政府間会合で酸性雨に限らずより広い大気環境問題を扱うことができるよう活動スコープを拡大した。

Column　持続可能な経済社会システムの実現に向けた取り組み

　世界規模で気候変動問題は，自然災害をはじめとして，自然生態系，健康，農林水産業，産業・経済活動など，様々な分野に影響が及んでいる。日本では直面する社会課題に対し，カーボンニュートラル（炭素中立），サーキュラーエコノミー（循環経済），ネイチャーポジティブ（自然再興）の同時達成による持続可能な経済社会システムの実現に向けて取り組んでいる。

カーボンニュートラル：温室効果ガスの排出量と吸収量を均衡させること
サーキュラーエコノミー：従来の3R（Reduce, Reuse, Recycle）の取り組みに加え，資源投入量・消費量を抑えつつ，ストックを有効活用しながら，サービス化などを通じて付加価値を生み出す経済活動であり，資源・製品の価値の最大化，資源消費の最小化，廃棄物の発生抑止等を目指すもの。
ネイチャーポジティブ：生物多様性の損失を止め，回復軌道に乗せること。2030年までに陸と海の30％以上を保全する「30by30目標」の達成などを通じた健全な生態系の確保や自然の恵みの維持回復，自然資本を守り活かす社会活動の推進などが進められている。　　　　　　　　　　　　　　　　（熊谷優子）
資料：環境省：令和5年版環境白書，環境白書・循環型社会白書・生物多様性白書，総合環境政策（env.go.jp））

D　その他の地球環境問題

その他の地球環境問題として，近年，熱帯地域の開発途上国における急激な人口増加とそれに伴う農地の拡大，生活燃料の薪炭材への利用，土地所有形態の不明確さから管理が適切に行われにくいことによる熱帯林の急激な減少，開発途上国での公害，砂漠化の進行，海洋汚染や有害廃棄物の越境移動などが挙げられている。

このような地球環境の変化による生物多様性の損失が世界的に取り組む課題として大きく取り上げられるようになった。気候変動による影響は，種の絶滅や生息・生育域の移動，減少，消滅などを引き起こし，生物多様性の損失や**生態系サービス***の低下をもたらす。生物多様性は，人類の生存を支え，人類に様々な恵みをもたらすものである。

***生態系サービス**　食料や水の供給，紀行の安定など，自然（生物多様性）から得られる恵み。

希少種の取引規制や特定地域の生物種の保護を目的とした国際条約として，1971年には**ラムサール条約**（特に水鳥の生息地として国際的に重要な湿地に関する条約）が，1973年には**ワシントン条約**（絶滅の恐れのある野生動植物の種の国際取引に関する条約）が採択された。これらの国際条約を補完し，生物の多様性を包括的に保全し，生物資源の持続可能な利用を行うための国際的な枠組みを設ける必要性が国連などにおいて議論され，1992年リオデジャネイロ（ブラジル）で開催された国連環境開発会議（UNCED）に合わせて**生物多様性条約**が採択された。生物多様性条約と国連気候変動枠組み条約のもとで生物多様性と気候変動への世界的な取り組みが進められている。

また，2020年には「国連生物多様性サミット」が開催され，2022年にカナダ・モントリオールで開催された生物多様性条約第15回締約国会議（COP15）では，2030年までの間に生物多様性の損失を止め回復軌道に乗せるための取り組みを推進することが求められた。

地球環境問題への対応は，各国の経済事情や政治，宗教なども考慮したうえで協調姿勢をもった世界的な取り組みが不可欠である。1972年にローマクラブにおける「成長の限界」の発表で環境問題が地球規模の問題であると認識された。また，その年（1972年）にストックホルムで開催された国連人間環境会議で「人間環境宣言」が採択されたことから，地球規模での環境問題への取り組みがスタートした。人間環境宣言は，**ストックホルム宣言**ともいわれている。その後，1972年に**ロンドン条約**，1971年**ラムサール条約**，1973年に**ワシントン条約**，1985年に**ウィーン条約**，1987年に**モントリオール議定書**，1992年に**生物多様性に関する条約**，1992年に**バーゼル条約**，1997年に**京都議定書**，2000年に**カルタヘナ議定書**，2001年に**ストックホルム条約**，2015年のパリ協定など様々な条約・議定書が締結された（表3-19）。1992年にブラジルのリオデジャネイロで開催された「国際環境開発会議（地球サミット）」では「環境と開発に関するリオデジャネイロ宣言（リオ宣言）」が採択され，その20年後の2012（平成24）年に，再度リオデジャネイロで「国連持続可能な開発会議（リオ＋20）」が開催された。その時，丁度，国連が2001年に採択した「ミレニアム開発目標（Millennium Development Gals：MDGs）」の目標設定が2015年であったことから，2030年に向けた目標設定の議論が行われ，2015年9月に国連で採択された「**持続可能な開発のための2030アジェンダ：sustainable development goals（SDGs）**」が採択された。SDGsは，国際社会全体が，これからの人間活動に伴い引き起こされる諸問題を喫緊の課題として認識し，共同して解決に取り組んでいくことを決意した合意文書である。保健を含む17の大項目（目標）毎に合計169の小項目（ターゲット）が定められ，世界各国と国際機関などのパートナーが2030年までにその達成を目指している（第1章 05 国際保健 C 持続可能な開発目標（SDGs）p.13参照）。

表3-19　環境問題に関わる条約

地球環境問題	条約等	備　考
湿地保全	ラムサール条約(1971)	自然環境保護
海洋汚染	ロンドン条約(1972)	海洋資源枯渇
種の保存	ワシントン条約(1973)	絶滅危惧種
オゾン層破壊防止	ウィーン条約(1985)	フロンガス
	モントリオール議定書(1987)	
有害廃棄物の越境移動と処分	バーゼル条約(1992)	発展途上国の環境汚染
生物多様性の保全	カルタヘナ議定書(2000)	遺伝子組換え
残留有機汚染物質 (ポリ塩化ビフェニル，DDT など)	ストックホルム条約(2001)	POPs (Persistent Organic Pollutants)
環境と開発	リオ宣言(1992)，リオ＋20(2012)	持続可能な開発
地球温暖化防止	京都議定書(1997)，パリ協定(2015)	温室効果ガス

（熊谷優子）

Column　食とプラネタリーヘルス

　2019年1月に医学誌 LANCET で発表された論文(「Food in the Anthropocene：the EAT-Lancet Commission on healthy diets from sustainable food systems」)で EAT ランセット委員会は「プラネタリー・ヘルス・ダイエット」を提案した。2050年までに地球の持続性を維持しながら100億人の世界人口を養うには，動物性食品を大きく削減し，植物性食品中心の食生活にシフトする必要があるという提案である。この論文を契機に，食生活に焦点を当てた持続可能な食の在り方が議論されるようになった。食生活における栄養不足には，栄養不良(エネルギー摂取不足やビタミン，ミネラルなどの微量栄養素不足)と過栄養(エネルギー摂取量の過剰による過体重や肥満)があるが，微量栄養素に富む動物性食品削減の提言は微量栄養素不足が問題となっている社会層には適さない提案であることが指摘されている。世界各地において食は生産・消費だけでなくその地域の文化の影響もうけて多様な形を形成している。一律に提案された食生活にシフトすることは不可能であり，すべての人びとの健康を踏まえた持続的な食生活には，世界の様々なコミュニティの環境・栄養ニーズのバランスを考慮する必要がある。

（熊谷優子）

　資料：Food in the Anthropocene: the EAT?Lancet Commission on healthy diets from sustainable food systems - ScienceDirect

3章　確認問題

次の文章を読んで，正しいものには○を，誤っているものには×をつけなさい。

- ☐ 18　1972年にストックホルムで開催された「国連人間環境会議」で，「人間環境宣言」が提出された。
- ☐ 19　電磁波は，化学的環境因子である。
- ☐ 20　食品のリスク分析の3つの構成要素のうち，リスク管理は，食品安全委員会が担っている。
- ☐ 21　外部環境の生体に対する曝露量（生体への負荷量）と集団における生体反応の関係は，用量-反応関係という。
- ☐ 22　半数の個体が反応する量は，LD50である。
- ☐ 23　一日摂取許容量（ADI）は，非意図的に飲食物に混入する有害物質などの危険度を評価する基準の一つで，ヒトがある物質を一生涯摂り続けても有害な影響がないとされる一日量のことである。
- ☐ 24　熱失神は，多量の発汗による塩分欠乏が原因で起こる。
- ☐ 25　暑熱環境下のスポーツ現場においては，湿球黒球温度（WBGT）測定が推奨されている。
- ☐ 26　放射線の単位は，放射線源の強さとしてシーベルト（Sv）が用いられる。
- ☐ 27　320nm程度の紫外線は，皮膚でプロビタミンD（7-デヒドロコレステロール）をビタミンDに変換させるはたらきがある。
- ☐ 28　腸炎ビブリオ食中毒は，主に生の魚介類で起こる感染型食中毒である。
- ☐ 29　テトロドトキシンは，加熱調理で無毒化する。
- ☐ 30　「事務所衛生基準規則」では，室内の空気環境に関する基準を設定している。二酸化炭素の基準は，100ppm以下である。
- ☐ 31　建築基準法は，建築物の安全性について，国民の生命・健康・財産の保護のため，建築物の敷地・設備・構造・用途について，その最低基準を定めた法律である。
- ☐ 32　上水道の浄化で注意するべき主な塩素耐性原虫の名称は，クリプトスポリジウムであり，健康被害が問題になっている。塩素耐性原虫対策としては，紫外線処理が有効である。
- ☐ 33　水俣病は，食物連鎖が大きく影響した公害病，または事件である。
- ☐ 34　大気汚染の指標であるPM2.5は，2.5マイクログラム以下の粒子である。
- ☐ 35　アルキル水銀は，水質汚濁の基準＜人の健康の保護に関する環境基準＞で，検出されないとされている。
- ☐ 36　溶存酸素量（DO）の低下は，河川または湖沼の水質改善を示す所見である。
- ☐ 37　日本の温室効果ガスの割合で最も高いのは，二酸化炭素である。
- ☐ 38　ワシントン条約は，オゾン層の破壊防止に関する国際条約である。

第4章　保健統計 ─ 健康・疾病・行動に関わる 統計資料

Point：①国勢調査（人口静態統計）により，人口規模，人口構成要素を説明できる。
②日本の人口動態統計では，届出により出生・死亡・死産・婚姻・離婚が把握されている。
③平均寿命（0歳平均余命）や健康寿命は，健康福祉水準の指標となることを理解する。
④傷病統計には国民生活基礎調査，患者調査や感染症関連統計があることを説明できる。
⑤国民健康・栄養関連統計，学校保健統計も含め上記の統計数値などから社会状況を説明できる。

01　保健統計の概要

　公衆衛生学や予防医学の目的は人の健康の保持・増進である。その際，国や市町村など公衆衛生活動の評価や集団間の比較に用いられる集団としての健康のレベル（程度）を表したものを健康水準という。この健康水準を測るための客観的なものさしのことを健康指標といい，死亡率や有病率などがある。それらは保健統計の数値をもとに工夫されている。保健統計は集団を対象とした健康，疾病，行動に関わる調査から得られた様々なデータを統計処理して作成されたもので，国が行う統計調査については，公的統計の体系的かつ効率的な整備，およびその有用性の確保を図ることを目的とした統計法に基づいて実施されている。

　主な健康指標を巻末（巻末参考表 表-1主な健康指標 p.249参照）にまとめて掲載する。

02　人口静態統計

Ａ　人口静態統計と国勢調査

人口とは性，年齢，職業などの特性（属性ともいう）で区分した人間集団をいい，総人口は出生率や死亡率などの健康指標の分母として用いられることが多い。ある時点の断面で人口を性，年齢，職業などの特性ごとに集計し，人口構成や規模を観察するものを人口静態統計（census statistics）という。人口静態統計のうち，最も大規模なものは国勢調査（population census）である。わが国は1920（大正9）年に第1回国勢調査が行われて以来，国際比較を行うための本調査と基本調査のみの簡易調査が交互に5年ごとの10月1日に実施されている。国勢調査は全国民を対象とした全数調査（悉皆調査）であることから，全数調査を意味するセンサスを用いて人口センサスとよぶこともある。国勢調査では，氏名，性，国籍など個人に関する項目と，世帯の種類，世帯の規模など世帯に関する項目について調査される。出生率や死亡率などの健康指標の分母となる国勢調査人口が得られるほか，その人口集団のもつ様々な特性が明らかにされ，保健医療対策のための基礎的情報として活用されている（河野稠果著：「人口学への招待」，中公新書（2007））。国勢調査が行われない年の人口は後述する人口動態統計から推計される。

B　人口の推移

（1）　総人口

　わが国の総人口は2022（令和4）年に1億2,494万7千人で，男子6,075万8千人，女子6,418万9千人となり，2015（平成27）年の総人口1億2,709万5千人と比べて，214万8千人減少した（表4-1）。わが国の人口増減率は，第二次世界大戦前では人口千人対13前後と高い増加率を示した（昭和34年人口白書）が，戦中から戦後にかけて極端に低下した。その後，1947（昭和22）年からのベビーブームと，この時期に生まれた女子が出産可能な時期に相当する1971～1974（昭和46～49）年に再び上昇したが，2005（平成17）年に戦後初めて前年を下回り，緩やかな人口減少へと転じた。なお，2055（令和37）年には9,744万人と1億人を割ると推定されている（国立社会保障・人口問題研究所：日本の将来推定人口）。人口性比は，女子100に対し男子は1950年96.3，2022年94.7と少なくなってきている。

　地域の人口の増減には，出生と死亡による自然増減だけではなく社会移動がある。現在，3大都市圏と地方圏における社会増減格差は広がっており，特に地方圏での生産年齢人口の減少や高齢化が先行する状況については十分に注視する必要がある。

（2）　人口ピラミッドと人口構造の変遷

　性・年齢別の人口構成を図式化したものを人口ピラミッドという。横軸（左右）は男女，縦軸は年齢を表している。2022（令和4）年10月1日現在のわが国の人口ピラミッドを図4-1に示した。昭和22～24年の第1次ベビーブーム期と昭和46～49年の第2次ベビーブーム期での突出がみられるが，その後は出生数が年々減少しているため，すそへ向かって次第に狭いひょうたん型を示しつつある。

　人口ピラミッドは各時代の戦争や感染症の流行，経済変化などの社会的背景による出生・死亡状況を反映し，そのピラミッド型のパターンの推移をみることで，人口構造の変遷がわかる（図4-2）。(a)はピラミッド型で戦前の日本を含めた多産多死の人口構造を表している。(b)のつりがね型は多産多死から少産少死へ移行する中間型で多産少死の人口構造を，(c)のつぼ型は少産

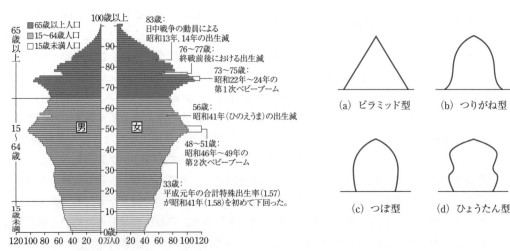

図4-1　わが国の人口ピラミッド
資料：総務省統計局，「人口推計」（令和4年10月1日現在）/
（財）厚生労働統計協会，「国民衛生の動向」2023/2024

図4-2　様々な人口ピラミッド

少死の人口構造を表している。このように人口構成のパターンが移行する過程を人口転換（demographic transition）という。

（3）　人口指標

人口を性・年齢別の構成でみたものを人口構造といい，わが国では表4-1に示すように年齢を3区分（年少人口：0〜14歳，生産年齢人口：15〜64歳，老年人口：65歳〜）で表している。表および脚注にそれぞれの人口の総人口に対する割合（年少人口割合，生産年齢人口割合，老年人口割合）や諸指数（年少人口指数，老年人口指数，従属人口指数，老年化指数）の算出式を示した。

表4-1　わが国の年齢3区分別人口と諸指標の推移　　　　各年10月1日現在

	年齢3区分別人口（千人）[1]				年齢3区分別人口構成割合（%）[1]				指　数[2]			
	総　数	年少人口 （0〜14歳）	生産年齢人口 （15〜64歳）	老年人口 （65歳以上）	総　数	年少人口 （0〜14歳）	生産年齢人口 （15〜64歳）	老年人口 （65歳以上）	年少人口 指　数	老年人口 指　数	従属人口 指　数	老年化 指　数
昭和25年（'50）	83,200	29,428	49,658	4,109	100.0	35.4	59.7	4.9	59.3	8.3	67.5	14.0
35（'60）	93,419	28,067	60,002	5,350	100.0	30.0	64.2	5.7	46.8	8.9	55.7	19.1
45（'70）	103,720	24,823	71,566	7,331	100.0	23.9	69.0	7.1	34.7	10.2	44.9	29.5
55（'80）	117,060	27,507	78,835	10,647	100.0	23.5	67.4	9.1	34.9	13.5	48.4	38.7
平成2（'90）	123,611	22,486	85,904	14,895	100.0	18.2	69.7	12.1	26.2	17.3	43.5	66.2
12（'00）	126,926	18,472	86,220	22,005	100.0	14.6	68.1	17.4	21.4	25.5	46.9	119.1
22（'10）	128,057	16,803	81,032	29,246	100.0	13.2	63.8	23.0	20.7	36.1	56.8	174.0
27（'15）	127,095	15,951	77,354	33,790	100.0	12.6	60.9	26.6	20.6	43.7	64.3	211.8
令和2（'20）	126,146	15,032	75,088	36,027	100.0	11.9	59.5	28.6	20.0	48.0	68.0	239.7
4（'21）*	124,947	14,503	74,208	36,236	100.0	11.6	59.4	29.0	19.5	48.8	68.4	249.9

資料：（財）厚生労働統計協会，「国民衛生の動向」2023/2024より。＊令和4年値は「人口推計（2022年（令和4年）10月1日現在）」

注〕1）平成22年までの国勢調査値には総数に年齢不詳を含む。また，年齢3区分別人口には，年齢不詳の案分はなく，構成割合は，年齢不詳を除いた人口を分母として算出している。平成27年，令和2年は年齢不詳補完値による。

3）年少人口指数 $= \dfrac{年少人口}{生産年齢人口} \times 100$　　老年人口指数 $= \dfrac{老年人口}{生産年齢人口} \times 100$　　従属人口指数 $= \dfrac{年少人口 + 老年人口}{生産年齢人口} \times 100$

老年化指数 $= \dfrac{老年人口}{年少人口} \times 100$

これらは人口構造の特性や人口の動向を表す人口指標として国際的にもよく使われる。社会の高齢化の指標には，前述の老年人口指数のほかにも平均値年齢や中位数（メディアン）年齢などが用いられる。2015（平成27）年の平均年齢，中位数年齢は，それぞれ46.4歳，46.7歳であるが，2050年になると各年齢は52.3歳，54.7歳とさらに高齢化するとともに，その差は一層開いていくと推定されている。また，被扶養者/扶養者の比率である従属人口指数は戦後40〜70で推移してきたが，今後50年では100に達するといわれている（国立社会保障・人口問題研究所：日本の将来推計人口（平成29年推計 改訂版））。

（単位　万人）　　**表4-2　労働力人口の推移**　　　各年平均

	15歳以上[3] 人　口	労働力人口			非労働 力人口	労働力[1] 人口比率 （%）	完全[2] 失業率 （%）
		総　数	就業者	完全 失業者			
総　数							
昭和55年（1980）	8,932	5,650	5,536	114	3,249	63.3	2.0
平成2（'90）	10,089	6,384	6,249	134	3,657	63.3	2.1
12（2000）	10,836	6,766	6,446	320	4,057	62.4	4.7
22（'10）	11,111	6,632	6,298	334	4,473	59.6	5.1
27（'15）	11,110	6,625	6,401	222	4,479	59.6	3.4
令和2（'20）	11,108	6,902	6,710	192	4,197	62.0	2.8
4（'22）	11,038	6,902	6,723	179	4,128	62.5	2.6
男							
昭和55年（1980）	4,341	3,465	3,394	71	859	79.8	2.0
平成2（'90）	4,911	3,791	3,713	77	1,095	77.2	2.0
12（2000）	5,253	4,014	3,817	196	1,233	76.4	4.9
22（'10）	5,365	3,850	3,643	207	1,513	71.6	5.4
27（'15）	5,365	3,773	3,639	135	1,588	70.3	3.6
令和2（'20）	5,364	3,840	3,724	115	1,520	71.4	3.0
4（'22）	5,328	3,805	3,699	107	1,518	71.4	2.8
女							
昭和55年（1980）	4,591	2,185	2,142	43	2,391	47.6	2.0
平成2（'90）	5,178	2,593	2,536	57	2,562	50.1	2.2
12（2000）	5,583	2,753	2,629	123	2,824	49.3	4.5
22（'10）	5,746	2,783	2,656	127	2,960	48.5	4.6
27（'15）	5,746	2,852	2,764	89	2,891	49.6	3.1
令和2（'20）	5,744	3,063	2,986	76	2,677	53.2	2.5
4（'22）	5,711	3,096	2,024	73	2,610	54.2	2.4

資料：総務省統計局「労働力調査」（基本集計）

注〕1）労働力人口比率 $= \dfrac{労働力人口}{15歳以上人口} \times 100$　　2）完全失業率 $= \dfrac{完全失業者}{労働力人口} \times 100$

3）15歳以上人口には労働力状態不詳を含む。

　老年人口割合は人口の高齢化の目安として重要である。2022（令和4）年の老年人口割合は29.0％で，2055年には38.0％に達すると予測されており，極端な高齢社会が到来すると考えられる。

　15歳以上の人口のうち，就業者と完全失業者の合計である労働力人口は，2022（令和4）年平均で6,902万人であり，男女別でみると男性は前年より22万人減の3,805万人，女性は16万人増の3,096万人であった。また，2022（令和4）年平均の就業者数は6,723万人と前年に比べ10万人増加したのに対し，完全失業者数は179万人と前年に比べて減少した。なお，2022（令和4）年平均の完全失業率は2.4％であった（表4-2）。

C　世界の人口　　国連の推計では2021（令和3）年，地球上の総人口は78億人に達している。2022（令和4）年，世界で最も人口の多い国は中国（14億2千万人）であるが，2位のインド（14億1千万人）が間もなく最多人口国になるといわれている。なお，1億人以上の人口をもつ国は世界で14か国，3千万人以上の国は約50か国である。世界人口が増加し始めたのは1650年頃からで，この時期の増加原因は産業革命期の社会経済の発展に歩調を合わせるものであった。先進国の多くは150年以上の長い時間をかけて多産多死から少産少死へ転換した。一方，開発途上国では，非常に早いスピードで人口転換の時期を迎え，第二次世界大戦後，人口爆発といわれるほどの激しい増加を示した。2022（令和4）年の国連の推計によると1950年に約25億人であった世界人口は加速的に増え，2050年には97億人に達すると予測されている。

03　人口動態統計

A　人口動態統計と各指標の届出制度　　人口の変動に関わる要因のうち，出生，死亡，死産（胎児の死亡），婚姻，離婚の発生状況をまとめたものが人口動態統計である（巻末参考表　表-1主な健康指標 p.249 参照）。出生，死亡，婚姻，離婚については戸籍法により，死産については死産の届出に関する規定によって届出が義務づけられている。原則として出生は14日以内，死亡と死産は7日以内に届け出ることになっており，出

Column　国・政府が提供する統計資料

　一口に保健統計といっても，その目的に応じて方法や対象とする集団の大きさも様々である。また，その作成に関しても，研究者や各自治体，さらには企業などが行うものまで多種多様である。いうまでもないが実施に要する手続きやそれに関わる経費，調査規模などを総合的に考えた場合，厚生労働省をはじめとした各省庁が行っている統計，いわゆる国・政府レベルの統計（政府統計）は，とても有用な統計データである。政府統計は，従来であれば冊子による紙媒体で公表される形が主流であり，図書館や関連団体・機関での閲覧，もしくは購入による活用に限られていた。しかし，インターネットの普及により，わが国でも各省庁が作成した統計情報がネットを通じて広く公開され，「政府統計の総合窓口（https://www.e-stat.go.jp）」として一つにまとめられている。

　「e-Stat：イースタット」とよばれるこのポータルサイトは，保健統計はもちろんのこと，各種統計データが検索できるだけでなく，データベース化された統計データを利用した表・グラフ（例えば，人口ピラミッドなど）の作成や地図表示（統計，GIS）などの機能も備えている。さらには児童・生徒や先生向けの統計学習サイトまで用意されており，なかなかの充実ぶりである。何より国民がいつでも活用できるよう e-Stat は利用登録が基本不要で，しかも「無料」となっている。比較的古い統計情報（大正9年の国勢調査等）は PDF ファイルで提供されているが，最近の統計データは汎用性の高い Excel ファイルや CSV ファイルなどで公表されているため（もちろんダウンロード可），ユーザーにとっては大変便利である。保健統計に触れる機会として，ぜひ一度閲覧してみるのはいかがだろうか。

（伊藤常久）

生，死亡，死産は最近親者が，婚姻，離婚は当事者がそれぞれの届出用紙を市区町村に提出する。

　2016(平成28)年1月より行政を効率化し，国民の信頼性を高め，公平・公正な社会を実現する社会基盤として，「マイナンバー制度」が運用開始となった。社会保障・税・災害対策などの分野で効率的に情報を管理し，複数の機関が保有する個人の情報が同一人の情報であることを確認するために活用されるこの制度は，住民基本台帳に登録された住民票をもつすべての人に12桁の個人番号が割り当てられる。住民基本台帳は，地域人口の把握に関連するシステムである。氏名，生年月日，性別，住所などが記載された住民票を編成したもので，国民健康保険や介護保険，国民年金の被保険者の資格の確認など，住民に関する事務処理の基礎として利用されている。現住所の証明や選挙人の登録のほか，人口の調査(人口動態など)にも用いられているが，2012(平成24)年7月からは一定期間以上日本国内に滞在する外国籍中長期滞在者や特別永住者なども外国人住民として住民基本台帳法の適用を受けることとなった。人口動態がどう変化しているのか，すなわち，どの程度の人口がその地域に住んでいるのかを示すものを定住人口(居住人口ともいう)というのに対し，その地域に訪れる人のことを交流人口とよんでいる。人口動態調査票の作成は市区町村で行われ，保健所に送付されて月毎に集計され，都道府県を経由して厚生労働省に送られる。同省統計情報部では，全国のデータを集計，編集し，毎年，人口動態統計として公表している(表4-8 p.96参照)。

　なお，後述する出生率や死亡率などのように当該事象を人口で割って算出する際，分母となる人口を性や年齢などによって分けない総人口とした率を粗率といい，衛生状態や人口構成などを含めた包括的な比率である。例えば死亡率でいえば，実際にその人口が死亡において失われる程度を示すものとしての意義をもち，粗死亡率は単に死亡率ということが多い。人口動態統計では，分母は通常，日本人人口(10月1日現在)を用いている。

B　出　生　(粗)出生率は出生数を分子とし，総人口を分母とした値で通常人口千人対で表す。人口問題を取り扱う分野で出生率は重要な健康指標の一つである。将来人口の予測やその集団における出生力の推定には総人口を分母とせず，出産可能な15〜49歳(再生産年齢)の女子を用いた**再生産率(合計特殊出生率)**(表4-8 p.96参照)や，産まれる子どものうち女児のみについて考え，1人の女性が一生の間に平均して何人の女子を産むかを表す総再生産率，さらに，総再生産率で産まれた女児が妊娠可能な年齢に達するまでに起こる死亡状況を考慮した純再生産率を用いて検討する(巻末参考表 表-1主な健康指標 p.249参照)。

　再生産率では2より，また総再生産率では1より大きくなければ，将来人口は減少すると考えられる。女児の条件を最も厳密に考えた純再生産率では，値が1.0であることは1人の女児が1人の妊娠可能な女性に置き換わることを意味し，人口の増減はない(静止人口)。合計特殊出生率を純再生産率で割った値は人口が静止するために必要な値で，これを人口置換水準という。2021(令和3)年で2.07である。

　出生水準を国際比較する際には，人口の年齢構成の違いに影響されないという点で，再生産率(合計特殊出生率)が有用とされている。わが国の出生率は明治以降，比較的高率で経過し，第二次世界大戦後の1947〜49(昭和22〜24)年には，**第1次ベビーブーム**が起こり，出生数はピークを迎えて260万人台となり，合計特殊出生率も4を越えた(図4-3)。

　1960年代後半には，第1次ベビーブームに産まれた人達が出産可能な年齢に達して**第2次ベビーブーム**をむかえ，出生数は再び増加傾向となった。特に1971〜74(昭和46〜49)年は200万人を越える出生数があった。しかし，それ以降，再び減少傾向に転じ，2022(令和4)年の出生数

は77万人で過去最少となっている。一方，1956（昭和31）年以降，合計特殊出生率は人口置換水準を下回り，2.0〜2.1前後で推移し，さらに低下傾向が続いた。

　2005（平成17）年には1.26まで下がったが，近年もち直しの兆しがみられ，2022（令和4）年は1.26である（巻末参考表 表-1主な健康指標 p.249参照）。合計特殊出生率の低下は，特に20歳代を中心とする若年者の出生率の低下によるものと考えられる。年齢5歳階級別にみると，29歳以下の各階級で低下しているものの，30歳以上の階級では上昇しており，最も合計特殊出生率が高いのは30〜34歳となっている。

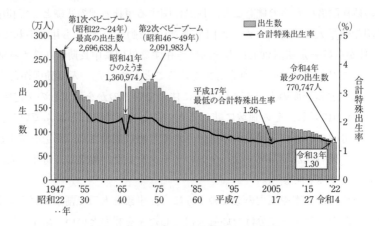

図4-3　出生数と合計特殊出生率の推移

資料：厚生労働省，「人口動態統計」/（財）厚生労働統計協会，
「国民衛生の動向」2023/2024
注〕　令和4年は概数である。

C　死　亡　死亡は一生を通じて1回だけ起こる比較的混乱が生じにくい事象のため，死亡の動向に係わる比率は健康水準の国際比較や地域間の比較によく用いられる。（粗）死亡率（以下「死亡率」）は死亡数を分子とし，総人口を分母とした値を人口千人対で表したものである（表4-8 p.96参照）。年齢でみると，新生児・乳児は身体機能が未熟なため，また40歳以上では加齢により死亡率は高くなる。

表4-3　粗死亡率・年齢調整死亡率（人口千対）の推移

	粗死亡率[1]			年齢調整死亡率[2]	
	総　数	男	女	男	女
昭和25年（'50）	10.9	11.4	10.3	18.6	14.6
35（'60）	7.6	8.2	6.9	14.8	10.4
45（'70）	6.9	7.7	6.2	12.3	8.2
55（'80）	6.2	6.8	5.6	9.2	5.8
平成2（'90）	6.7	7.4	6.0	7.5	4.2
12（'00）	7.7	8.6	6.8	6.3	3.2
22（'10）	9.5	10.3	8.7	5.4	2.7
令和2（'20）	11.1	11.8	10.5	13.3	7.2
3（'21）	11.7	12.4	11.1	13.6	7.4
*4（'22）	12.9	13.5	12.3	…	…

資料：厚生労働省，「人口動態統計」/（財）厚生労働統計協会，「国民衛生の動向」2023/2024

注〕　1）年齢調整死亡率と併記したので粗死亡率と表したが，単に死亡率といっているものである。
　　　2）年齢調整死亡率の基準人口は「平成27年モデル人口」であり，年齢5歳階級別死亡率により算出した。
　　　＊概数である。

表4-4　65歳以上死亡数の死亡総数に
対する割合の国際比較

		割合（%）
日　　　　　本	（'21）	91.3
カ　ナ　ダ	（'20）	80.3
アメリカ合衆国	（'19）	74.2
フ　ラ　ン　ス	（'20）	85.3
ド　イ　ツ	（'20）	86.0
イ　タ　リ　ア	（'20）	90.0
オ　ラ　ン　ダ	（'20）	86.6
スウェーデン	（'20）	89.3
イ　ギ　リ　ス	（'20）	84.7
オーストラリア	（'20）	82.1
ニュージーランド	（'21）	81.0

資料：厚生労働省，「人口動態統計」/（財）厚生労働統計協会，「国民衛生の動向」2023/2024
UN「Demographic Yearbook」

わが国の死亡率の年次推移を表4-3に示した。明治〜大正の死亡率は人口千対20台で推移していたが，昭和に入ると20を下回って低下傾向が続き，1941（昭和16）年に16.0となった。この後，動態統計が中断され，復活した1947（昭和22）年には，14.6であったが，1960（昭和35）年には7.6と死亡率は半減した。この減少傾向は1983（昭和58）年まで続き，その後は人口の高齢化の影響で死亡率はやや上昇傾向にある。2022（令和4）年の死亡率は12.9であった。

50歳以上の死亡割合（Proportional Mortality Ratio：**PMR**，Proportional Mortality Indicator：**PMI**ともよばれる）は死亡総数に対する50歳以上の死亡割合をいい，人口を分母とせず，死亡数のみから算出される。死因統計がよく整理されていない地域や開発途上国などでも年齢別死亡統計からおよその死亡状況を把握でき，保健水準の高さを表す総合指標の一つである。高齢者の死亡割合が高いほどPMIの値は大きくなり，若中年層での死亡が少ないことを表す。何歳以上の死亡割合を用いるかによって，PMI60（60歳以上の死亡割合）やPMI80（80歳以上の死亡割合）などがある。65歳以上の死亡割合（**PMI 65**）の国際比較（表4-4）では，日本の割合は91.3％と先進国のなかでも非常に高く，わが国の保健水準は世界でも高いレベルにあるといえる。

D 死因統計と死因分類（ICD）

人口動態統計をはじめ，死亡に関する統計はいくつかあるが，そのなかでも死因統計は医師が死亡と診断した際に記載する死亡診断書が基本となり作成される。死因別に死亡状況を比較する場合，国際的には統一された分類が必要である。世界保健機関（WHO）は現在「疾病及び関連保健問題の国際統計分類（International Statistical Classification of Diseases and Related Health Problems：**ICD**）」を定めているが，そのルーツは1900（明治33）年に定められた国際疾病分類に遡る。医学の進歩に伴う疾病像の解釈やカルテの管理，多様化する用途などに合わせ，以後，約10年毎に分類方法や分類コード等に修正が加えられている。わが国では1995（平成7）年以降は第10回改訂（ICD-10）を採用し，2006（平成18）年からは，ICD-10（2003年版）の勧告に応じて使用している。また，2022年8月末時点で，2003年版以降の修正内容を反映させたICD-10（2013年版）を2016（平成28）年1月から「疾病，傷害及び死因の統計分類」に，2017（平成29）年1月から人口動態統計にそれぞれ適用している。なお，WHOでは2019年5月に最新のICD-11が承認され，2022年には正式に発

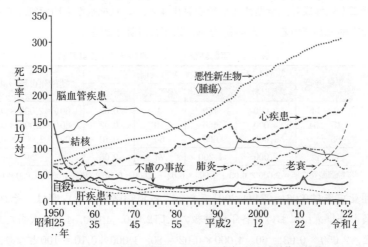

図4-4 主要死因別にみた死亡率（人口10万対）の推移

資料：厚生労働省，「人口動態統計」/（財）厚生労働統計協会，「国民衛生の動向」2023/2024
注〕1）死因分類はICD-10（2013年版）準拠（平成29年適用）による。なお，平成6年まではICD-9による。
　　2）令和4年は概数である。

効した。日本でも告示改正に向けて疾病，傷害及び死因分類専門委員会や日本医学会等の専門家による日本語訳の作業等が進められている。

　死因別死亡率(cause‐specific death rate)は，ある特定の疾患による死亡数を分子とし，総死亡数を分母とした値を人口10万人対で表したものである。この指標の年次推移などから死因構造の変遷を知ることができる(図4‐4)。結核・胃腸炎・肺炎などの感染症による死亡が第二次世界大戦後，栄養・衛生状態の改善，医療水準の向上により急激な減少を示した。感染症に代わって悪性新生物と心疾患が急速に増加し，脳血管疾患と共に1958(昭和33)年からわが国の3大死因となった。しかし高齢者の増加により，2011(平成23)年から肺炎が浮上し，悪性新生物，心疾患，肺炎，脳血管疾患を合わせた主要4死因の全死因に占める割合が2022(令和4)年には50.9%となった。また，2018(平成30)年以降，老衰が死因の第3位となったが，その死亡率も上昇し続けている。なお，平成7年に脳血管疾患が増加し，心疾患が減少したが，これはICD‐10の適用と死亡診断書の改正による影響であり，死亡状況が変化したためではないと考えられる。

Ｅ　年齢調整死亡率

集団での死亡状況はその集団の年齢構成により大きく影響される。若者が多ければ死亡者は少なく，高齢者が多ければ死亡者が多くなるからである。そこで，健康的集団であるか否かを(死亡率が少なければよりよい集団といえる)年齢構成が異なる集団間で死亡状況を用いて比較する場合，各集団で得られた(粗)死亡率では比較評価できないため，年齢構成の歪みを補正し，均一化した**年齢調整死亡率**(age‐adjusted death rate)を使用する必要がある。この操作を**調整**(または**標準化**)といい，調整に使用される人口が**基準人口**である。厚生労働省では高齢化を反映した新たな基準人口として，2020(令和2)年より「**2015(平成27)年モデル人口**」を使用している。年齢調整死亡率の算定方法には直接法と間接法の2通りがある。

(1)　直接法

　観察人口の年齢階級別死亡率が明らかで国や県のような規模の大きな集団間の比較には**直接法**が適している。この方法では観察集団の年齢階級別死亡率と基準人口の年齢構成から期待死亡数を年齢階級ごとに作成し，全期待死亡数を算出する。これを基準人口で割ったものを観察集団の年齢調整死亡率としている。(表4‐5)を例に以下に計算手順を示す。

表4‐5　年齢調整死亡率の直接法による計算例

年齢階級	基準人口	A町人口			期待死亡数の計算
	人口数	人口数	死亡数	死亡率	
0～14	2,000	150	4	0.03	60(= 2,000 × 0.03)
15～64	4,000	450	10	0.02	80(= 4,000 × 0.02)
65～	1,000	600	60	0.10	100(= 1,000 × 0.10)
合　計	7,000	1,200	74	0.06	240

年齢調整死亡率＝2,000 × 0.03 + 4,000× 0.02 + 1,000× 0.10/2,000+ 4,000+ 1,000 ＝ 0.03

　A町の粗死亡率は0.06(= 74/1,200)である。各年齢階級の死亡率は，それぞれ0.03，0.02，0.10である。基準人口における各年齢階級の人口2,000，4,000，1,000人当たりの期待死亡数を計算すると，2,000 × 0.03 = 60，4,000× 0.02 = 80，1,000×0.10 = 100となり，期待死亡総数は240人である。年齢調整死亡率は基準人口の総数7,000人で期待死亡総数240人を割ったもので0.03となる。A町の粗死亡率が，年齢調整死亡率よりも高かったのは，高齢者(死亡率が高い)が多かったためである。

　例えば，日本のがんの年齢調整死亡率（人口10万対）の推移（表4-6）では，胃の悪性新生物による年齢調整死亡率は男女とも昭和40年代あたりから低下し，現在は2分の1から3分の1になっている。しかし，この間の粗死亡率は，ほとんど変わっていない。つまり，昔と比べると同じ年代の人が胃がんで死亡するリスクは大変低い社会になっていることがわかる。粗死亡率があまり変化していないのは，胃がんになりやすい高齢者が増加しているためと読みとれる。一方，女性は乳房がんで死亡するリスクが昭和55年に比べ20年後は1.7倍，粗死亡率が2.8倍なので，年齢構成の変化による影響もあるが，乳がんになりやすい社会・生活（食を含めた）環境になっているといえる。

表4-6　部位別にみた悪性新生物の年齢調整死亡率（人口10万対）の推移

	昭和30年 (1955)	'40 ('65)	50 ('75)	60 ('85)	平成7 ('95)	12 (2000)	15 ('05)	22 ('10)	27 ('15)	令和2 ('20)	3 ('21)
男											
悪 性 新 生 物〈腫 瘍〉	310.8	383.1	412.0	478.6	537.7	519.3	494.4	469.4	433.0	394.7	390.8
食　　　　　道	18.8	21.4	22.1	21.2	21.6	22.1	21.2	20.2	18.1	15.6	15.2
胃	174.0	186.7	165.7	132.4	110.6	97.0	83.2	73.8	60.9	49.6	47.9
結　　　　　腸	5.9	8.8	15.2	24.8	37.2	37.0	35.1	34.1	34.2	32.4	32.2
肝 及 び 肝 内 胆 管	37.2	33.5	33.7	48.6	63.2	59.0	52.5	44.6	36.5	28.9	27.9
胆のう及びその他の胆道	…	6.6	10.7	19.2	23.5	22.2	21.5	19.9	18.6	17.0	17.1
膵	3.7	10.2	15.5	25.2	29.3	28.8	29.2	30.6	30.8	33.0	33.4
気管，気管支及び肺	14.2	35.6	58.9	96.3	117.5	116.5	114.9	112.2	104.4	94.3	92.8
白　 血　 病	2.6	4.2	6.1	8.7	10.1	9.8	9.8	10.0	9.6	9.6	9.6
（再　掲）大　腸[1]	17.9	23.8	32.9	44.6	59.1	57.9	55.8	52.7	52.6	49.4	49.3
女											
悪 性 新 生 物〈腫 瘍〉	217.0	240.1	236.4	241.5	244.6	236.1	225.0	216.2	206.6	196.4	195.5
食　　　　　道	6.6	7.0	5.7	4.3	3.5	3.2	3.0	2.9	2.7	2.6	2.7
胃	92.6	94.5	79.8	60.2	43.7	36.9	31.0	26.0	21.3	17.5	17.0
結　　　　　腸	6.3	8.9	12.7	18.6	24.4	24.1	24.1	22.8	23.1	21.7	21.8
肝 及 び 肝 内 胆 管	24.7	20.0	16.3	16.8	21.2	21.3	19.4	17.1	13.2	10.1	9.5
胆のう及びその他の胆道	…	5.9	11.1	18.7	19.3	17.7	15.5	13.8	11.9	9.7	9.7
膵	2.6	6.3	9.8	14.7	17.4	18.1	18.7	20.5	21.4	23..5	23.7
気管. 気管支及び肺	4.6	11.9	16.g	26.0	30.0	30.3	29.6	29.5	28.7	27.3	27.6
乳　　　　　房	8.5	8.1	9.7	11.4	14.7	16.1	17.6	19.4	20.2	20.6	20.6
子　　　　　宮	36.5	29.4	22.3	14.5	10.9	9.9	9.0	9.1	9.4	9.6	9.6
白　 血　 病	1.6	2.9	4.1	5.0	5.1	5.3	5.1	4.9	4.9	4.5	4.5
（再　掲）大　腸[1]	14.6	19.1	24.7	29.3	34.1	33.3	32.8	30.8	30.8	29.2	29.0

資料：厚生労働省，「人口動態統計」/（財）厚生労働統計協会，「国民衛生の動向」2023/2024
注）　1）大腸は結腸と直腸S状結腸移行部及び直腸を示す。ただし，昭和40年までは直腸肛門部を含む。
　　　2）年齢調整死亡率の基準人口は「平成27年モデル人口」である。

（2）　間接法

　市区町村など比較的小さな集団の場合には間接法が適している。観察人口の年齢階級別死亡率が不明であっても総死亡数と年齢階級別人口が得られていれば，年齢調整死亡率の算出は可能である。はじめに基準人口の年齢階級別死亡率を観察人口にあてはめて年齢階級別死亡数とその総和である期待死亡数を算出しておき，観察されている総死亡数をこの期待死亡数で割って**標準化死亡比**（Standardized Mortality Ratio：**SMR**）を求める。この**SMR**に基準人口の（粗）死亡率を掛けたものが年齢調整死亡率であるが，間接法では年齢調整死亡率まで算出せず，標準化死亡比を指標として用いることが多い。

　なお，表4-7の計算手順は，まずB町の粗死亡率0.07（＝190/2,700）を出す。各年齢階級の期待死亡数は，それぞれ1,800×0.02＝36，600×0.04＝24，300×0.04＝12で，期待死亡総数は72人である。実際に観察された総死亡数は190人で，観察死亡数と期待死亡数の比をとり，100

表4-7　年齢調整死亡率の間接法による計算例

年齢階級	基準人口			B町人口			期待死亡数の計算
	人口数	死亡数	死亡率	人口数	死亡数	死亡率	
0～14	2,400	48	0.02	1,800	不明	不明	36(＝1,800×0.02)
15～64	4,800	192	0.04	600	不明	不明	24(＝　600×0.04)
65～	3,200	128	0.04	300	不明	不明	12(＝　300×0.04)
合　計	10,400	368	0.04	2,700	190	0.07	72

標準化死亡比＝190/72×100＝263.9　　年齢調整死亡率＝0.04×2.639＝0.106

倍したものが標準化死亡比263.9(＝190/72×100)となり，B町は死亡リスクが高く，健康水準が低いといえる。

　2013～2017(平成25～29)年の標準化死亡比を市区町村別でみると，男性では神奈川県横浜市青葉区が最も低く(76.2)，次いで神奈川県横浜市麻生区(77.6)が，女性では沖縄県中頭郡北中城村(71.9)，群馬県利根郡川場村(72.4)の順となっている(厚生労働省:「人口動態保健所・市区町村別統計」ただし，主要死因が欠損している市区町村は除く)。一般的に標準化死亡比が100より大きいということは，その地域の死亡状況は全国より悪く，100より小さいということは全国よりよいということを意味する。

Ｆ　死産，周産期死亡，乳児死亡，妊産婦死亡

出産や出生に関わる胎児，乳児，妊産婦の死亡に関する比率は出産数ま

表4-8　人口動態統計(確定数)の概況

	人　数			率	
	令和4年	令和3年	対前年増減	令和4年	令和3年
出　生(人)	770.759	811,622	△　40,863	6.3	6.6
男	395.257	415,903	△　20.646	6.7	7.0
女	375.502	395,719	△　20.217	6.0	6.3
死　亡(人)	1.569.050	1,439,856	129,194	12.9	11.7
男	799.420	738,141	61,279	13.5	12.4
女	769.630	701,715	67,915	12.3	11.1
乳児死亡(人)	1.356	1,399	△　43	1.8	1.7
新生児死亡	609	658	△　49	0.8	0.8
自然増減(人)	798.291	628,234	△　170,057	△6.5	△5.1
死　産(胎)	15.179	16,277	△　1,098	19.3	19.7
自然死産	7.391	8,082	△　691	9.4	9.8
人工死産	7.788	8,195	△　407	9.9	9.9
周産期死亡(胎)	2.527	2,741	△　214	3.3	3.4
妊娠満22週以後の死産	2.061	2,235	△　174	2.7	2.7
早期新生児死亡	466	506	△　40	0.6	0.6
婚　姻(組)	504.930	501,138	3,792	4.1	4.1
離　婚(組)	179.099	184,384	△　5,285	1.47	1.50
合計特殊出生率				1.26	1.30
年齢調整死亡率					
男				14.4	13.6
女				7.9	7.4

資料：厚生労働省，「人口動態統計」

注〕　出生・死亡・自然増減・婚姻・離婚・年齢調整死亡率は人口千対，乳児死亡・新生児死亡・早期新生児死亡率は出生千対，死産率は出産(出生＋死産)千対，周産期死亡・妊娠満22週以後の死亡率は出産(出生＋妊娠満22週以後の死産)千対である。年齢調整死亡率算出のための基準人口は「平成27年モデル人口」である。

たは出生数を分母として作成される。これらの指標は母子保健領域のみならず，母子を取り巻く衛生状態の良否や経済・教育状況など総合的な地域保健評価に重要な役割を果たしている(表4-8)。

　死産は「死産の届出に関する規定」で妊娠満12週以後の死児の出産をいう。死産率は死産数を分子とし，出生数と死産数を足したものを分母とした値を千人対で表したものである。乳児死亡は生後1年未満の死亡をいい，乳児死亡数を分子とし，出生数を分母とした値を千人対で表したものを乳児死亡率という。この指標は，母子保健指標のなかでも特に重要とされている。乳児期は死亡の危険度が高い年齢であることから，この期間をさらに細分し，早期新生児期(生後1週未満)，新生児期(生後4週未満)としてそれぞれの死亡率を算出し，指標とする場合もある。表4-9に乳児死亡率・新生児死亡率の年次推移の国際比較を示した。わが国は大正末期まで150以上と非常に高かったが，その後，低下して戦時中の統計中断前としては1941(昭和16)年に84.1の最低値を示した。戦後以降も急速な低下が続き，1975(昭和50)年には10.0，2021(令和3)年には1.7と世界でも最低率クラスの水準を維持している。

表4-9　乳児死亡率・新生児死亡率(出生千対)の国際比較

	乳児死亡率					新生児死亡率				
	1980年	'90	2000	'10	'21	1980年	'90	2000	'10	'21
日　　　　本	7.5	4.6	3.2	2.3	1.7	4.9	2.6	1.8	1.1	0.8
カ　ナ　ダ	10.4	6.8	5.3	'08)5.1	'20)4.5	6.7	4.6	3.6	'06)3.7	'20)3.5
アメリカ合衆国	12.6	9.1	6.9	6.1	5.6	8.4	5.8	4.6	'09)4.2	'19)3.8
オーストリア	14.3	7.9	4.8	3.9	2.7	9.3	4.4	3.3	2.7	'19)2.3
デンマーク	8.4	7.5	5.3	3.4	3.1	5.6	4.5	'01)3.5	2.6	'20)2.7
フ ラ ン ス	10.0	'91)7.3	4.4	3.5	'20)3.4	5.6	3.6	'03)2.9	'09)2.4	'20)2.5
ド　イ　ツ	12.6	7.0	4.4	3.4	3.0	7.8	3.5	2.3	'07)2.7	'20)2.2
ハンガリー	23.2	14.8	9.2	5.3	3.3	17.8	10.8	6.2	3.5	'20)2.1
イ タ リ ア	24.5	8.5	4.5	3.2	'20)2.4	11.2	6.2	'03)3.4	'08)2.4	'18)2.0
オ ラ ン ダ	8.6	7.1	5.1	3.8	3.3	5.7	5.7	3.9	'09)2.9	'20)2.9
ポーランド	21.3	16.0	8.1	5.0	'19)3.8	13.3	11.6	5.6	3.5	'19)2.7
スウェーデン	6.9	5.6	3.4	2.5	1.8	4.9	4.9	'01)2.5	1.6	'20)1.7
ス　イ　ス	9.1	7.1	4.9	3.8	'20)3.6	5.9	3.8	3.6	3.1	'20)3.0
イ ギ リ ス	12.1	'91)7.4	5.6	4.3	'20)3.8	7.7	4.5	3.9	'09)3.2	'20)2.8
オーストラリア	10.7	8.2	5.2	4.1	'20)3.2	7.1	4.9	3.5	2.8	'20)2.4
ニュージーランド	13.0	'91)8.3	6.1	5.1	4.7	5.8	4.1	3.6	'09)2.8	2.7

資料：厚生労働省，「人口動態統計」/(財)厚生労働統計協会，「国民衛生の動向」2023/2024　UN「Demographic Yearbook」
注〕　ドイツの1990年までは旧西ドイツの数値である。

　妊産婦死亡率は妊産婦死亡数を分子とし，出産数(出生＋死産)を分母にした値を10万対で表したものである。ただし，国際比較には出生10万対を用いる。日本における妊産婦死亡率の推移をみると，1980(昭和55)年には1950(昭和25)年に比べ，約1/8の19.5に減少した。近年はさらに低くなっており，2021(令和3)年は，2.5となっている。

　周産期死亡は妊娠期22週以後の死亡と生後1週未満の早期新生児死亡を合わせたものである。国によって死産の定義が一致せず，また早期新生児死亡が死産とされることがあるなど扱いが様々であること，さらに妊娠22週以後の死産と生後1週未満の早期新生児死亡は，ともに母体の健康状態に大きく影響される共通点をもつことから比較的信頼できる国際比較可能な指標として，1950年にWHOにより提唱された。周産期死亡率は前述の周産期死亡数を分子とし，出生数に満22週以後の死産数を加えたものを分母とした値を千人対で表している。わが国の周産期死亡数・率の推移を図4-5に示したが，死亡数，死亡率とも年々低下しており，周産期死亡は改善さ

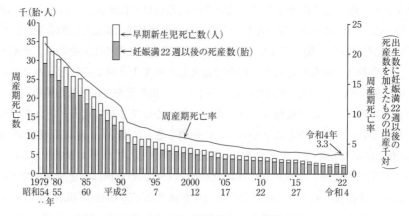

図4-5 周産期死亡数と率の推移

資料：厚生労働省，「人口動態統計」/（財）厚生労働統計協会，「国民衛生の動向」2023/2024
注〕 令和4年は概数である。

れつつある。

G 婚姻・離婚と家族形態

わが国では，婚姻の減少（有配偶率の低下：未婚化）や離婚，晩婚化をはじめ，晩産化や産児制限の進展などが，1975年以降の出生率の低下（少子化）に大きく影響した（表4-8 p.96参照）。

第二次世界大戦直後は戦場からの復員や海外からの引揚げにより，婚姻・離婚とも大幅に増加した。第1次ベビーブーマーが結婚期を迎えた1970～1974（昭和45～49）年には婚姻件数は100万組を突破した。しかし，その後は減少傾向に転じ，2022（令和4）年は504,878組，婚姻率は人口千対4.1であった。一方，離婚件数は戦後，ほぼ横ばいから増減を繰り返し，2002（平成14）年には28万9千件で戦後最多となった後は徐々に減少し，2022（令和4）年は179,096組，離婚率は人口千対1.47となった。

このような状況は，平均余命が伸び超高齢社会でもある日本の家族形態も変化させている。2022（令和4）年における全国の世帯総数は，5,431万世帯となっており，世帯構造別では，単独世帯32.9％，核家族世帯57.1％（うち夫婦のみ24.5％，夫婦と未婚の子25.8％，ひとり親と未婚の子6.8％），三世代を含むその他の世帯10.0％である。1989（平成元）年には各々20.0％，60.3％（16.0％，39.3％，5.0％），19.7％であったことと比べると，単独世帯の増加，夫婦と未婚の子の核家族・三世代家族の減少がみられる。さらに世帯類型別でみた場合，高齢者世帯の割合は1989（平成元）年の7.8％から2022（令和4）年には31.2％へと大幅に増加している。これまで家族の機能であった育児・介護への公的サービスの充実が必要な状況が進んでいる。

04 生命表

A 生命表

生命表とは，ある時点における死亡状況（年齢階級別死亡率）が将来にわたって今後不変に続くと仮定した場合，同一時期に出生した集団（10万人を仮定）が年次と共に死亡して減少する過程を表したものである。生命表には，全国単位のものとして人口動態統計（確定数）と国勢調査に基づき5年ごとに作成される「完全生命表」とその間の人口動態統計（概数）と推定人口から作成される「簡易生命表」がある。このほか，行政規模に応じて「都

道府県別生命表」や「市区町村別生命表」がある。生命表に用いられる**生命関数**の意味は以下の通りである。

死　亡　率　$_nq_x$　　x 歳ちょうどの者が $x + n$ 歳に達しないで死亡する確率

生　存　数　l_x　　10万人の出生者が上記の死亡率に従って死亡していく場合，x 歳に達するまで生き残る人数の期待値

死　亡　数　$_nd_x$　　x 歳ちょうどの生存者 l_x 人のうち，$x + n$ 歳に達しないで死亡する人数の期待値

定常人口　$_nL_x$　　毎年10万人の出生があり，かつ上記の年齢別死亡率が一定不変の場合における定常状態（人口集団の年齢構成が一定の型に収束した状態）の x 歳以上 $x + n$ 歳未満の人口

定常人口　T_x　　x 歳以上の定常人口

平均余命　$\overset{\circ}{e}_x$　　x 歳ちょうどの者の，その後の生存年数の期待値（T_x/l_x で得られる）

　生命表は，現実の人口集団の年齢構成に影響されず，その集団の死亡状況のみを表しているため，死亡状況の厳密な分析や地域での健康水準の比較などに適している。

　図4-6は，ある年に生まれた10万人の出生集団が，その年の年齢別死亡率が将来も不変であると仮定した場合に，どのような形で減少していくかを示している。また，平均余命は下の式で表される。

平均余命
＝ x 歳以上の定常人口（T_x）/ x 歳の生存数（l_x）

なお，x 歳以上の定常人口は x 歳以上の各年齢別人口の総和であり，図の a, x, b で囲まれた部分の面積である。

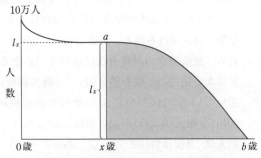

図4-6　生命表の概念図とその説明

B 平均余命と平均寿命

平均余命とは，ある年齢（x 歳）の生存者が平均してそのあと何年生きられるか，その期待値を指すものである。そのうち，0歳の平均余命のことを特に**平均寿命**という。出生後の平均生存年数を意味する平均寿命は全年齢の死亡状況を集約したものであり，**保健福祉水準の包括的指標**として広く用いられている。

　わが国の平均寿命は，明治・大正と低い水準であったものの昭和に入ると徐々に改善し，戦後直後の第8回完全生命表（1947年）では，男女共に50年（歳）を超えた。その後も平均寿命は延び続け，1984（昭和59）年に女性は80歳を超えた（図4-7）。社会の近代化により，乳児死亡率が低下すると平均寿命は大きく延伸する。日本の平均寿命の延びは，これに加えて昭和20年代での結核死亡率の減少や中高年齢者の死亡率の改善（脳血管死亡率の減少）が関係しているといわれている。2021（令和3）年の簡易生命表によると，わが国は男性81.47年，女性87.57年といずれも80年を超えており，スイスやスウェー

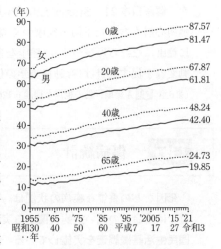

図4-7　平均余命の推移

資料：厚生労働省，「簡易生命表」「完全生命表」/（財）厚生労働統計協会，「国民衛生の動向」2023/2024

デンなどの国々と同様に世界有数の長寿国の一つとなっている（表4-10）。

表4-10　平均寿命の国際比較　　　（単位　年）

	男	女	作成期間
日　　　　　　本	81.47	87.57	2021
カ　　ナ　　ダ	79.82	84.11	2018〜2020
ア メ リ カ 合 衆 国	74.2	79.9	2020
フ　ラ　ン　ス	79.26	85.37	2021
ド　　イ　　ツ	78.64	83.40	2018〜2020
イ　タ　リ　ア	80.135	84.691	2021
ス　　イ　　ス	81.6	85.6	2021
イ　ギ　リ　ス	79.04	82.86	2018〜2020

資料：当該政府からの資料によるもの。
（財）厚生労働統計協会，「国民衛生の動向」2023/2024

C　健康寿命　　　わが国では平均寿命の延伸により高齢者世代が増加傾向にあるが，それとともに寝たきりや認知症，介護を必要とする高齢者も年々増えつつある。「どのくらい生きられるのか」という人生の長さ（量）だけでなく，現代は「どのように暮らしているのか」という人生の中身（質）も問われるようになった。これに呼応した健康指標の一つとして健康寿命が挙げられる。健康寿命は，寿命のなかで自立した健康状態で生きられる期間と定義される。健康寿命の計算方法にはいくつかあるが，世界保健機関（WHO）は，障害による損失と早世による損失の年数を差し引いた「障害調整生存年数（Disability Adjusted Life Years：**DALYs**）を用いている。2023（令和5）年版の世界保健統計によれば，WHO加盟国198の国と地域の中で2019（令和元）年のわが国の健康寿命は74.1年で世界1位であった。また，2位はシンガポールで73.6歳，3位は韓国で73.1歳であった（WHO：World Health Statistics 2023）。厚生労働省では健康寿命を男女ともさらに延ばすこと（2040年までに2016年比3年以上）を目標にした「健康寿命延伸プラン」を2019年に策定し，①次世代を含めたすべての人の健やかな生活習慣形成　②疾病予防・重症化予防　③介護予防・フレイル対策，認知症予防，の3分野での2025年までの工程表を示した。健康日本21，**Smart Life Project** などの取り組みをさらに進めるとともに，新たに「健康無関心層も含めた予防・健康づくりの推進」や「地域・保険者間の格差の解消」に向けて，「自然に健康になれる環境づくり（健康な食事や運動ができる環境，居場所づくりや社会参加)）」や「行動変容を促す仕掛け（行動経済学の仕組み，インセンティブ）」などの取り組みが推進されている（第6章 **01** A 健康行動の視点と理論 p.126参照）。

05　傷病統計

　死因などの重篤な疾病の状況は，ある程度人口動態統計によって把握できる。しかし，死亡統計では致命率の低い疾病に関する実態は掴めないので，厚生労働省は疾病統計として患者調査と国民生活基礎調査を実施している。患者の受診状況を医療機関の側から把握する患者調査，国民の健康状態の把握のために世帯（住民）を対象に行う国民生活基礎調査の他，病院統計として医療施設調査や病院報告などが行われている。

A **患者調査**　患者調査は，病院および診療所を利用する患者の傷病状況などの実態を明らかにし，医療行政の基礎資料を得るために行われている基幹統計調査である。調査は3年に1回であり，退院患者(9月の1か月間)と入院および通院患者(10月中旬の3日間のうち医療施設毎に定める1日)の受診および傷病について，全国の医療施設のなかから層化無作為で抽出された施設を対象として実施される。調査事項は，患者の性別，出生年月日，患者の住所，入院・外来の種別，受療状況，診療費等支払方法，紹介の状況，その他関連する事項となっている。これらにより，患者数や退院患者の平均在院日数などの指標が算出される。なお，疾病構造の変化や医療技術向上による診療内容の変化などに伴い診療間隔が長期化していることから，2020(令和2)年の調査より平均診療間隔および総患者数の算出方法が見直されることとなった。

1）受療率

　受療率とは，推定患者数を人口10万人対で示したものである(巻末参考表 表-1主な健康指標 p.249参照)。2020(令和2)年の全国の受療率(人口10万対)は，「入院」が960，「外来」が5,658であり，年齢階級別でみると入院・外来共に「65歳以上」の受療率は高いものの，年次推移ではいずれも低下の傾向にある。一方，疾病(大分類)別にみると，入院では「精神及び行動の障害」が188と最も高く，「循環器系の疾患」が157，「損傷，中毒及びその他の外因の影響」が107と続いている。外来では，「消化器系の疾患」が1,007，「筋骨格系及び結合組織の疾患」が718，「循環器系の疾患」が652となっている。

2）推計患者数

　推計患者数とは，調査日当日に医療機関(病院，一般診療所，歯科診療所)を受療した患者数を推計したものである。2020(令和2)年の調査では推定入院患者数が121.1万人，推計外来患者数は713.8万人となっている。

3）総患者数

　総患者数とは，調査日には医療施設で受療していないが継続的に医療を受けている外来患者も含めた数値である(巻末参考表 表-1主な健康指標 p.249参照)。2020(令和2)年は「循環器系の疾患」が2,041万人，「消化器系の疾患」が1,762万人，「内分泌，栄養及び代謝疾患」が1,148万人となっている。

B **国民生活基礎調査**

（1）調査の目的

　国民生活基礎調査は，保健，医療，福祉，年金，所得など国民生活の基礎的事項を調査し，厚生労働行政の企画・運営に必要な基礎資料を得るとともに各種調査での親標本の設定を目的として，それまで実施していた複数の生活調査を1986(昭和61)年に統合した調査である。2009(平成21)年から基幹統計調査に定められている。なお，2022(令和4)年は，13回目となる3年ごとの大規模調査が実施された。

（2）調査の対象と方法

　厚生労働省が管轄機関となり，全国の世帯および世帯員を対象として，簡易調査は毎年，大規模調査は3年毎に実施される。調査事項(内容)は，以下の5つの調査票に大別される。

　①世帯票(性，出生年月，配偶者の有無，単独世帯の状況，家計支出総額，就業状況など)

②健康票(自覚症状，通院，日常生活への影響，健康意識，心の状態，健康診断等の受診状況など)

③介護票(介護が必要な者の性別と出生年月，要介護度の状況，介護サービスの利用状況など)

④所得票(前年1年間の所得の種類別金額・課税等の状況，生活意識の状況など)

⑤貯蓄票(貯蓄現在高，借入金残高など)

　簡易調査では世帯票と所得票が，大規模調査ではそれらに貯蓄票，健康票，介護票が加わる形となる。これらの調査事項によって，有病率(有訴者率や生活影響率)などの指標が算出される。

1)　有訴者率

　有訴者とは，世帯員(医療施設や介護保険施設への入院・入所者を除く)のうち，病気やけがなどで自覚症状がある者をいい，人口1,000人に対する率を**有訴者率**という。最近の大規模調査である2022(令和4)年の結果では，有訴者率は276.5(男性246.7，女性304.2)であり，前回の調査(2016年)よりも低下している。年齢階級別では，「10～19歳」が最も低く，以後年齢が上がるにつれて上昇し，最も高い「80歳以上」では492.7であった。また，男女とも「10～19歳」が最も低い。自覚症状として多いのは，「腰痛(男性91.6，女性111.9)」，「肩こり(男性53.3，女性105.4)」がそれぞれ上位となっており，3番目として男性では「頻尿」，女性では「手足の関節が痛む」となっていた。

2)　通院者率

　通院者とは，世帯員(有訴者と同じく入院・入所者を除く)のうち，病院，診療所，歯科診療所，病院の歯科，按摩，鍼，灸，柔道整復師に通っている者をいい，人口1,000人に対する率を**通院者率**という。2022(令和4)年の調査では，通院者率は417.3である(男性401.9，女性431.6)。年齢階級別では，「9歳以下」が最も低く，「80歳以上」が727.3で最も高かった。高齢者(65歳以上)でみると，3人に2人は通院の状況にある。性別で通院者率の上位の傷病をみると，「高血圧症(男性146.7，女性135.7)」が最も高く，ついで男性では「糖尿病(70.8)」と「歯の病気(53.7)」が，女性では「脂質異常症(77.2)」，「眼の病気(65.4)」が続いている。2022(令和4)年は，前回(2019年)の調査と比べると有訴者率は低下したものの，通院者率は上昇の兆しにある。

3)　その他

　2019(令和元)年調査では20歳以上での健診などの受診状況は，男性74.0%，女性65.6%となっており，年齢階級別では男女共「50～59歳」が最も高かった(男性81.8%，女性73.2%)。また，健康上の問題で日常生活への影響がある者を6歳以上の世帯人員千人に対する人数で示す**日常生活影響率**は，男性117.8，女性143.0であり，男女共にほぼ年齢階級が上がるにつれて高まる傾向にあった。

C　病院統計

　わが国では国民の健康に関連する施設や医療従事者などの実態を把握するための調査・統計も数多く実施されており，病院統計とよばれる。以下に主な調査の概要を示す。

1)　医療施設調査

　厚生労働省が，病院や診療所などの医療施設について，その分布および整備の実態を明らかにするとともに，医療施設の診療機能を把握し，医療行政の基礎資料を得ることを目的として調査を行っている。「**医療施設動態調査**」は医療施設から提出される開設・廃止などの申請・届出に基づき月毎に，また，全医療施設の詳細な実態把握を目的とした「**医療施設静態調査**」は3年毎に実施されている(厚生労働省ホームページ：医療施設調査「結果の概要」)。令和4年10月1日現在にお

ける全国の医療施設総数は181,093施設で，病院8,156施設，一般診療所105,182施設，歯科診療所67,755施設であった。

2） 病院報告

　全国の病院，療養病床を有する診療所における患者の利用状況および病院の従事者の状況を把握することで医療行政の基礎資料を得るべく，厚生労働省が毎年調査を行っている。調査事項は，患者票（在院患者数，新入院患者数，退院患者数，外来患者数など），従事者票（医師，歯科医師，薬剤師，看護師数など）である。2022（令和4）年の調査をみると，平均在院日数は27.3日と前年よりも0.2日短かった。病床別では，一般病床が16.2日，精神病床が276.7日，療養病床が126.5日となっている。

3） 受療行動調査

　受療行動調査は，全国の医療施設を利用する患者を対象に受療状況，受けた医療に対する満足度を調査することで，患者の医療に対する認識や行動を把握し，今度の医療行政の基礎資料とするものである。1996（平成8）年に第1回目の調査が行われており，その後，患者調査，医療施設静態調査と合わせて3年毎に実施されている。調査事項は，外来患者票（診察前の待ち時間，診察時間，説明の理解度，満足度など）と入院患者票（診療の選択，説明の理解度，今後の治療・療養の希望など）である（厚生労働省：http：//www.mhlw.go.jp/toukei/list/34-17.html）。

4） 医療経済実態調査

　中央社会保険医療協議会が，病院，一般診療所，歯科診療所，保険薬局における医業経営等の実態を明らかにするために，社会保険診療報酬に関する基礎資料を整備するため，調査を実施している。

　社会保険による診療を行っている全国の病院，一般診療などを地域別などで無作為抽出し，施設の概要，損益の状況，資産・負債，従業員の人員・休養状況などの調査を行っている。損益に関する調査項目として，入院や外来の医業収益（医療保険，公費負担医療など），介護収益，職員の給与費，医薬品費，建物や医療機器などの減価償却費，光熱水費などの経費などがある（厚生労働省：http://www.mhlw.go.jp/bunya/iryouhoken/database/zenpan/iryoukikan.html）。

D　感染症などに関する統計

1） 感染症発生動向調査（週報：IDWR）

　都道府県，政令指定都市などが「感染症の予防及び感染症の患者に対する医療に関する法律」に基づき実施している。1類～5類感染症（全数把握疾患）のほか，指定された医療機関からの5類感染症（定点把握疾患）の罹患についての情報収集・解析が毎週行われ，各関係機関に公表されている（第7章 06 感染症 C 検疫と予防接種，感染症対策 p.169参照）。

2） 結核登録者情報調査

　厚生労働省が毎年実施して，全国の保健所から報告される結核患者の状況（新規登録の結核患者及び潜在性結核感染症の者，従来からの登録者）を取りまとめたものである。結核の罹患率を都道府県別，年次別，年齢階級別にまとめているほか，死亡者数，死亡率も公表している。

3） 食中毒統計調査

　厚生労働省が食中毒の患者や死者の発生状況を把握し，その発生状況を解明することを目的として行っている。これは，食中毒の事案の調査を実施した都道府県などが発病年月日，原因食品名，患者・死者数などを食中毒事件票に記入し，処理・作成している。

06　その他の統計

A　統計資料　これまでの項目（**1**〜**5**）では，とりわけ公衆衛生学分野と関連のある統計資料について解説してきた。しかし，このほかにも健康や疾患の状況，保健行動や様々な保健・医療事業策定の基礎資料，また，それらの事業の進展状況などを把握するのに役立つ統計が多数作成されている（表4-11）。

（1）　国民健康・栄養調査

　「国民栄養調査」は戦後まもなく海外から緊急食糧援助を受けるために，国民の栄養状態等を把握する基礎資料作成の目的で実施されたのが始まりである。1952（昭和27）年に栄養改善法が制定され，同法に基づく調査となった。全国から抽出された世帯および世帯員を対象に，栄養摂取状況調査のほか，食生活に関連する諸項目や発育，運動習慣などについて調査を実施し，国民の健康増進対策に役立ってきた。その後，生活習慣病の増加など疾病構造の変化により健康づくりや生活習慣病対策に関する施策立案の基礎資料として活用できるよう調査内容の拡充が図られ，2003（平成15）年，栄養改善法を改正した健康増進法の施行により，国民栄養調査は「国民健康・栄養調査」として，毎年11月，全国から無作為抽出された300地区，約6,000世帯を対象に調査が実施されることとなった。栄養摂取状況（一日の栄養素・食品の摂取量，外食や欠食の状況）が調査されるほか，身体の状況（身長・体重，血圧測定，血液検査，服薬状況，2003年からは腹囲測定開始）や生活習慣（食習慣，休養・睡眠，飲酒・喫煙，歯の健康）について調査されている。

　現在，「国民健康・栄養調査」に包含される形で，「喫煙と健康問題に関する調査」，「循環器疾患基礎調査」，「糖尿病実態調査」などが実施されている。なお，2017（平成29）年調査では，高齢者を対象に初めて筋肉量の測定が実施された。また，2019（令和元）年の調査では，社会環境の整備（非常食の用意等）について調査が行われた。一方，2020（令和2）年と2021（令和3）年は新型コロナウイルス感染症の影響により調査は中止となったが，2022（令和4）年は，2年ぶりに調査が実施された。

（2）　食料需給表

　食料需給表は食料の生産から消費に至るまでの総量を，国連食糧農業機関（FAO）の食料需給表作成の手引きに準拠して農林水産省が1960年以降毎年作成し，公表している。国民一人当たりの供給純食料や栄養量などが示されており，食料需給の動向が把握されるほか，国内の食料消費を国産でどのくらい賄えるかを表わす食料自給率の算出にも用いられている。ただし，食料の供給数量および栄養量は消費者などに到達した食料であって，国民によって実際に摂取された食料の数量および栄養量ではない。わが国の食料自給率（カロリーベース）は，ここ30年余りの間にほぼ半減し，2021（令和3）年度においては38％と主要先進国のなかでも最低である。そのほか飼料需給率，諸外国の食料自給率（FAO "Food Balance Sheets" を基に農林水産省で試算した値）などが示されている。

表4-11 主な保健統計・調査

分　野	統計・調査
人口や世帯状況	「人口動態統計」(厚生労働省)，「日本の将来推計人口」(国立社会保障・人口問題研究所)，「完全生命表」(厚生労働省)，「国民生活基礎調査」(厚生労働省)，「家計調査」(総務省)，全国家庭動向調査(国立社会保障・人口問題研究所)
栄養・食品の摂取状況や食育の状況	「国民健康・栄養調査」(厚生労働省)，「県民栄養調査」(都道府県)，「食料需給表」(農林水産省)，「食育に関する意識調査」(農林水産省)，「学校給食実施状況等調査」(文部科学省)
公衆衛生行政の基礎的資料	「受療行動調査」(厚生労働省)，「保健・衛生行政業務報告」(厚生労働省)，「中高年者縦断調査」(厚生労働省)
国民の傷病実態	「わが国の慢性透析療法の現況」(日本透析医学会)，「歯科疾患実態調査」(厚生労働省)，「食中毒統計調査」(厚生労働省)，「感染症発生動向調査」(厚生労働省)，「結核登録者情報調査」(厚生労働省)
母子保健の動向	「健やか親子21(第2次)の中間評価等に関する検討会」(厚生労働省)，「少子化社会に関する国際意識調査」(内閣府)，「21世紀出生児縦断調査(特別報告)」(厚生労働省)，「乳幼児身体発育調査」(こども家庭庁)
学童の健康状態や発育・発達状況	「学校保健統計調査」(文部科学省)，「全国体力・運動能力，運動習慣等調査」(文部科学省)，「学童保育実施状況調査」(全国学童保育連絡協議会)，「身体障害児・者等実態調査」(厚生労働省)
労働保健の動向	「労働安全衛生調査(実態調査)」(厚生労働省)，「労働者災害動向調査」(厚生労働省)
国民の生活習慣の実態や生活習慣病	「がんの統計」(国立研究開発法人国立がん研究センター)，「特定健康診査・特定保健指導の実施状況」(厚生労働省)，「社会生活基本調査」(総務省)
社会福祉や高齢者介護の実態	「社会福祉施設等調査」(厚生労働省)，「高齢者の日常生活・地域社会への参加に関する調査」(内閣府)，「介護保険事業報告」(厚生労働省)，「介護サービス施設・事業所調査」(厚生労働省)

(3)　学校保健統計調査

「学校保健統計調査」は学童の身体の発育状況と疾病・異常の実態を把握する基礎資料である(対象・検査項目などは QR コード：表-3 p.242，実施状況は第8章 07 学校保健・児童・生徒・学生および教職員の健康 D 学校保健統計 p.238参照)。「学校保健安全法」に基づき，毎年4月1日から6月30日の間に実施される健康診断結果をもとに文部科学省により作成される。

(4)　家計調査

　家計調査は家計の収支(毎日の収入と支出，年間収入，貯蓄など)を調査することにより国民生活の実態を明らかにし，国の経済・社会政策の基礎資料とするものである。都市部に居住する消費者を対象として1946(昭和21)年に開始された「消費者価格調査」から発展したもので，統計法による「基幹統計」に指定された重要な統計である。全国の世帯から施設などの世帯および学生の単身世帯を除外した層化抽出標本調査で，168市町村から約9,000世帯が選ばれる。年間収入や貯蓄・負債など，さらに毎日の収入・支出，いわゆる家計簿が調査され，食生活の実態も探ることが可能である。

　　　(伊藤常久)

4章　確認問題 ―――――――――――――――――――――――――― 解答・解説

次の文を読んで，正しいものには○を，誤っているものには×をつけなさい。

☐ 39　保健統計のなかで，人口動態統計は出生を含めた死亡，死産，婚姻，離婚の発生状況を扱う。

☐ 40　人口静態統計は，人口や職業，家計，収入などについて，2年ごとに国勢調査という形で実施される。

☐ 41　生命関数として用いられる死亡率は，x 歳に達した者が $(x + n)$ 歳に達する前に死亡する率である。

☐ 42　疾病統計として患者の受診状況を医療機関側から把握する国民生活基礎調査がある。

☐ 43　国民の健康状態把握のため世帯（住民）を対象に行う患者調査がある。

☐ 44　健康寿命とは，寿命の中で，自立した健康状態で生きられる期間のことである。

☐ 45　日本での健康寿命は WHO での計算方法同様，「障害調整生存年数（Disability-adjusted life years：DALYs）」を用いている。

☐ 46　現在，国民健康・栄養調査には「喫煙と健康問題に関する調査」，「循環器疾患基礎調査」，「糖尿病実態調査」などが含まれて実施されている。

第5章　疫学―健康状態・疫病の測定と評価

Point：①疫学は，疾病や健康に関する問題を人口集団レベルで取り扱う学問である。疾病や規定因子の頻度や分布
　　　　　の偏りから，因果関係を推測する疫学研究手法を理解する。
　　　　②曝露因子と疾病罹患の関連の大きさを表す基本的な指標である相対危険度（リスク比），オッズ比と時間経
　　　　　過における罹患状況の変化を考慮した指標であるハザード比を理解する。
　　　　③疫学研究において，研究結果が真の状況からの系統的なずれや，ずれが生じるプロセスをバイアスという。
　　　　　また，関心がある曝露因子と疾病罹患の関連に，第三の因子が影響することを交絡という。疫学研究にお
　　　　　いて，バイアスや交絡を理解し，バイアスや交絡に対する対処方法を確認する。
　　　　④発症前に体内で生じた変化を探知するために利用されるスクリーニング。検査法の精度や信頼性は，感
　　　　　度，特異度，尤度比，陽性的中率等の指標で評価することを理解する。
　　　　⑤根拠に基づいた医療（EBM）や根拠に基づいた公衆衛生（EBPH）の実践には，エビデンスの質のレベルを
　　　　　系統的に評価された疫学研究の成果が用いられており，これらの疫学研究には，倫理的配慮が必要である
　　　　　ことを理解する。

01　疫学の概念

A　疫学の定義，対象と領域

疫学（Epidemiology）は，Epi（〜に関する）Demos（人びと），Logos（学問）を語源とし，翻訳すると「人々に関する学問」となる。病理学や微生物学が，疾病の原因や病態を顕微鏡レベルで追求する学問であるのに対し，疫学は，疾病や健康に関連した問題を，人口集団レベルで取り扱う学問である。国際疫学会では，疫学を「特定の集団における健康に関連する状況あるいは事象の，分布あるいは規定因子に関する研究も含む。また，健康問題を制御するために疫学を応用すること」と定義している（日本疫学会「疫学辞典第5版」日本公衆衛生協会（2010））。疫学では，疾病の発生，死亡原因，健康に関連する人々の行動，医療や保健対策の供給やそれに対する人々の反応や利用状況などが取り扱われることが多い。さらに，健康に影響を与える物理的，生物学的，社会学的，文化的，行動科学的因子などの規定因子（determinants）の特定や影響の大きさに関する分析も含まれる。疾病の発生状況に関する例としては，特定の期間内に新たに発生した疾病の発生頻度を表す罹患率や，特定の時点（瞬間）において疾病を有している人の割合を表す有病率の算出，また，規定因子の例としては，肺がんに対する喫煙の影響など，疾病の発生リスクを高めるリスク因子や，麻しんワクチンの感染予防効果など，発生予防にはたらく防御因子に関する分析などが挙げられる。さらに，疾病の流行（アウトブレイク，エピデミック，パンデミック）に関する研究や，社会経済的要因や人口統計学的特徴が健康格差に与える影響などの研究も含まれる。また，高齢化に伴う疾病構造の変化や，科学技術や情報DX・コンピュータサイエンスの進歩などもあり，数理モデルを用いた数理疫学，全ゲノム情報を用いた分子疫学，臨床現場における予防や治療効果の評価・重症化や予後予測を扱う臨床疫学など，疫学の対象，領域，手法の幅は広がっている。

　疫学はこのような調査や研究を通じて疾病の予防や制御，公衆衛生施策の立案，実施に重要な役割を果たしている。

| **B** | 疾病の頻度の指標 |

疾病や死亡の発生状況を表す疫学上の基本的な指標には，罹患率，累積罹患率，有病率，死亡率，致死率等がある（図5-1）。

一定の期間内の発生状況を示す指標や，特定の時点における静止画的状況を示す指標があるため，各々の指標の特徴をよく把握して用いる必要がある。疾病の発生頻度を評価するうえで，比（ratio）・割合（proportion）・率（rate）といった用語を正しく理解する必要がある。

（1）　罹患率（incidence rate）

罹患率は，特定の人口集団において，一定期間内の新規罹患数の頻度を表す。観察期間が1年の場合には，年間罹患率 annual incidence rate となる。分子は新規疾病発生数（件数，人数），分母は対象人口（人数）× 対象期間（時間）である。

（2）　累積罹患率（cumulative incidence rate）

累積罹患率は，特定の人口集団における新規罹患数の割合を表す。分子は新規に罹患した人数（人）で，分母は観察人口（人）となる。罹患者数は観察期間に依存するが，観察期間は計算式に含まれないため，観察期間を明記することが重要である。「率」を用いているが，分母に時間が含まれないことから，厳密には「割合」を表す指標である。

（3）　有病率（prevalence rate）

有病率は，特定の人口集団における，ある一時点（もしくは期間）の罹患者数の割合を表す。分子は疾病に罹患している人数（患者数，人）で，分母は対象人口（人）となる。慢性疾患の発生状況を評価するときに用いることが多い。一時点での罹患者数の割合は，時点有病率（point prevalence），一定期間の罹患者数の割合は，期間有病率（period prevalence）という。特に記載していなければ，有病率というと時点有病率をさす。

（4）　死亡率（mortality rate）

死亡率は，特定の人口集団における，単位時間あたりの死亡者数の割合を表す。分子は死亡者数（人）で，分母は対象人口（人数）× 対象期間（時間）となる。人口動態統計における死亡率は，人口1,000人あたりの年間死亡者数で表現される。死因別死亡率などでは，人口10万人当たりの年間死亡者数が用いられる。

（5）　致命率（case - fatality rate）

致命率は，ある疾患の罹患者における死亡者の割合で，重症度の指標の一つとなる。致死率ともいう。分子は，その疾患による死亡者数（人）で，分母は罹患者数（人）である。罹患から死亡までは一定期間を要することから，致命率の評価には十分な観察期間を要する。致命率を示す場合は，通常，観察期間を併記する。

$$罹患率 = \frac{観察期間内に新規発生した疾病数（人）}{観察集団の観察期間の合計（人 \times 時間）}$$

$$累積罹患率 = \frac{観察期間内に新規発生した疾病数（人）}{観察集団の人口（人）}$$

$$有病率 = \frac{観察時点における有病者数（人）}{観察時点における観察集団の人口（人）}$$

$$死亡率 = \frac{観察期間内の死亡者数（人）}{観察集団の観察期間の合計（人 \times 時間）}$$

$$致命率 = \frac{観察期間内の特定の疾患の死亡者数（人）}{観察期間内の特定の疾患の罹患者数（人）}$$

図5-1　疾病の頻度の指標

C **曝露因子の影響評価**　様々な疾病の罹患は，食事，運動，環境等，様々な因子の影響の影響を受ける。人がこのような因子の影響を受けることを曝露といい，このような因子はしばしば曝露因子とよばれる。曝露因子には，疾病の罹患を促進するもの，罹患から防御的にはたらくもの，影響を与えないものが含まれる。疫学研究では，曝露と罹患の関連の大きさを評価することが可能であるが，定量化する指標として，相対危険度，ハザード比，オッズ比，寄与危険割合などがある。危険度，危険は，リスク（risk）の訳語であるが，疫学で用いられるリスクは，人に有害なことに限らず，ある事象が発生する確率を意味する。

（1）　相対危険度（relative risk）

相対危険度は，コホート研究において，「曝露ありの集団における罹患率（リスク）」を「曝露なしの集団における罹患率（リスク）」で除して得られる値で，曝露因子が罹患率を何倍変化させるかを表す。例えば，「相対危険度＝4」は，「その曝露因子がある場合は，曝露を受けなかった場合より4倍罹患しやすかった」と解釈される。リスクとリスクの相対比であることから，別名リスク比（risk ratio）ともいわれる。

表5-1の2×2表をもとにした計算式を以下に示す。

表5-1　相対危険の算出（2×2表）

$$相対危険 = \left[\frac{a}{a+b}\right] \div \left[\frac{c}{c+d}\right]$$

		罹患		合計
		あり	なし	
曝露	あり	a	b	a+b
	なし	c	d	c+d
合計		a+c	b+d	a+b+c+d

（2）　ハザード比

ハザード比（hazard ratio）は，時間経過の中で，曝露の有無による罹患への関連の大きさを定量化する指標である。時間経過のなかでの罹患状況の変化は，生存分析が用いられる。ハザードは，特定の時点における死亡率を表し，生存曲線においてはその時点における接線の傾きとなる。ハザードは，人口集団の観察時点によっても変化するが，同一時点においては曝露の有無によって異なる。（図5-2）ハザード比は，曝露なしの集団のハザードに対する曝露ありの集団におけるハザードの相対比を示す。ハザード比が1より大きな場合には，曝露あり集団の生存率の低下が相対的に大きい，すなわち，死亡リスクが高まっていることを意味する。逆に，1より小さい場合には，相対的に死亡リスクが低いことを表す。図では，縦軸を生存率としたが，観察期間の間に1回のみ生じるものであれば，罹患など，死亡以外の出来事に生存曲線を用いることも可能である。

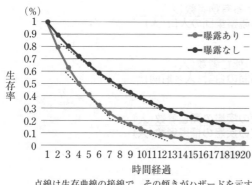

点線は生存曲線の接線で，その傾きがハザードを示す

図5-2　生存曲線

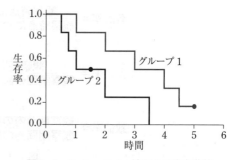

図5-3　Kaplan-Meier法による生存曲線

資料：Rich JT, *et al*.：A practical guide to understanding Kaplan-Meier curves. Otolaryngol Head Neck Surg. 2010 September；143（3）：331-336. doi：10.1016/j.otohns. 2010. 05. 007.

実際の生存曲線は，しばしば，**Kaplan-Meier曲線**のような階段状のグラフで示される（図5-3）。

（3）　オッズ比（odds ratio）

症例対照研究においては，曝露と罹患の関連を定量化する指標として，**オッズ比（odds ratio）**が用いられる。オッズ比は，罹患あり（症例）の人口における曝露のオッズ，すなわち，曝露ありの人数と曝露なしの人数の比を，罹患なし（対照）の人口における曝露のオッズで割った値である。表5-1をもとにした計算式は以下の通りとなる。

$$\text{オッズ比} = \frac{a}{c} \div \frac{b}{d} = \frac{ad}{bc}$$

症例対照研究におけるオッズ比は，コホート研究における相対危険度の近似値として用いられる。罹患率が低ければ低いほど，両方の値はより近似する。これは以下のように考えると理解しやすい。表5-1（2×2表）を，仮に特定の人口すべてを反映したものとする。相対危険度は，

$$\left\{\frac{a}{a+b}\right\} \div \left\{\frac{c}{c+d}\right\} = \frac{a}{c} \times \frac{c+d}{a+b}$$ となるが，罹患率が低くなるほど，dに対してcは小さくなることからc+dはdに，同様に，a+bはbに近づいていく。そのため，$\frac{c+d}{a+b}$は$\frac{d}{b}$に近づくこととなる。

すなわち，相対危険度$\left\{\frac{a}{a+b}\right\} \div \left\{\frac{c}{c+d}\right\}$は，オッズ比$\frac{ad}{bc}$に近似することになる。

（4）　寄与危険度（attributable risk）

寄与危険度は，曝露ありの集団における罹患リスクと，曝露なしの集団における罹患リスクの差を表す。リスク差（risk difference）ともいう。表5-1（2×2表）をもとにした計算式は以下の通りとなる。

$$\text{寄与危険度} = \frac{a}{a+b} - \frac{c}{c+d}$$

図5-4に，相対危険度と寄与危険度の直感的な理解を示す。相対危険度が，曝露のない群に対する，曝露群の「相対的な」リスクの比を示すのに対し，寄与危険度は，曝露に伴う罹患リスクの増加量を表す。

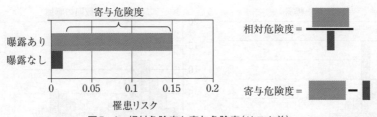

図5-4　相対危険度と寄与危険度（リスク差）

（5）　寄与危険割合（attributable risk proportion）

　寄与危険割合とは，曝露によって増加したリスク（寄与危険度）が，曝露群の罹患リスクに占める割合を示す。すなわち，曝露群において，仮に曝露を取り除いた場合に罹患を防ぐことのできる割合を表している。表5-1（2×2表）をもとにした計算式は以下の通りとなる。

$$\textbf{寄与危険割合} = \left| \frac{\textbf{a}}{\textbf{a}+\textbf{b}} - \frac{\textbf{c}}{\textbf{c}+\textbf{d}} \right| \div \left| \frac{\textbf{a}}{\textbf{a}+\textbf{b}} \right|$$

図5-5に，寄与危険割合の直感的な理解を図示する。

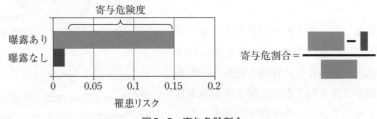

図5-5　寄与危険割合

02　疫学研究の方法

　疫学研究手法には，**観察研究**（observational study）と**介入研究**（interventional study）に大別される。観察研究は，曝露と疾病罹患の過程に研究者（観察者）が介入することのない研究手法で，さらに，**記述疫学**（descriptive epidemiology）や**分析疫学**（analytic epidemiology）に細分化される。介入研究は，研究者が，曝露因子の一部を意図的に変化させることで，疾病罹患への影響を評価する研究手法で，曝露の付与をランダムに割付ける**無作為化比較試験**（randomized control trial: **RCT**）や，ランダム割付けを行わない**非無作為化比較試験**がある。介入研究は，介入が健康に有害でないと考えられる場合にのみ実施される。

A　記述疫学と分析疫学

　記述疫学は，健康や疾病，さらには様々な因子の分布，変化，パターンなどの特徴を把握する研究である。疫学的特徴は，時（time），場所（place），人（person）の三要素で整理すると把握しやすい。例えば，横軸を発症時期，縦軸を罹患者数とする**流行曲線**（epidemic curve）を描くと，流行状況の推移，流行のトレンドやレベルの直感的な把握の助けとなる（図5-6）。罹患者の居住地，曝露や罹患した場所を地図上に示すと地域的な偏りや広がりが把握しやすい。曝露因子の有無別の集計表が曝露因子の影響の推定にしばしば利用される。

　イギリスの**ジョン・スノウ**医師は，コレラの原因病原体や感染経路が不明だった1854年にロンドンで発生したコレラ流行において，発生状況の詳細な調査から症例が，感染源となった井戸

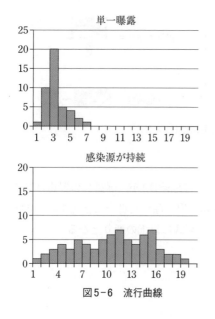

図5-6　流行曲線

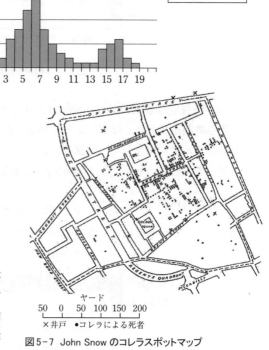

図5-7　John Snow のコレラスポットマップ

John Snow. On the mode of communication of cholera. 1855
Salud Publica Mex. 1991 Mar‐Apr; 33(2): 194‐201.
https://johnsnow.matrix.msu.edu/work.php?id=15‐78‐52

の周囲に集積していることを記述疫学により示した（図5-7）。記述疫学は，健康や疾病に関する事象の状況を言語化し，特徴を把握し，疾病発生の原因やリスク因子などに関する仮説を作成するプロセスであり，疫学研究の基本となるものである。

　記述疫学が，曝露因子と疾病発生の関連に関する仮説を作成するための研究手法であるのに対し，仮説を検証するために行われる研究手法が**分析疫学**である。分析疫学は，曝露の有無と疾病の罹患状況との関連を定量化することができる。

B **症例報告，症例シリーズ報告**　特定の疾病の罹患者の1例報告や，複数例の報告は，おのおの**症例報告**（Case report），**症例シリーズ報告**（Case series report）とよばれる。症例報告や症例シリーズ報告は，臨床的特徴，治療法への反応，予後，罹患前の曝露情報などについて整理することで疾病や曝露の特徴を把握し，特定の曝露因子の頻度が高い場合には，曝露因子と罹患との関係に関する仮説を作成することができる。症例報告や症例シリーズ報告は，記述疫学に含まれる。

C **横断研究**　横断研究（Cross‐sectional study）とは，特定の時点での健康や疾病に関する状況を調査する研究である。特定の時点の状況を写真として写し取るような研究であることから，**スナップショット研究**ともよばれる。この研究では，疾病や曝露因子の分布を把握することは可能であるが，その前後関係を把握することはできない。そのため，曝露因子と疾病の関連について推察することはできるが，因果関係の検証は困難である（因果関係の考察に関しては，後述する Hill の判定基準を参照）。時間的関連が把握できない，このような研究が横断研究とよばれるのに対し，時間的経過を追跡することで曝露因子と疾病の前後関係を把握できる研究手法は，**縦断研究**（longitudinal study）とよばれる。日本疫学会は，横断研究や次に紹介する生態学的研究を分析疫学に分類しているが，米国CDC（アメリカ疾病予防研究センター）などでは，両者を記述疫学の研究手法として紹介している。

D 生態学的研究（地域相関研究）

生態学的研究（ecological study）は，研究対象の単位を，個人ではなく人口集団とする研究である。複数の地域（都市や国など）における曝露要因や疾病の発生状況を比較し，曝露因子と疾病発生の相関関係を研究する手法である。地域相関研究（correlational study）ともよばれる。図5-8は国別の女性一人あたりの肉の摂取量と大腸がんの罹患率の相関関係を示した生態学的研究の例である。この研究では，1日の肉の摂取量が多い国ほど大腸がんの罹患率が高い傾向が観察されることから，その関連が示唆されるが，因果関係を検証することはできない。

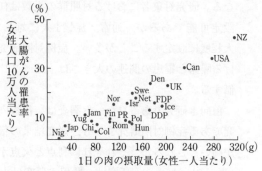

図5-8　生態学的研究（地域相関研究）の例

資料：Armstrong BK and Doll R.: Environmental factors and cancer incidence and mortality in different countries, with special reference to dietary practices Int. J. Cancer 15: 617, 1975.)

E コホート研究

コホート（Cohort）とは，追跡研究を行う際に設定する人口集団をさす。例を挙げると，同じ年に生まれた出生コホートや，特定の地域住民を長期間観察するために設定したコホートなどがある。コホート研究（Cohort study）は，観察開始時点において疾病を罹患していない者を研究対象者とし，曝露因子の有無で曝露群，非曝露群に分け，両者の疾病罹患状況を観察比較することで，曝露因子と疾病発生の関連を検討する研究手法である。曝露と疾病罹患の関連の大きさを相対危険度により定量化し，寄与危険度や寄与危険割合などにより曝露による疾病負荷を定量化することができる。曝露の程度や，複数の因子への曝露状況の組み合わせにより3つ以上の群を設定することもできる。

　通常，コホート研究というと，研究開始時点から研究対象者の罹患状況を時間経過とともに観察する前向きコホート研究（prospective cohort study）を指すことが多いが，疾病罹患が生じた後に研究を開始し，仮想的に時間をさかのぼって曝露群・非曝露群を設定し，時間経過に伴う疾病罹患状況を比較する後ろ向きコホート研究（retrospective cohort study）もある。後ろ向きコホート研究は，食中毒事例の原因調査などでしばしば行われる。コホート研究や，後述する症例対照研究は，分析疫学に分類される。

F 症例対象研究

症例対照研究（case-control study）は，観察対象集団を，疾病に罹患した症例群と，罹患していない対照群に分け，過去の曝露状況を両グ

Column　アウトブレイクとアウトブレイク調査

　アウトブレイクとは，特定の期間，場所，集団において，通常予想される以上の罹患者が発生することをいう。アウトブレイク調査には通常，以下のような特徴がある。①想定外のタイミングで生じる，②タイミングを逃すことなく対策を講じることが必要となる，③疫学調査の担当者は現地に赴かなければならない，④時間的・状況的な制約から調査手法や結果には自ずと限界が生じる。アウトブレイク調査は，アウトブレイクを探知した後，症例定義に基づき症例を積極的に集め，記述疫学手法で症例の特徴を整理することで曝露因子と罹患に関する仮説を作成し，分析疫学手法で仮説の検証を行うことでアウトブレイクを制御するための効果的な介入法を検討し提言するといった流れで実施される。疫学研究は，一つの研究手法でデザインされた研究計画に基づいで行われることも多いが，アウトブレイク調査は，通常，複数の疫学研究手法を組み合わせて実施される。疫学研究手法を理解するうえでも，アウトブレイク調査を学ぶことは有益である。　　　　　　　　　　　　　（中島一敏）

ループで比較する研究手法である。曝露状況を過去にさかのぼって調査するため，後ろ向き研究となる。研究対象者における対照群の人数は任意に設定可能であるが，通常，症例1人に対し1〜4人程度に設定することが多い。症例対照研究における曝露と罹患の関連の大きさは，オッズ比で評価する。

前向き研究であるコホート調査は，後ろ向き研究である症例対照研究よりも，研究結果の信頼性が高いとされるが，それぞれに利点と欠点がある

表5-2　症例対照研究とコホート研究の特徴

調査の種類	コホート研究	症例対照研究
研究の信頼性	比較的高い	比較的低い
費　用	大	小
規模	大	小
調査期間	長い	短い
稀な曝露	不利	有利
稀な疾患	有利	不利
指　標	相対危険度（リスク比）	オッズ比

（表5-2）。コホート研究は，費用や研究は大規模，研究期間も長期になりがちだが，症例対照研究は，比較的低コスト，小規模，短期間で実施可能である。コホート研究では，曝露群と非曝露群を任意に設定可能なため，曝露因子が稀な研究で有利であるのに対し，症例対照研究では，疾病が稀な場合には実施しやすい。実際は，状況に応じて，適宜適した研究法を採用することになる。

G　介入研究

コホート研究や症例対照研究が，曝露状況や疾病罹患状況に影響を与えることのない研究法であるのに対し，介入研究（intervention study）は，曝露状況を意図的に変化させることで，罹患状況の変化を追跡する研究法である。介入研究は，研究結果の信頼性は高いが，一種の人体実験であることから高い倫理的配慮が必要となる。介入は，健康に有害となり得る因子の曝露を行うことはできず，有害となり得る因子の除去や，予防や治療効果がありうる因子を曝露させることとなる。その際，曝露させない群がそれとわからないようにすることも重要となる。新たな医薬品の治療効果を確認する介入研究の場合，医薬品を投与しない被検者がそれとわからないようにするため，薬効のないプラシーボを投与する。さらに，医薬品を投与する曝露群とプラシーボ群に，研究者による意図的な偏りを生じさせないため，研究者および被検者ともに，何が投与されるかを知らされずに行う二重盲検法（double blind test）が行われることが多い。

H　ランダム化比較試験

ランダム化比較試験（Randomized Controlled trial：RCT，無作為化比較試験）とは，介入研究において，曝露の割付けが

Column　新型コロナウイルス感染症パンデミックで注目された疫学調査

新型コロナウイルス感染症（COVID-19）パンデミックにおいて，一つひとつの疫学調査の積み重ねから，世界で初めて「三密（換気の悪い密閉空間，多数が集まる密集場所，間近で会話や発声をする密接場所）」が感染拡大のリスクであることが示されるなど，アウトブレイク調査の重要性が改めて示されたが，それとともに，数理モデルを用いた数理疫学や，ウイルスのゲノム情報を用いたウイルスの特徴分析・分子疫学分析などの新たな手法も，対策に大きく貢献した。COVID-19は，高齢者を中心に多くの重症者を引き起こしたが，一方で，無症状感染者や軽症者も多く，診断・報告された症例情報のみで流行状況の全貌を把握するのは困難であった。しかも，ウイルスは変異を繰り返し，感染伝播性やヒトの免疫をかいくぐる免疫逃避性等を変化させながらヒトの世界での適応力を高めていった。ウイルスのゲノム情報を用いた分子疫学解析は，把握されていない感染者によって欠落した感染伝播情報を補い，可視化させた。また，ゲノム情報の分析は，ワクチン開発やウイルスの特性分析に不可欠であった。数理疫学は，定量的な状況分析と近未来の将来予測を示し，対策の目標設定に大きく貢献した。今回のパンデミックで，日本のアウトブレイク疫学調査，病原体ゲノムの分析，数理疫学のキャパシティが十分ではないことが明らかとなった。危機管理は平時の対策と備えの延長線上にしか構築できない。COVID-19の次に来るであろうパンデミックを想定した場合，様々な疫学分野の調査研究能力の強化が求められる。　　　　　（中島一敏）

意図的に偏ることを防ぐために，乱数表などを用いて割付けを無作為化する方法である。信頼性（エビデンスレベル）の最も高い研究手法の一つとされる。

03 バイアス・交絡の制御と因果関係の判定

A バイアス；選択バイアスと情報バイアス

疫学研究において，収集された曝露因子や疾病罹患の情報は，しばしば，真の世界（母集団）の発生頻度や分布から偏ってしまう。例えば，研究に協力した調査対象者が，予防に関心がある人や情報にアクセスしやすい人である場合や，過去の曝露状況や罹患状況の記憶違いに偏りがある場合などである。その結果，曝露の有無や罹患の有無の割合が，真の状況からずれると，正しい結果は得られない。バイアス（bias）は，系統的誤差（systematic error）ともいわれ，研究結果の真実からの系統的なずれや，そのようなずれが生じるようなプロセスのことをいう。研究結果に系統的なずれが生じれば，当然，そこから得られる推定や結論には間違いが生じる。バイアスは，ランダムなばらつきである非系統的誤差（non-systematic error）とは異なり，誤差には一定の方向性がある。バイアスは，選択バイアス（selection bias）や情報バイアス（information bias）に大別される。

選択バイアスは，研究対象者が，母集団を反映していないことにより生じるバイアスである。例えば，アンケート調査において，調査に協力的な人と，非協力的な人では，健康に関する関心や健康づくり活動，疾病の罹患リスクの保有状況にしばしば違いがある。そのため，回答率が低くなると，調査結果は母集団からのずれが大きくなることが懸念されるようになる。これを自己選択バイアス（self-selection bias）という。また，対象者を意図的に選ぶ場合には，年齢，性別，職業，所得レベル，居住地域などが，「選びやすい人」に偏る可能性がある。選択バイアスを防ぐためには，母集団の特徴をよく把握したうえで，乱数表を用いたランダム抽出や，系統的サンプリングなど，母集団のすべての個人が等しい確率で選択されうる方法をとる等が用いられる。

情報バイアスは，対象者から得られる情報の質，量，精度などが偏ることによって生じるバイアスである。思い出しバイアス（recall bias）はその一つで，後ろ向き調査では特に懸念される。過去の記憶は時間の経過とともに薄れていくが，人によって記憶の程度は異なる。例えば，食中毒の場合，胃腸炎を罹患した人は，罹患しなかった人よりも直前に食べたものを覚えていることが多い。そのため，聞き取り調査上，罹患者における喫食率が高く計算されることにより，食事と罹患との関連が過大評価となる。その他にも，観察者の観察による主観的な判別が対象者によって偏るなどでも，情報バイアスが生じる。

B 交絡と標準化

交絡（Confounding）とは，関心がある因子の曝露と罹患との関連が，第三の因子の影響で，誤って観察されることをいう。そのような現象が生じる場合の，第三の因子を交絡因子（Confounding factor, confounder）という。例えば，飲酒による肺がん罹患への影響を検証することを目的とした研究を想定してみよう。しばしば，飲酒する場では，喫煙行動がみられる。仮に，飲酒機会の多い人に喫煙者が多い場合には，飲酒歴の多い集団では，喫煙率が高いことにより，見かけ上，肺がんの罹患率が高くなり，飲酒と肺がん罹患に関連があるようにみえてしまう。この見かけ上の関連は，飲酒と肺がん罹患の真の関連の有無に関係なく生じる。これが交絡の例で，この場合，飲酒と肺がん罹患の関連には交絡が生じた，

喫煙は交絡因子である，と表現される。交絡が生じる場合には，①曝露因子(A)と因子(B)に関連がある，②因子(B)と結果(O)に関連がある，③因子(B)が曝露因子(A)から結果(O)への因果関係の経路にないこと，の3条件が必要となる(図5-9)。

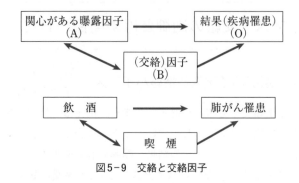

図5-9　交絡と交絡因子

　交絡は，データ分析の段階で，**層別解析や多変量解析である程度処理可能**であるが，未知の交絡因子や調査上収集していない曝露因子による交絡はこの段階では処理できず，研究デザイン，サンプリング方法とサンプルサイズ等の段階から検討することが重要となる。性別や年齢は多くの疾病罹患と関連があることから，多くの疫学研究において交絡因子となりやすい。性と年齢等による交絡を防ぐために，比較する2群の性と年齢などを合わせるような手法を**マッチング**という。また，調査対象者の性と年齢分布を，基準となる人口構成に合わせるように調整する方法を**標準化**という。

　生活習慣病など多くの疾患では，原因と罹患は1対1対応ではなく，一つの因子が複数の疾患の原因になる1対多対応，一つの疾患の原因が複数存在する多対1対応，それらが複雑に絡み合った多対多対応が観察される。喫煙は肺がんの原因となるが，肺がんは喫煙のみで生じるのではなく，遺伝的素因やその他の因子もその発生に関与する。また，喫煙は，肺がんだけでなく，心筋梗塞や脳卒中，慢性閉塞性肺疾患の罹患も促進する。疾患の罹患には，喫煙，運動不足，食事摂取の偏りなどの物理的な外的因子だけでなく，遺伝，性別，年齢のような内的因子，心理的ストレスなども影響しうる。また，ワクチン接種や良好な生活習慣のように，疾病リスクを低下させ，防御的に働く因子もある。疫学研究においては，様々な因子が交絡となる可能性に注意を払う必要がある。

C　疫学研究の評価と因果関係のとらえ方

ある因子への曝露と疾患の関連が疫学研究で示された場合でも，かならずしも因果関係があるとは限らない。偶然関連が認められた場合，共通の他の因子から独立して影響をうけた場合，疾患により因子の曝露が増加した逆の因果関係がある場合など，様々な可能性がありうる。1965年，英国の疫学者 Austin Bradford Hill は，因果関係を検討するための9つの基準を提唱した。この基準は，**Hill の判定基準**(Bradford Hill criteria もしくは Hill's criteria)とよばれ，因果関係を検討する際の基準となっている。時間的関係は，必須の条件であるが，その他の基準は常に満たす必要はなく，これらの基準を考察したうえで，総合的に検討することが重要である。以下の9項目のうち，特に①〜⑤が取り上げられることも多い。

①　時間的関係(Temporality)

　要因への曝露が，結果に先行して生じていること。さらに，曝露から結果発生までの時間は，疾病の潜伏期間に合致していること。時間的関係は，因果関係が成立するための必須条件である。

② 　強固性（**Strength**）

　相対危険度やオッズ比等で示される要因曝露と結果との関連の強さが大きいこと。指標となる具体的な数字はない。

③ 　一致性（**Consistency**）

　対象集団や地域などが異なる複数の研究においても，同様の結果が得られること。

④ 　特異性（**Specificity**）

　要因への曝露がない集団では，疾病の発生が認められないこと。ただし，生活習慣病のように，複数の要因が関係する疾患の場合には，成立しないことも多い。

⑤ 　整合性（**Coherence**）

　観察された関連が，これまでの理論や知識と矛盾しないこと。これは，生物学的，臨床的，疫学的，社会的な側面など，多面的かつ理論的な考察である。

⑥ 　量反応関係（**Dose‐response**）

　要因の曝露量や曝露時間が大きいほど，疾病発生や死亡の頻度などが高くなること。喫煙量と肺がんの罹患率などでは認められるが，ある種のビタミンのように，過少摂取でも過多摂取でも有害である場合等では必ずしも成立しない。

⑦ 　生物学的妥当性（**Biological plausibility**）

　要因曝露と結果が，確立している知見で病理学的に矛盾なく説明できること。

⑧ 　実験的証拠（**Experiment**）

　観察された要因曝露と結果の関連を支持する実験的研究が存在すること。

⑨ 　類似性（**Analogy**）

　類似の関連が，他の事象でも存在すること。

04　スクリーニング

Ａ　スクリーニングの目的と適用条件

　生活習慣病など慢性的に進行する疾患の多くは，発病前に，体の中で生物学的な変化が進み，一定の時間を経て発病する。生物学的変化の始まりから症状の出現までをリードタイムというが，この時期に，潜在的な疾病の兆候を発見するために行われるのが**スクリーニング**（ふるい分け）である（図5‐10）。スクリーニングは，乳幼児健診，職場検診，集団検診などで行われている。スクリーニングで用いられる臨床検査には，全血球検査や生化学検査など，医療機関における患者の診療でも用いられるものがあるが，結果の解釈には，目的や受検対象者などの相違点を理解することが重要となる。スクリーニングでは，安価で，侵襲性が低く，どこでも利用できることが必要となる。また，症状のない健常者を対象とするため，罹患者の割合が低く，異常値が出る確率が低いことも特徴である（表5‐3）。

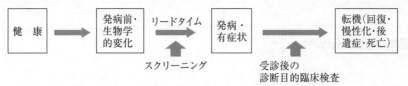

図5‐10　スクリーニングと診療における臨床検査の比較子

多くの市民を対象とする集団検診の場合，スクリーニングには以下の原則が求められる。①対象疾患は健康問題である。②有益性が認められた治療法が存在する。③診断及び治療が可能な医療機関が存在する。④症状が発現する前（リードタイム），または初期症状を呈する段階があり，その段階での診断が可能である。⑤スクリーニングのための適切

表5-3　スクリーニングと診療における臨床検査の比較

	スクリーニング	診断目的臨床検査
目　的	病気の発見	診断，治療経過，重症度判定など
対象者	健常者	患　者
タイミング	発病前（Lead time）	発病後
病気の頻度	低　い	高　い
検査項目	事前に決定	医師が選択
コスト	安　価	安価～高額
侵襲性	低侵襲性	低～高侵襲性
利用可能性	どこでも利用可能	特殊検査は一部の施設のみ

な検査または診察方法がある。⑥スクリーニングで用いられる検査が集団に受け入れられるものである。⑦対象疾患の自然史が十分に理解されている。⑧治療対象者の選定について一致した方針がある。⑨スクリーニングプログラムの費用が，経済的にバランスが取れている。⑩スクリーニングプログラムが継続的な事業となっている（大島明監訳. JMG Wilson and G. Junglner 著：スクリーニングの原則と実践（1968））。

Ｂ　スクリーニングの精度

血液や尿など，臨床検体を用いたスクリーニング検査の結果は，多くの場合，受検者の検体の測定値が，基準値や基準範囲とともに示される。測定値が基準範囲内の場合は陰性と判断されるが，基準値を外れた場合には陽性として，疾病罹患の可能性が示唆されることとなる。また，検査によっては，陽性と陰性のみが示されるものもある。医師の診察による理学検査や胸部レントゲン写真等では，異常所見が疑われる場合には陽性と判断される。検査には限界があり，疾病に罹患していても常に検査結果が陽性となるわけではなく，誤って陰性となることもある（偽陰性）。同様に，疾病に罹患していなくても，常に検査結果が陰性となるわけではなく，陽性となることもある（偽陽性）。スクリーニングの結果と実際の疾病罹患状況との関係は（表5-4）のようになる。

表5-4　罹患状況とスクリーニングの結果の関係

		疾病罹患 あり	疾病罹患 なし	計
検査結果	陽性	真の陽性(a)	偽陽性(b)	a + b
検査結果	陰性	偽陰性(c)	真の陰性(d)	c + d
計		a + c	b + d	a+b+c+c

検査の精度
・感度
・特異度
・尤度比

使用上の解釈
・陽性的中率
・陰性的中率

（1）　感度，特異度，尤度比

感度（sensitivity）や特異度（specificity）は，検査の精度を示す指標である。感度は，疾病に罹患している者のうち，検査結果が正しく陽性となる割合をいう。特異度は，疾病に罹患していない者のうち，検査結果が正しく陰性となる割合をいう。表5-4をもとにした計算式は以下の通りとなる。

$$感度（sensitivity）=\frac{a}{a+c}$$

$$特異度（specificity）= \frac{d}{b + d}$$

$$偽陰性率（false\ negative\ rate）= 1 - 感度 = \frac{c}{a + c}$$

$$偽陽性率（false\ positive\ rate）= 1 - 特異度 = \frac{b}{b + d}$$

感度が高い検査は疾病の見逃しが少なく，特異度が高ければ健常者が誤って疾病ありと誤診されることが少ない。この感度と特異度を一つの指標として示したものに尤度比（likelihood ratio）がある。尤度比には，陽性尤度比（positive likelihood ratio）と陰性尤度比（negative likelihood ratio）があるが，通常，尤度比というと陽性尤度比をさす。尤度比（陽性尤度比）は，感度と偽陽性率（1－特異度）の比を表し，表5-4では以下の計算式で算出される。

$$（陽性）尤度比（（positive）\ likelihood\ ratio）= \frac{感度}{1 - 特異度} = \frac{a}{a + c} \div \frac{b}{b + d}$$

$$陰性尤度比（negative\ likelihood\ ratio）= \frac{1 - 感度}{特異度} = \frac{c}{a + c} \div \frac{d}{b + d}$$

（2）　的中率

感度，特異度，尤度比が検査の精度を示す指標であるのに対し，検査を使用する際の解釈に関する指標が的中率（predictive value）である。的中率には陽性的中率（positive predictive value）と陰性的中率（negative predictive value）がある。陽性適中率は，検査結果が陽性の人のうち罹患している人の割合を，陰性適中率は結果が陰性の人のうち罹患していない人の割合である。以下の計算式で算出される。

$$陽性的中率（positive\ predictive\ value）= \frac{a}{a + c}$$

$$陰性的中率（negative\ predictive\ value）= \frac{d}{c + d}$$

感度や特異度は検査手法の精度のみで決まるが，的中率は受検者における罹患者の割合（有病率）で変化する点に注意が必要である。例えば，感度90％，特異度99％の検査法を，有病率が10％および0.1％の二つの集団で実施した場合の陽性的中率を比較すると，陽性的中率は，前者で91％であるのに対し，後者では約8.3％と大きく異なる（表5-5）。すなわち，検査結果が陽性となった場合の偽陽性の割合は，前者で9％，後者では91.7％にもなる。このように，有病率が低い集団では，同じ検査を実施した場合でも，陽性的中率が低下することになる。先述したように，病気の頻度（有病率）は，診療における受検者よりスクリーニング受検者の方が通常低いため，

表5-5　有病率による陽性的中率の変化（感度＝90％，特異度＝99％の場合）

	有病率＝10％の集団				有病率＝0.1％の集団		
	疾病罹患		計		疾病罹患		計
	あり	なし			あり	なし	
結果陽性	9,000	900	9,900	結果陽性	90	999	1,089
結果陰性	1,000	89,100	90,100	結果陰性	10	98,901	98,911
計	10,000	90,000	100,000	計	100	99,900	100,000

陽性的中率＝9,000/9,900＝91%　　　　　　陽性的中率＝90/1,089＝8.3%

　スクリーニングにおける陽性的中率は，診療で同検査を行う場合より下がることを理解したうえで，結果を解釈することが重要である。なお，受検者における有病率は検査前確率(pre‐test probability)，陽性的中率は検査後確率(post‐test probability)ともいわれる。

（3）　カットオフ値

　カットオフ値とは，検査の陽性と陰性を判別する境界値をいう。健常者と罹患者における検査測定値の分布がオーバーラップしない場合には，両者の測定値分布の間にカットオフ値を任意に設定できる。(図5-11(A))この場合，偽陽性も偽陰性も生じない。一方，両者の測定値がオーバーラップする場合(図5-11(B))には，カットオフ値次第で，感度と特異度は変化する。同図において，カットオフ値を右方向に移動した場合，感度が低下するとともに偽陰性率は上がり，特異度が上昇するとともに偽陽性率は下がる。

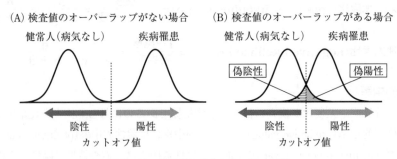

図5-11　検査値の分布とカットオフ値

ROC曲線

　ある検査法Aにおいて，カットオフ値を変化させると，カットオフ値に応じた感度と特異度が得られる。感度を上げるようにカットオフを動かすと，特異度は下がる。両者はトレードオフの関係にある。ROC曲線(Receiver Operating Characteristic curve)は，横軸を特異度，縦軸を感度として，感度，特異度の変化をグラフに示したもので，検査法の特性を示す(図5-12)。検査法AのROC曲線において，左上の角(感度，特異度ともに1の点)に近いほど，感度と特異度がともに高い設定となる。異なる検査法のROC曲線を同一グラフに描くことにより，各々の検査精度を容易に比較することができる。図においては，検査法Bがより左上の角に近く，検査法Aより精度が高いことがわかる。

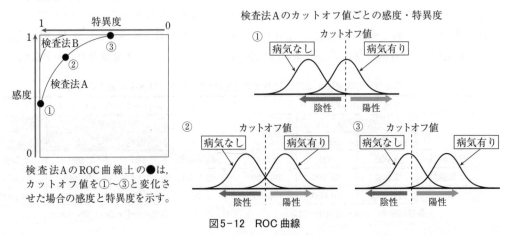

検査法AのROC曲線上の●は，カットオフ値を①～③と変化させた場合の感度と特異度を示す。

図5-12　ROC曲線

05 根拠に基づく医療

根拠に基づく医療（Evidence-based medicine：**EBM**）とは，臨床研究から得られた科学的根拠を患者の診療に適応することである。EBM は，根拠に基づかず経験に依存した診療に対する用語ではあるが，医療者の経験を否定するものではない。科学的なエビデンス，患者の価値観の尊重，医療者の専門性に基づく実践経験などが重要となる。さらに，EBM は，①患者の問題点の明確化，②文献情報の収集，③文献の批判的吟味，④患者への適応とその評価，のプロセスを経て実践される。多くの診療ガイドラインが，EBM の手法を用いて作成されている。

A エビデンスの質のレベル

文献から得られる科学的根拠（エビデンス）の強さは，その研究手法に依存する。エビデンスの質のレベルは，複数のランダム化比較試験（RCT）のメタアナリシス，系統的レビューが最も高いとされ，以下，ランダム化比較試験，コホート研究，症例対照研究，横断研究，症例報告・ケースシリーズと順次低くなる（図5-13）。

図5-13　エビデンスレベルのピラミッド
資料：Murad MH, *et al.*：Evid Based Med. 21 (4)：125-127. (2016)

B 系統的レビューとメタアナリシス

系統的レビュー（systematic review）とは，文献を網羅的に収集し，エビデンスの質の高さを評価したうえで，包括的に結果を分析・整理する手法をいう。系統的レビューは，以下の手順で進められる。

① 研究課題を明確化する。
② その課題に関する研究成果をもれなく収集する。
③ エビデンスの妥当性を評価する。
④ バイアスの有無を検討する。
⑤ メタアナリシスによって定量的にエビデンスを解析する。

図5-14　フォレストプロット

新型コロナ mRNA ワクチンの2回接種の感染時の症状の有無に対する効果

研究またはサブグループ	log オッズ比 (OR)	標準誤差 (SE)	逆分散法, OR (95%CI)	weight, %
Amir *et al*,[36] 2022	-0.84	0.12	0.43 (0.34-0.54)	16.7
Cohen-Stavl *et al*,[32] 2022	-0.73	0.03	0.48 (0.45-0.51)	18.2
Creech *et al*,[19] 2022	-1.35	0.24	0.26 (0.16-0.42)	12.7
Fowlkes *et al*,[13] 2022	-0.37	0.14	0.69 (0.52-0.91)	16.0
Sacco *et al*,[35] 2022	-0.34	0.007	0.71 (0.70-0.72)	18.4
Tan et al,[34] 2022	-1.05	0.04	0.35 (0.32-0.38)	18.1
Total (95% CI)			0.47 (0.35-0.64)	100.0

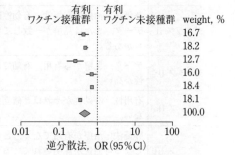

Heterogeneity：$\tau^2=0.13$；$x^2=443.99$；df=5($p<.001$)；$I^2=99\%$
Test for overall effect：z=4.84($p<.001$)

資料：Watanabe A *et al.*：Assessment of Efficacy and Safety of mRNA COVID-19 Vaccines in Children Aged 5 to 11 Years. A Systematic Review and Meta-analysis. JAMA Pediatrics. (2023).

⑥　結果を解釈する。

⑦　可能であれば結果を集約する。

　メタアナリシス(Meta-analysis)は，収集した文献の研究結果から，オッズ比などを用い，曝露と結果の関連性を定量的に統合する手法である。各々の研究で示されるオッズ比を一つの図に集約して示すフォレストプロット(forrest plots)が用いられる(図5-14)。

Ⓒ　診療ガイドライン，エビデンスに基づく保健政策

医療現場で広くEBMが実践されるためには，現場の医療者が容易に参考にすることができるエビデンスの集約資料が必要となる。診療ガイドラインは，科学的根拠に基づき作成された診療手法の文章であり，基準となる指標や遵守すべき項目などを含む，個々の診療手法に対して最適と考えられる推奨が示される。公益財団法人日本医療機能評価機構のEBM普及推進事業(Minds)は，診療ガイドラインの作成の手引き2020 ver.3にて，臨床課題毎に集約したエビデンスの強さを4段階で示している(表5-6)。一人ひとりの患者に対する診療においては，EBMの手法に順じ，患者の価値観や医療者の専門性と経験を尊重したうえで，患者主体の視点で実践される。学会の示す診療ガイドラインには，専門分野ごとにエビデンスレベルを評価したうえで，推奨度を段階的に示されることも多い(表5-6，5-7)。

　人口集団・社会に対する公衆衛生の実践においても，一人ひとりの患者に対する診療と同様に，科学的根拠に基づくことが求められるようになってきた。エビデンスに基づく保健政策(Evidence-based public health：EBPH)はその手法であるが，最良のエビデンスを公衆衛生施策に適応するには，EBMにおいて患者の価値観や医療者の専門性が重要であるのと同様に，集団の特性．ニーズ，価値観や，公衆衛生従事者の専門性も重要となる。

表5-6　エビデンスの強さ

A(強)：	効果の推定値が推奨を支持する適切さに強く確信がある。
B(中)：	効果の推定値が推奨を支持する適切さに中程度の確信がある。
C(弱)：	効果の推定値が推奨を支持する適切さに対する確信は限定的である。
D(非常に弱い)：	効果の推定値が推奨を支持する適切さにほとんど確信できない。

資料：Minds 診療ガイドライン作成マニュアル2020 ver.3.0

表5-7　診療ガイドラインに示されるエビデンスレベルと推奨クラス分類の例

推奨クラス分類

クラスI	評価法・治療が有用，有効であることについて証明されているか，あるいは見解が広く一致している。
クラスII	評価法・治療の有用性，有効性に関するデータ，または見解が一致していない場合がある。
クラスIIa	データ，見解から有用，有効である可能性が高い。
クラスIIb	有用性，有効性がそれほど確立されていない。
クラスIII	評価法・治療が有用でなく，ときに有害となる可能性が証明されているか，あるいは有害との見解が広く一致している。

エビデンスレベル

レベルA	複数のランダム化比較試験，またはメタ解析で実証されたデータ
レベルB	一つのランダム化比較試験，または非ランダム化研究(大規模コホート研究など)で実証されたデータ
レベルC	専門家の意見が一致しているもの，または標準的治療

資料：日本循環器学会／日本不整脈心電学会．不整脈非薬物治療ガイドライン(2018年改訂版)

06　疫学研究と倫理

　第二次世界大戦中に行われた非倫理的な人体実験への反省から，1964年に**世界医師会**で，ヒトを対象とする医学研究に関わる医師やその関係者が守るべき倫理原則として，**ヘルシンキ宣言**が採択された。研究対象者の人権を守ることが趣旨であり，研究者によって作成された研究計画書を倫理面から審査する**倫理審査委員会**(Institutional Review Board：**IRB**)や，被検者の同意を得るプロセスであるインフォームド・コンセントなどが定められている。

A　人を対象とした研究における倫理的配慮；研究倫理審査

人を対象とする医学研究は，文部科学省，厚生労働省，経済産業省が制定する「人を対象とする生命科学・医学系研究に関する倫理指針」に基づいて行われなければならない。これに示される研究者の基本方針は以下の通りである。①社会的及び学術的意義を有する研究を実施すること，②研究分野の特性に応じた科学的合理性を確保すること，③研究により得られる利益及び研究対象者への負担その他の不利益を比較考量すること，④独立した公正な立場にある IRB の審査を受けること，⑤研究対象者への事前の説明を行うとともに，自由な意志に基づく同意を得ること，⑥社会的に弱い立場にある者への特別な配慮をすること，⑦研究に利用する個人情報等を適切に管理すること，⑧研究の質及び透明性を確保すること。この倫理指針は，令和3年3月23日の策定以前に示されていた，疫学研究，臨床研究，ヒトゲノム・遺伝子解析研究など分野別倫理指針が統合されたものである。IRB は研究機関ごとに設置され，外部委員を含む，医学・医療などの自然科学の有識者，法律学等人文社会科学の有識者，一般の立場を代表する者から構成される。IRB は，研究計画が倫理的観点および科学的観点から倫理指針に合致するかを審査する。

B　インフォームド・コンセントとオプトアウト

インフォームド・コンセントを直訳すると「説明を受けた(informed)上での同意(consent)」である。医学研究においては，研究対象者が，研究の目的，意義，方法，被検者に生じうる利益と不利益，期待される成果などについて十分な説明を受け，研究へ参加することの同意を与えることをいう。このようにして研究対象者を集める方法をオプトイン(opt-in)という。一方，研究対象者への侵襲を行わず診療情報や余った検体を用いるような研究等においては，国が定める倫理指針に基づいて，研究内容をホームページ等で公開し，研究対象者が研究への参加を拒否できる機会を確保した上で，インフォームド・コンセントを得ることなく研究が行われることもある。このようにして研究対象者を確保する方法をオプトアウト(opt-out)という。

C　利益相反

一般に，利益相反(Conflict of interest：**COI**)とは，ある行為によって一方の利益と他方の不利益が生じることをいうが，医学上の研究においては，研究者個人や研究組織の外部との経済的な利益関係によって，研究の公共性や公益性が損なわれること，または損なわれる可能性について第三者から懸念が表明されかねないことをいう。そのため，企業から資金提供がある場合には，利益相反を開示することが込め止められている。

（中島一敏）

━━━━━━━━━━━━━━━━━━━━━━━━━━━━━ 解答・解説

次の文章を読んで，正しいものには○を，誤っているものには × をつけなさい。

☐ 47　罹患率は，ある人口集団における一時点の罹患者数の割合である。

☐ 48　症例対照研究で算出される曝露と罹患の関連の大きさを表す指標はオッズ比である。

☐ 49　曝露と罹患の関連に関する仮説を検証する疫学研究手法は，記述疫学である。

☐ 50　生態学的研究は，個人レベルでの曝露と罹患の相関関係を分析する研究手法である。

☐ 51　交絡は，多変量解析である程度の処理は可能である。

☐ 52　Hill の判定基準のうち，因果関係が成立するための必須条件は量反応関係である。

☐ 53　感度と特異度が一定のとき，検査前確率が高くなると，陽性的中率は上昇する。

☐ 54　ある検査系のカットオフ値を調整することで，感度と特異度をともに上げることが可能である。

☐ 55　メタアナリシスは，コホート研究より，エビデンスレベルは高い。

☐ 56　オプトアウトとは，研究に関する十分な説明を行い，同意を得るプロセスを経て研究対象者を集める方法をいう。

第6章　疾病予防と健康管理─生活習慣の現状と対策

Point：①よりよい生活習慣を身につけるため，生活習慣病予防行動と健康行動理論を学ぶ。個人のみならず組織・集団，国レベルでの対策を展開するために，個人行動理論と社会の関連を理解する。

②少子高齢社会における生活習慣病減少のための健康づくり運動（健康日本21）や食育について学び，人生の全ステージでの健康づくりによる健康的な老後と高負担社会の回避について理解を深める。

③飲酒・喫煙行動は，生活習慣病発症に関連する負のリスク要因である。その健康影響は個人的なものだけではなく社会的問題でもある。日本の現状を理解し，将来に向けた改善対策を考える。

④栄養と食品の摂取・身体活動・運動，睡眠・休養・ストレスコントロール，歯科口腔保健などの生活習慣と健康増進の関係を理解する。

01　健康に関連する行動と社会

　健康を考えるとき，なぜ身体や心だけでなく，人びとの行動の仕方や社会のありようを理解しなければならないのだろうか。

　これまでは，「病気」の生理学的・病理学的機能障害を診断・治療することで人びとに健康をもたらすという考え方が主流であった。これを健康の生物モデルまたは生物・医学モデルという。一方，近年になって，「病気」に対して生物・病理学的因子だけでなく，本人の心理的因子，人びとの暮らす社会的因子も含め総合的に診断して対応することで，より適切な健康状態がもたらされると考えられるようになった。これを健康の生物心理社会モデルという (Engel, G. L: The need for a new medical model: A challenge for biomedicine. Science, 196, p. 129‐136 (1977))。このような考えは医療人類学や医療社会学，臨床人類学の分野から取り上げられるようになった(高城和義：「パーソンズ　医療社会学の構想」岩波書店(2002))。

　すなわち，「病は単に生物学的プロセスと心理的プロセスの両方，あるいは一方の機能不全を指すだけでなく，疾病をコントロールし説明を与えようとする自己の認知・感情・評価のプロセスと家族や社会的ネットワーク内部でのコミュニケーションや相互作用も含んだ総合的なものである」という考え方である(アーサー・クラインマン：「病の語り　慢性の病をめぐる臨床人類学」誠信書房(1988))。

　病気が社会的に構築されるものであるならば，次のような3つのレベル①ミクロレベル(自己意識，個人行為，対人コミュニケーション)，②メゾレベル(病院，医学教育など専門機関，専門職)，③マクロレベル(国民の健康状態，ヘルス・ケア・システムの構造と政治経済，国家保健政策)によって，はじめて健康と病いを連結でき，その社会的意味を理解できることになる(野村一夫，佐藤純一ら著：「健康論の誘惑」，第7章　健康の批判理論序説，文化書房博文社(2000))，(コラム「たばこ対策」p. 127参照)。

　現在，日本で展開されている「健康日本21」も，個人から集団・環境・政策までのミクロからマクロのそれぞれのレベルでの健康行動変容を推進する活動ともいえる。このような活動においては，①生活習慣病の予防を個人の自己責任にのみ帰さない，**健康という義務**にしない。

②地域，職場，学校，専門機関・企業などの環境整備，国・自治体などによる**社会的基盤整備**が伴ってはじめて効果を表す，③**個人の意思を尊重**することが大切である。

A　健康行動の視点と理論

（1）　健康の生物心理社会モデル

　健康の生物心理社会モデルは，個人の身体的・精神的健康や発達に影響を与える要因を生物的・心理的・社会的側面からとらえ，これら3つの因子を総合的に勘案して状況改善に用いる方法である。

　ただし，実際には単一因子からのアプローチのみで十分なこともある。それぞれの因子からのアプローチの有効性，限界を理解せずに曖昧に用いることは，結果として不正確な現状診断や無計画な指導・治療に陥ることもあるので気をつけなくてはならない。

　生物的因子（個人特性：遺伝・体質・体力など），心理的因子（ライフスタイル・信念・ストレスなど），社会的因子（人びととの結びつきや信頼感および互助意識を示すソーシャルキャピタル・社会的支援・文化・所得・学歴など）の複合的結果を，健康な状態，不健康な状態，病気から死に至るまでの健康の状態と対比させ，どの段階にあるかを評価した結果が，自ら生活習慣を改善（自己健康管理）することを求められる場合に活用されることもある。

　生活習慣病を減少させるには，人びとに，現在の健康状態だけでなくこのモデルに基づいて収集した情報から個々人の健康に良い行動を認識してもらい，必要性を納得した（動機づけ）うえで，これまでの行動を変え（行動変容），それを継続してもらう必要がある。

　心の心理的社会的環境と脳の代謝（生物的因子）は相互影響作用をもっているので，行動変容により身体的健康もまたよいサイクルに入ると考えられる（中前貴：精神医学における生物・心理・社会モデルの今後の展望について，精神神経誌112(2)，p.171〜174(2010)）。

（2）　健康づくりのための生態学的視点

　個人の保健行動は，属する集団の文化や社会的規範によっても影響され，また，個人の努力だけでは改善できない因子もある。そこで地域の物理的・社会的環境にどう対応するかを考えながら，組織的な行動への取り組み，健康支援のための公衆衛生施策が必要となる。つまり，健康の生物・心理・社会モデルを枠組みとして，個人がよりよい生活習慣を身につけられるよう，個人，組織・集団，国などのそれぞれのレベルで健康づくりの展開が必要になる。そのためには，次の2つの生態学的視点（**Ecological Perspective**）が重要である。①行動は多様なレベルの影響因子にはたらきかける（環境形成作用）とともに，またそのはたらきかけた因子から影響を受ける（環境影響作用）。②個人の行動は社会環境を形成し，またその環境によって形成される相互的関係をもつ。この点を考慮することにより，行動的要因と環境的要因を組み合わせた多様なレベルの介入を考えることができる。

　表6-1に示したような3つのレベルにおいて個人要因から公共政策的要因まで，様々な健康づくりに影響を及ぼす要因があると考えられる。

　個人と個人間レベル（ミクロ＋メゾ的レベル）では，健康行動の理論は，「認知-行動（Cognitive-Behavioral）」をキーワードとして，以下の共通する3つの重要な概念をもつ。

　①行動は認知を通じて起こる。すなわち，人々の知識や考えが行動に影響する。

　②行動変容のために，知識は必要条件だけれども，それだけでは十分といえない。

表6-1 個人から地域までのレベルから健康行動に影響する要因をみる：生態学的視点

生態学的レベル	影響要因
個人内・個人的レベル	行動に影響する個人特性。知識，態度，信念，性格など
個人間レベル	社会的アイデンティティ，社会的支援，社会的役割を提供する関係性と基礎的集団。家族，友人，仲間（ピア）など
コミュニティ・地域レベル　制度的要因→	推奨された行動を推進あるいは強制する法規や政策
コミュニティ・地域要因→	個人，集団，組織の間に存在するフォーマルあるいはインフォーマルなソーシャルネットワークや社会的規範・基準
公共政策的要因→	疾病予防，早期発見，疾病管理に関する自治体や国の政策や法律

資料：McLeroy KR, Bibeau D, Steckler A, Glanz K, An ecological perspective on health promotion programs. Health Education Quarterly 15, p.351-377(1988)
国立保健医療科学院，「一目でわかるヘルスプロモーション　理論と実践ガイドブック　日本語版」p8, (2008)の表を一部改変

③知覚的認知(perception)，動機(motivation)，技術(skill)，社会的環境は行動に対する鍵となる影響要因である。

コミュニティ・地域レベル(マクロ的レベル)では，健康行動を推進する様々な活動を実行するための枠組み，行動変容しやすくするための社会的・物理的環境を変える(国立保健医療科学院：「一目でわかるヘルスプロモーション　理論と実践ガイドブック　日本語版」2008年：National Cancer Institute, Theory at a Glance A Guide for Health Promotion Practice Second edition (2005))，（コラム「たばこ対策」下記参照）。

健康行動理論は人が健康によい行動を行う可能性を高める要因にはどのようなものがあるかを示す考え方である。健康づくりを実のあるものとするためによく用いられる健康行動変容手法としては，①個人レベルではトランスセオレティカル・モデル，②個人間では社会的学習理論，ソーシャルサポート，③集団では地域住民参加などでコミュニティビルディング*の概念に基づく統合的協働型健康づくりや参加と対話による接近・組織づくりなどがある。

Column たばこ対策～個人・地域・国・世界　いろいろなレベルでの禁煙活動

　1950年Wynderらが肺がんと喫煙の因果関係を報告して以来，がん減少をめざし禁煙活動が展開されるようになった。1988年から5月31日WHO世界禁煙デーには禁煙推進行事が行われ、2005年発効した公衆衛生分野で初めての国際条約「たばこの規制に関する世界保健機関枠組条約（FCTC）」により，広告や販売規制によるたばこ消費の抑制，受動喫煙からの保護が進んだ。日本では2002年に健康増進法により受動喫煙防止が明記され，2020年には「望まない受動喫煙」防止策が全面施行された。また，民法改正で2022年から成年は18歳となったが，健康面への影響や非行防止，青少年保護等の観点から，飲酒や競馬などと同様に喫煙にも20歳以上との年齢制限がかけられている。近年は，行動科学に基づいた禁煙サポートとニコチン依存症の医療保険による治療（ニコチン代替療法や薬物療法）導入により禁煙成功率があがっている。日本における喫煙率は，1966年成人男性83.7%，女性18.0%から2019年には男性27.1%，女性7.6%と大幅減少している。たばこ対策で展開された"たばこを買いにくくする，高価格にする，職場などを禁煙にする，自治体でクリーン条例を出す，喫煙が周りに受け入れられなくなる"などの進展は，未成年者・青少年がたばこを吸い始めにくくする効果を示した。健康日本21（第三次）でも禁煙したい人への支援や妊婦と中高校生の喫煙をなくすことを目標としている。このような「禁煙者を増やす」ために個人レベルから複数の人間集団，さらに生活環境や公共政策などの社会環境までの様々なレベルで組織的包括的介入が行われた成果は，健康行動のエコロジカル・モデルの成功例として注目されている。　　　　　（山本玲子）

資料：Wynder EL and Graham EA, a Possible Etiologic Factor in Bronchogenic Carcinoma. A Study of Six Hundred and Eighty-Four Proved Cases, JAMA143, p.329-336(1950)／日本たばこ産業(株)「2018年全国たばこ喫煙者率調査」，厚生労働省健康局総務課生活習慣病対策室健康情報管理係，「webたばこと健康に関する情報ページ(2023)」，健康増進法の一部を改正する法律（平成30年法律第78号），民法の一部を改正する法律（民法第4条令和4年4月1日施行），厚生科学審議会地域保健健康増進栄養部会「健康日本21（第三次）推進のための説明資料」（令和5年5月）

＊コミュニティビルディング　コミュニティは共通点を一にする人々の集団である。コミュニティビルディングは，コミュニティが主体的に組織や制度・政策等の社会環境形成過程において，共通する価値・目標を共有しようとする概念である。日本では，ヘルスプロモーションの概念を基盤に住民参加を重視した統合的協働型健康づくり(岩永ら)や対話からの保健活動(守山ら)が展開されている(土井由利子：日本における行動科学研究―理論から実践へ/ J. Nat. Inst. Public Health, 58, p.2-10(2009)/守山正樹：「健康日本21計画策定検討会報告書」p.60〜69，健康・体力づくり事業財団編(2000)/岩永俊博：「地域づくり型保健活動の考え方と進め方」医学書院(2003)/守山正樹・松原伸一：「対話からの地域保健活動　健康教育情報学の試み」篠原出版(1991))。

（3）　健康によい行動をするために

健康行動理論は様々あるが，下記の1)〜8)のような理論を活用してよりよいはたらきかけを考えることができる。

例えば，肥満の解消のために運動と食生活の改善を目指したとき，健康行動理論を活用して①運動や食生活改善が「よい」ことだと認識する，②うまく行えるという「自信」をもつ(成功経験など)③現状のままでは「まずい」，健康・社会・経済面でよくない影響があることを認識する，④運動や食生活改善をするうえでの「妨げ」があれば，できるだけ減らすようにする，⑤「ストレス」とうまくつき合う，⑥実行を「サポート」してくれる人を得る，⑦健康になるには「努力」も必要と認識する，ことで健康によい行動につなげることができる。

1)　刺激-反応理論

刺激-反応理論(レスポンデント条件づけ，オペラント条件づけ)の考え方とは，人間の行動の大半はオペラント条件づけによって形成される行動とみなせ，条件づけの強化の与え方によって行動変容が左右されるというものである。

2)　ヘルス・ビリーフ・モデル(健康信念モデル)

ヘルス・ビリーフ・モデル(Health Belief Model：HBM)(健康信念モデル)とは，①危機感をもつ(罹患性―このままだと病気になる可能性が高い，重大性―病気や合併症になるとその結果が重大である)，②行動のきっかけを得る(病気の兆候を感じる，専門家・家族などに勧められる，情報を得る，身近に病気になった人を知るなど)，③行動への条件検討(有益性―予防的行動による利益が認識されている，障害―健康行動をとりにくい条件や心理的障害がある)の3要素を基礎とし①と②の実感を高め，③の障害感を少なくするようにはたらきかけることで行動変容が可能になると考える理論

3)　トランスセオレティカル・モデル(行動変容段階モデル)

トランスセオレティカル・モデル(Stage of Change Model, Transtheoretical Model)(行動変容段階モデル)とは，人が行動変容を起こしてそれが維持されるには，順調に一方向に進むと限らないが，5つのステージを通るとするステージ理論(①無関心期―6か月以内に行動を変える気がない時期，②関心期―6か月以内に行動を変える気がある時期，③準備期―1か月以内に行動を変える気がある時期，④行動期―行動を変えて6か月以内の時期　⑤維持期―行動を変えて6か月以上の時期)に，シーソーモデル＊(プロセス理論と決定のバランス)，自己効力感(Self Efficacy)＊を加えた考えである。

＊シーソーモデル　保健行動の決定は動機と実行を妨げる負担のバランスの支点を変えると動かせるという考え
＊自己効力感(Self Efficacy)　ある行動が望ましい結果をもたらすと思い(結果期待)，その行動をうまくやることができるという自信があるとき(自己効力感)その行動をとる可能性が高くなるという理論

4)　合理的行動理論，計画的行動理論

合理的行動理論，計画的行動理論(Theory of Planned Behavior：TPB)とは，やる気(行動意思)

を出すには，行動への態度(行動にポジティブな気持ちをもつ)，主観的規範(周りからの期待に応えようと思う)，行動コントロール感(その行動は簡単だと思う)をもたせるように指導するとよいとの考え。

5)　社会的認知理論

　社会的認知理論(Social Cognitive Theory：SCT)(社会的学習理論)とは，人間の行動は個人の行動，個人の特性，環境が相互に影響し合って決定されるという考え。①自己効力感をもって，②ゴールを他人の行動を観察することから学び，③それらの行動の利益から結果を予測することが健康行動を変える要因となるとの理論

6)　ソーシャルネットワーク，ソーシャルサポート

　ソーシャルネットワーク，ソーシャルサポートとは，社会的関係のなかでやり取りされる支援や援助のこと。内容により①情緒的サポート：共感や愛情の提供，②道具的サポート：形のあるものやサービスの提供，③情報的サポート：問題の解決に必要なアドバイスや情報の提供，④評価的サポート：肯定的な評価，に分けることができる。このサポートにより①健康に関する行動，セルフケア，治療へのアドヒアランス*などに役立つ，②ストレッサーに対し，うまく対応し，必要なときにはサポートを受けられるという心のはたらきを生む。そこで，これらのサポート状況を把握し，適切なサポートを行えば，健康行動変容や維持に役立てることができるという考え

7)　コミュニティー・オーガニゼイション

　コミュニティー・オーガニゼイション(Community Organizing：コミュニティ組織化)とは，コミュニティや様々な集団を対象にした疾病予防・疾病管理の公衆衛生的アプローチ方法。社会システムの機能，変化を把握し，学校，職場，医療機関，行政機関などを通じてコミュニティ内の構成員と組織を動かす方法を示す。社会福祉分野では地域援助技術ともいい，日本での例としては社会福祉協議会がある。被災地仮設住宅で，被災者自らが交流の場を立ち上げることなどもこれに該当する。

8)　プリシード・プロシードモデル

　プリシード・プロシードモデル(PRECEDE - PROCEED Model)とは，米国，カナダを中心に，世界各地でよく用いられているヘルスプロモーションや保健プログラムの企画・評価モデルである。社会アセスメントから実施と評価まで8つの段階*からなる(第1章 図1-4 p.7参照)，(ローレンス・グリーン，マーシャル・クロイター：「実践ヘルスプロモーション」医学書院(2005)，(松本千明：「医療・保健スタッフのための健康行動理論の基礎　生活習慣病を中心に」医歯薬出版(2002))。

*アドヒアランス　治療方針の決定に賛同し積極的に治療を受けることを意味する。
*8つの段階　取り組み課題の特定を行う第2段階は，a疫学調査による健康上の問題の特定，bその原因となる行動・生活習慣，環境因子の特定からなっているため，保健活動現場においては，2aと2bを分けて全9段階として扱うことが多い。

B　生活習慣病と NCDs (非感染性疾患)

(1)　生活習慣病と NCDs の概念

　明治以来，日本における主要な死因は，結核，胃腸炎，肺炎，脳血管疾患であった。しかし，1955(昭和30)年以降，悪性新生物，心疾患，脳血管疾患など，加齢によって増加し，特に40～60歳の中高年からの発症・死亡も多い慢性病にシフトした。当初は成人病とよばれたが，食習慣，運動習慣，喫煙，飲酒といった生活習慣が，発症に深く関係していることが明らかとなり「生活習慣病」という概念が導入され，1996年に呼称変更された。このような感染症から非感染症疾

患への**疾病構造の変化**によって，健康づくり対策に，生活習慣の改善と疾病の発症・進行の予防をつなげた視点が導入され，小さいころからの食習慣，運動習慣，嗜好などに関する健康教育・健康づくり運動へと広がった。

一方，世界保健機関(WHO)は，不健康な食事や運動不足，喫煙，過度の飲酒などの原因(図6-1)が共通しており，生活習慣の改善により予防可能な疾患をまとめて「**非感染性疾患**(Noncommunicable Diseases：**NCDs**)」と位置づけている。主な NCDs は心血管疾患，がん，糖尿病，慢性呼吸器疾患などで，世界でも増えてきている(世界保健統計2012年)。**メタボリック・シンドローム**，骨粗鬆症，歯科疾患，嚥下機能障害なども生活習慣と関わる疾患である。

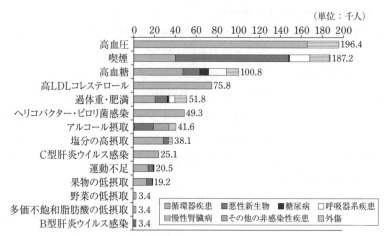

(単位：千人)

資料：Nomura S, Sakamoto H, Ghaznavi C, Inoue M: Toward a third term of Health Japan 21-implications from the rise in non-communicable disease burden and highly preventable risk factors. The Lancet Regional Health-Western Pacific 2022, 21.

注〕日本における2019年の非感染性疾患と障害による成人死亡について，喫煙・高血圧等の予防可能な危険因子別に死亡数を推計したもの。

図6-1 リスク要因別の関連死亡者数(2019年)

(2) 年齢と生活習慣病予防対策

10代を底にして，それ以降年齢が上がるにつれ，具合がわるいと訴える(**加齢による健康障害**)は増える。例えば，有訴者率は80歳以上では10〜19歳の約4.1倍，通院者率は5.3倍である(2022年国民生活基礎調査)。受療率は近年低下傾向を示しているが，それでも80〜84歳は15〜19歳に比べ外来受療率は5.4倍，入院受療率は26.3倍に上る(2020年患者調査)。

生活習慣病(がん，高血圧性疾患，脳血管疾患，糖尿病，虚血性心疾患など)は一般医療費の約4割(2020年度国民医療費)，死亡原因の約5割，65歳以上の要介護者等(要支援含む)の介護原因の19.7％を占める。また，介護原因の31.4％が認知症や高齢による衰弱，26.0％が関節疾患，骨折・転倒である(2022年高齢社会白書)。加齢による嚥下障害・誤嚥は肺炎が死因3位に浮上した要因とも考えられる。65歳以上人口は2022年29.0％であるが，2070年には38.7％とさらなる高齢化が予想されている。また2022年の15歳以上の就業者総数に占める65歳以上の割合も13.6％と19年連続増を続けている。このような状況下，国をはじめとする生活習慣病予防活動は，個人のより健康的な老後と労働力の確保，および高負担社会を回避するための手段の一つといえる。

C 健康日本21(21世紀における国民健康づくり運動)

(1) 社会的背景とその意義

日本における国民健康づくり運動は1978年に始まり，現在も**健康日本21**(**第三次**)(第5次国民健康づくり運動)が，さらに並行して健康フロンティア戦略や健康・医療戦略など未来の健康

表6-2　日本における国民健康づくり運動

健康づくり運動	重　点	運動年度	所　管
第一次国民健康づくり	栄養	1978〜87年	厚生省
アクティブ80ヘルスプラン	運動習慣	1988〜99年	厚生省
健康日本21(第一次)	健康情報	2000〜12年	厚生省・厚生労働省
健康フロンティア戦略	健康寿命延伸	2005〜06年	内閣官房，内閣府，文部科学省，厚生労働省，農林水産省，経済産業省
新健康フロンティア戦略	能力活用，9分野アクションプラン*	2007〜16年	
スマート・ライフ・プロジェクト	職場で運動，食生活，禁煙＋健診・検診	2011年〜	厚生労働省
健康日本21(第二次)	一次予防，重症化予防，社会環境整備	2013〜23年	厚生労働省
健康日本21(第三次)	健康寿命延伸と健康格差縮小，個人の行動と健康状態の改善，社会環境の質向上，ライフコースアプローチを踏まえた健康づくり	2024〜35年	厚生労働省

* ①子どもの健康，②女性の健康，③メタボリックシンドローム克服，④がん克服，⑤こころの健康，⑥介護予防，⑦歯の健康，⑧食育，⑨運動・スポーツ→家族の役割の見直し，地域コミュニティの強化，医療・福祉技術のイノベーション

づくりに向けたアクションが展開されている。2011年からは職場での健康づくりとして**スマート・ライフ・プロジェクト**が開始されている(表6-2)。

　これらの運動の背景には，現在も進行を続ける①少子高齢化(人口転換)，②生活習慣病の増加(疾病構造の変化)，③医療・保健・福祉・介護費用の増大(社会保障制度の脆弱化)がある。

　このような健康づくり運動の意義は，各ライフステージの健康づくりのための情報提供や指導，相談，検診体制や施設整備など社会環境整備を行うことでNCDなどの重症化を予防し，ひいては健康寿命の延伸，生活の質の向上につなげることにある。さらに介護費・医療費の抑制・削減による社会保障制度の持続を目的としている。そこで，医療制度改革の一環として2003(平成15)年に**健康増進法**が，また2005(平成17)年には**食育基本法**が施行された。

　生活習慣病予防のための情報周知を重点とした「21世紀における国民健康づくり運動(健康日本21)(第三次国民健康づくり運動)」は2008(平成20)年には糖尿病，メタボリックシンドローム対策なども追加して展開された。しかし，2011(平成23)年の最終評価では，9分野(食生活・栄養，身体活動・運動，休養・心の健康，たばこ，アルコール，歯の健康，糖尿病，循環器疾患，がん)59指標のうち6割が一定の改善を示したものの，次の9項目で開始年に比べ悪化が認められた。①**カルシウム**に富む食品の摂取量(成人牛乳・乳製品，豆類摂取減少)，②朝食欠食率，③，④成人および高齢者の日常生活における**歩数**，⑤**ストレス**を感じた人の割合，⑥睡眠の確保のために睡眠補助品やアルコールを使うことのある人の割合，⑦糖尿病合併症，⑧**カリウム**1日当り平均摂取量，⑨1日の食事において，**果物類**を摂取している人の割合(健康日本21評価作業チーム「健康日本21最終評価」平成23年10月)。

　健康日本21(第二次)(2013〜2023年度：第四次国民健康づくり運動)では生活習慣病の発症予防と重症化予防の徹底・社会環境整備などを目指し5分野53項目の目標が設定された。最終評価では，8項目(健康寿命延伸，75歳未満のがんの年齢調整死亡率の減少，脳血管疾患・虚血性心疾患の年齢調整死亡率の減少，血糖コントロール指標におけるコントロール不良者の割合の減少，小児人口10万人当たりの小児科医・児童精神科医師の割合の増加，認知症サポーター数の増加，低栄養傾向(BMI20以下)の高齢者の割合の増加の抑制，共食の増加)で目標を達成したが，①メタボリックシンドロームの該当者及び予備群の減少，②適正体重の子どもの増加，③睡

眠による休養を十分とれていない者の割合の減少，④生活習慣病のリスクを高める量を飲酒している者（1日当たりの純アルコール摂取量が男性40ｇ以上，女性20ｇ以上の者）の割合の減少，の4項目で開始年よりも悪化していた。今後の課題として，一部の指標，特に一次予防に関連する指標が悪化している，全体としては改善していても一部の性・年齢階級別では悪化している指標がある，健康増進に関連するデータの見える化・活用が不十分，PDCAサイクルの推進が国・自治体とも不十分であることが指摘された（厚生科学審議会地域保健健康増進栄養部会健康日本21（第二次）推進専門委員会「健康日本21（第二次）最終評価報告書」令和4年10月）。

（2）　健康日本21（第三次）の内容（基本方向と目標値）

　これまでの『健康日本21』の成果として，基本的な法制度の整備や仕組の構築，自治体，保険者，企業，教育機関，民間団体など多様な主体による予防・健康づくり，データヘルス・ICTの利活用，社会環境整備，ナッジやインセンティブといった，当初はなかった新しい要素のとり込みがあった。こうした諸活動の成果によって，健康寿命は着実に延伸してきた。

　また，今後①少子化・高齢化がさらに進み，**総人口・生産年齢人口が減少**し，**独居世帯が増加**する，②女性の社会進出，労働移動の円滑化，仕事と育児・介護との両立や多様な働き方の広まり，高齢者の就労拡大などを通じ**社会の多様化**がさらに進む，③あらゆる分野でデジタルトランスフォーメーション（DX）が加速する，④次なる**新興感染症も見据えた新しい生活様式**への対応が進む，などの社会変化が予想される。これらの状況を受け2024（令和6）〜2035（令和17）年度までの12年間の第5次国民健康づくり対策（「国民の健康の増進の総合的な推進を図るための基本的な方針」令和5年厚生労働省告示第207号）が「21世紀における第三次国民健康づくり運動（健康日本21（第三次））」として策定された。「全ての国民が健やかで心豊かに生活できる持続可能な社会の実現」のビジョンの下①だれ一人取り残さない展開（Inclusin），②より実効性をもつ取り組みの推進（Implementation）を目指している（QRコード：厚生労働省，健康日本21（第三次）の概要URL参照）。

1）　基本方向

　基本的方向として次の4つの柱が挙げられている。①健康寿命の延伸・健康格差の縮小：日常生活に制限のない期間の平均を伸ばすとともに地域格差を小さくする，②個人の行動と健康状態の改善：**生活習慣の改善**により生活習慣病発症予防ひいては重症化予防を図ることで生活機能を維持・向上させる，③社会環境の質の向上：就労・ボランティア・通いの場等の居場所づくり，社会参加，緩やかな人間関係をもてる環境や心の健康を守るための環境を整備して，**社会とのつながり・こころの健康**の維持及び向上を図る。健康な食環境や身体活動・運動を促す環境をはじめとする**自然に健康になれる環境づくり**の取り組みを実施し，健康に関心の薄い者を含む幅広い対象に向けた予防・健康づくりを推進する。**誰もがアクセスできる健康増進の基盤整備**として保健・医療・福祉等へのアクセスの確保，PHR（パーソナル・ヘルス・レコード）など自分の**健康情報を入手できるインフラ整備**，科学的根拠に基づく健康に関する情報を入手・活用できる基盤の構築や周知啓発に取り組む。多様な主体が健康づくりに取り組むよう促す，④ライフコースアプローチ（胎児期から高齢期にまでの人の生涯を経時的に捉える）を踏まえた健康づくり。

2）　目標項目の設定・評価および目標と指標値

　設定された**目標項目**は，原則として健康（特に健康寿命の延伸や生活習慣病（NCDs）の予防）に関する科学的なエビデンスがあるものである。目標を達成するための諸活動の**成果を評価**するに

際して用いられるベースライン値は令和6(2024)年度までの最新値である。令和11(2029)年を目途に中間評価が，令和15(2033)年(計画開始後10年)を目途に**最終評価**が行われ，その後の健康増進の取り組みに反映される予定である(厚生科学審議会地域保健健康増進栄養部会　次期国民健康づくり運動プラン(令和6年度開始)策定専門委員会　歯科口腔保健の推進に関する専門委員会「健康日本21(第三次)推進のための説明資料」令和5年5月)。

① 健康寿命の延伸・健康格差の縮小

2019(令和元)年の健康寿命は男72.68年，女75.38年で，2010(平成22)年よりも男2.26年，女1.76年長く，平均寿命の延び(男1.86年，女1.15年)よりも多く，日常生活に制限のない期間の増加(健康寿命の延伸)がみられた。同年の健康の地域格差は上位4分の1(12都道府県)の平均健康寿命は男性73.38年，女性76.50年に対し，下位4分の1(11都道府県)は男性71.82年，女性74.63年であり，その差は男性1.65年で縮小傾向にあるが，女性2.78と格差拡大傾向にある。健康日本21(第三次)では2つの目標に対し，令和14年度値を目標値として，令和13年の健康寿命(令和15年度公表予定)を用いて算出する値で最終評価される。2040(令和22)年には男75.14年以上，女77.79年以上になることを目指した健康寿命延伸プラン(2019.3.281健康寿命のあり方に関する有識者研究会」報告書)も提唱されている。

② 個人の行動と健康状態の改善

- **生活習慣の改善**：メタボリックシンドロームの該当者及び予備群は2019(令和元)年度約1,516万人と増加。糖尿病有病者及び予備群も各1,000万人，計2,000万人と推計されている。10歳(小学5年生)の肥満傾向児の割合も平成23年8.59％から令和元年9.57％に増え，栄養・食生活や身体活動・運動に関連する個人の行動や環境整備が必要な状況にある。また年収200万円未満世帯員では，主食・主菜・副菜を組み合わせた食事を摂る頻度が低く，経済格差に伴う栄養格差が明らかになっている(2018年国民健康・栄養調査)。睡眠による休養を十分とれていない者の割合も増加している。女性では，2010年に比べ2019年には生活習慣病のリスクを高める量を飲酒している者の割合が増え，20～64歳運動習慣者の割合が減るなどの状況を背景に，喫煙や歯・口腔の健康に関する生活習慣の改善を目標とした20項目が設定されている。

- **生活習慣病(NCDs)の発症予防・重症化予防**：高齢化に伴い生活習慣病(NCDs：がん，循環器病，糖尿病及びCOPDなど)の有病者数の増加が予想される。多くが生活習慣の改善により予防可能である。前記4つのNCDsの罹患率・死亡率・検診受診率・特定健診や特定保健指導実施率に関する目標，リスク因子(高血圧，メタボリックシンドローム，LDLコレステロール・血糖値など)に関する延べ17指標が引続き設定された。

- **生活機能の維持・向上**：心身ともに日常生活に支障を来すことのない状態，ひいては健康寿命の延伸につながるような健康状況・生活習慣をめざし，ロコモティブシンドローム減少・骨粗鬆症検診受診・心理的苦痛を感じている人々の減少が目標とされた。

③ 社会環境の質の向上

健康づくりを行う地域や職域での理解の促進や取組の加速のため，3つの観点からの目標が設定された。

- **社会とのつながり・こころの健康の維持及び向上**：社会とのつながりについては，認知的ソーシャルキャピタルおよび構造的ソーシャルキャピタルに関する目標が，また，関連する栄養・食生活分野の目標として，地域などで共食している者の増加が設定されている。

　さらに，こころの健康に関する地域・職域での取組についてなど5つの目標が挙げられている。

- **自然に健康になれる環境づくり**：産学官等が連携した食環境づくり，市町村による居心地のいいまちなかづくり，望まない受動喫煙機会に関する3つの目標が設定されている。
- **誰もがアクセスできる健康増進のための基盤の整備**：保健・医療・福祉等へのアクセスの確保に加え，様々な基盤を整える重要性から，職場における健康づくり（スマート・ライフ・プロジェクト活動企業・団体数），健康経営（従業員に対する健康づくり），特定給食施設数，産業保健サービス提供事業所数の4つが目標・指標となった。

④　ライフコースアプローチを踏まえた健康づくり

よりよい人生につなげられるよう，特に**子ども**（習慣的運動・肥満児減少・20歳未満者の飲酒や喫煙）・**高齢者**（低栄養者やロコモティブシンドローム減少・社会活動増加）・**女性**（やせ・骨粗鬆症検診受診率・リスク飲酒減少・妊婦喫煙ゼロ）の視点から，すでに①から③で取り上げられた11目標をとらえ直し，様々なライフステージ特有の健康問題の解消・改善の状況を評価することとしている。

D　食育（食と関連する健康行動）

（1）　社会的背景と意義

第二次世界大戦後，公衆衛生，環境衛生，食料環境の改善，医療技術の向上により**疾病構造**も変化し，過剰栄養による肥満や糖尿病を含む**生活習慣病**が激増した。さらに食生活における栄養の偏り，不規則な食事だけでなく，食料の海外依存度の高さ，新たな食の安全問題，食文化の途絶など食をめぐる問題がみられるようになった。このような社会状況を背景に，2000（平成12）年に「**食生活指針**」が策定された。その後，2003（平成15年）には**健康増進法**，さらに，2005（平成17）年7月**食育基本法**が施行された。こうして，小さい子どもから高齢者まですべての世代で「食」のあり方を学ぶ食教育，食環境などの整備計画が総合的に立てられるようになった。

2005（平成17）年制定された食育基本法では，"**食育とは生きるうえでの基本であって，知育，徳育および体育の基礎となるべきもの**"としている。"食育"という言葉は，「食物養生法」（1898年，石塚左玄），「食道楽」（1903年，村井弦斎）という明治期の書物にみられる。

食育の意義は，生きるために最も必要な食についての学びと実践・環境構築の過程が，自律的な心身の健康につながる基礎となり，他者（社会）にもつながることにある。

（2）　食育の推進

食育の目的は，あらゆる世代の人びとが，様々な経験を通じて「食」に関する知識と「食」を選択する力を習得し，健全な食生活を実践できるようにすることで，心身の健康増進と豊かな人間形成に寄与することにある。特に子どもたちに対する食育は，生涯にわたって健全な心と身体を培い豊かな人間性を育んでいく基礎となる（内閣府「平成23年度食育白書」）。

1）　第1次食育推進計画の内容と達成状況

2006（平成18）〜2010（平成22）年度までの第1次食育推進計画では，内閣府に**食育推進会議**が置かれて**食育推進計画**が作成された。内閣府は，食品安全委員会，消費者庁，文部科学省，厚生労働省，農林水産省などとの連携を図り，企画・立案・総合調整を行い一体的施策を実施する役割をもつ。計画は①家庭，②学校・保育所，③都道府県・市町村レベルでの地域特性を生かした施策と実施への取り組み，④農林漁業者・食品関連事業者・ボランティアなどの様々な立場の関係者の食育推進運動，を柱として展開された。また，重点事項への取り組みのため，6月が食育

月間とされた。2011（平成23）年3月までに目標が達成されたのは9項目のうち2項目，「内臓脂肪症候群（メタボリックシンドローム）を認知している国民の割合」と「食育の推進に関わるボランティアの数」のみであった。糖尿病などのNCD有病者の増加，子どもの朝食欠食・孤食，高齢者の栄養不足などの課題が残った。

2） 第2次食育推進基本計画の内容と課題

第1次食育推進計画の結果を受けて，2011（平成23）～2015（平成27）年度までの5年間を期間とする新たな3つの重点課題①生涯にわたるライフステージに応じた間断ない食育の推進，②生活習慣病の予防および改善につながる食育の推進，③家庭における共食を通じた子どもの食育の推進，を定めたのが第2次計画である。11の項目について13の目標が設定された。目標を達成したのは，「栄養バランス等に配慮した食生活を送っている国民の割合」と「農林漁業体験を経験した国民の割合」の2項目のみであった。食育への関心，共食，食品安全基礎知識，指針計画作成実施市町村割合などは，増えてはいるが目標には届かなかった。

3） 第3次食育推進基本計画の内容と評価

2016（平成28）～2020年度までの第3次食育推進基本計画では以下の5つの重点課題を掲げられた。①若い世代を中心とした食育の推進，②多様なくらしに対応した食育の推進，③健康寿命の延伸につながる食育の推進，④食の循環や環境を意識した食育の推進，⑤食文化の継承に向けた食育の推進。15の目標について21の定量的指標が設定された（表6-3）。2019年度までに，指標③共食したい人と共食する割合，⑥中学校給食実施率，⑫食塩・脂肪低減取り組み食品企業数⑱食文化を継承する若い世代の割合，⑳食品の安全性知識・判断力をもつ若い世代の割合，が目標を達成した。しかし，単身世帯の増加，男性の孤食，女性のやせ志向，若い世代の朝食欠食，健康や栄養に配慮した食生活への関心の薄さ，食品選択・調理の知識不足などが課題として残った（令和元年度食育白書）。

なお，第3次からは食育推進業務は内閣府から農林水産省に移管された。

4） 第4次食育推進基本計画の目標と現状に関する評価

2021（令和3）～2025（令和7）年度を目途に，重点事項①生涯を通じた心身の健康を支える食育の推進（国民の健康の視点），②持続可能な食を支える食育の推進（社会・環境・文化の視点），③「新たな日常」やデジタル化に対応した食育の推進（横断的な視点）を基に，16の目標と24の目標値が設定された（表6-3）。見直しがされた項目は，目標5.学校給食での地場産物を活用した取り組み等の増加，目標6.栄養バランスに配慮した食生活を実践する国民の増加，目標11.産地や生産者を意識して農林水産物・食品を選ぶ国民の増加，目標12.環境に配慮した農林水産物・食品を選ぶ国民の増加などである。2022（令和4）年，具体的目標値㉒郷土料理や伝統料理を月1回以上食べている国民の割合で63.1％と早くも目標値50％を達成した（表6-3アカ網かけ欄）。

実施には，これまで以上に①国，地方公共団体，教育関係者，農林漁業者，食品関連事業者，ボランティアなど多様な関係者の連携・協力の強化，②子どもから高齢者まで，地域における幼稚園・保育所・学校だけでなく世代間交流を伴った試みが有効になるだろう（山本玲子：作る・食べることの実践と子どもの食育―食の世代間共有―，「世代間交流の理論と実践1 人を結び，未来を拓く世代間交流」p.77～85，三学出版(2015)）。**食育に関する情報**は，健康フロンティア戦略アクションプランでも重点取り組みとされていた「食育の現状と意識に関する調査」の報告や具体的食育実践の手引き「食育ガイド」，第2次食育推進基本計画の目標と現状に関する評価を紹介する「食育白書」（内閣府，農林水産省）などで得られる。

表6-3　第4次食育推進基本計画の目標と現状に関する評価

目標	具体的目標値	計画作成時値 (令和2年度)	現状値 (令和4年度)	目標値 (令和7年度)
1	①食育に関心を持っている国民の割合	83.2%	78.9%	90%以上
2	②朝食又は夕食を家族と一緒に食べる「共食」の回数	週9.6回	週9.6回	週11回以上
3	③地域等で共食したいと思う人が共食する割合	70.7%	57.8%	75%以上
4	④朝食を欠食する子供の割合	4.6%*	5.6%	0%
	⑤朝食を欠食する若い世代の割合	21.5%	26.7%	15%以下
5 学校給食地場産地消	⑥栄養教諭による地場産物に係る食に関する指導の平均取組回数	月9.1回*	月10.5回	月12回以上
	⑦学校給食における地場産物を使用する割合(金額ベース)を現状値(令和元年度)から維持・向上した都道府県の割合	―	76.6%	90%以上
	⑧学校給食における国産食材を使用する割合(金額ベース)を現状値(令和元年度)から維持・向上した都道府県の割合	―	78.7%	90%以上
6 栄養バランスに配慮した食生活	⑨主食・主菜・副菜を組み合わせた食事を1日2回以上ほぼ毎日食べている国民の割合	36.4%	40.6%	50%以上
	⑩主食・主菜・副菜を組み合わせた食事を1日2回以上ほぼ毎日食べている若い世代の割合	27.4%	28.4%	40%以上
	⑪1日当たりの食塩摂取量の平均値	10.1g*	10.1g*	8g以下
	⑫1日当たりの野菜摂取量の平均値	280.5g*	280.5g*	350g以上
	⑬1日当たりの果物摂取量100g未満の者の割合	61.6%*	61.6%*	30%以下
7	⑭生活習慣病の予防や改善のために,ふだんから適正体重の維持や減塩等に気をつけた食生活を実践する国民の割合	64.3%	66.5%	75%以上
8	⑮ゆっくりよく噛んで食べる国民の割合	47.3%	46.8%	55%以上
9	⑯食育の推進に関わるボランティア団体等において活動している国民の数	36.2万人*	33.1万人**	37万人以上
10	⑰農林漁業体験を経験した国民(世帯)の割合	65.7%	62.4%	70%以上
11	⑱産地や生産者を意識して農林水産物・食品を選ぶ国民の割合	73.5%	69.8%	80%以上
12	⑲環境に配慮した農林水産物・食品を選ぶ国民の割合	67.1%	61.7%	75%以上
13	⑳食品ロス削減のために何らかの行動をしている国民の割合	76.5%*	76.9%	80%以上
14 伝統の理解や継承	㉑地域や家庭で受け継がれてきた伝統的な料理や作法等を継承し,伝えている国民の割合	50.4%	44.0%	55%以上
	㉒郷土料理や伝統料理を月1回以上食べている国民の割合	44.6%	63.1%	50%以上
15	㉓食品の安全性について基礎的な知識をもち,自ら判断する国民の割合	75.2%	77.5%	80%以上
16	㉔推進計画を作成・実施している市町村の割合	87.5%*	90.5%	100%

資料：農林水産省：第3部　食育推進施策の目標と現状に関する評価「令和四年食育推進施策(食育白書)概要」p.30(令和5年6月6日)を一部改変

スミ網かけ目標は第4次食育推進計画で新たに追加・見直しをされた主な項目である。アカ網かけ現状値は目標達成済みを示す。
学校給食における使用食材の割合(金額ベース,令和元年度)の全国平均は,地場産物52.7%,国産食材87%

　　　栄養教諭を中核とした食育推進事業(文部科学省),毎年の国民健康・栄養調査では食生活や栄養摂取状況の実態(厚生労働省),食料需給表ではカロリーベース,生産額ベースの食料自給率(農林水産省)などの状況が収集・公表されている(農林水産省：食に関する著調査・食育に関するデータトピック等,http://www.maff.go.jp/j/syokuiku/s_tayori/datetopic.html)。

02   生活習慣病のリスク行動

A   飲酒行動

（1）　飲酒の現状

　酒類販売（消費）数量は，1945（昭和20）年代から増加を続けたが，1996（平成8）年966万kLを
ピークに減少に転じた。近年は横ばいで，2019（令和元）年は813万kLである。2019（令和元）年
の20歳以上飲酒習慣者（週3日以上清酒換算1日1合以上）も男性33.9%，女性8.8%で，ここ10
年ほどは横ばい。30年前に比べ若年男子で減っている。一方，①生活習慣病のリスクを高める
量の飲酒者（純アルコール換算で男性40g/日以上，女性20g/日以上）の割合は11.8%で，40〜
60歳代が多い。男性は14.9%と高い水準を保ち，女性は9.1%と9年前の1.21倍に増加した（令和
元年　国民健康・栄養調査報告）。純アルコール量は〔飲む量mL×度数×比重0.8〕で求められる。

　1922（大正11）年に制定された未成年者飲酒禁止法により禁止されているものの②20歳未満者の
飲酒も報告されている。2021（令和3）年度の調査（尾崎米厚ら：飲酒や喫煙等の実態把握と生活習慣の改善
に向けた研究）によれば，月飲酒（30日の間に1日以上飲酒）の割合は，中3男子1.7%，女子2.7%，
高3男子4.2%，女子2.9%である。2010年とくらべ1/4〜1/7に減少している。

　そこで，健康日本21（第三次）では，令和14年までに①は10%に，②は0%が目標値とされた。

（2）　飲酒の健康影響と社会的問題

　飲酒に起因する健康障害として，急性アルコール中毒，肝臓障害，膵臓炎，心疾患，消化器系
疾患，末梢神経炎，生活習慣病（がん，脳出血，糖尿病，痛風，脂質異常症，高血圧），うつや自
殺，睡眠障害，外傷・事故による死亡などがある。特に飲酒量が多く飲酒開始年齢が早いほど，
アルコール性肝疾患になりやすく，肝硬変や肝がん，またその他の疾患リスクが高まる。さらに，
成長への悪影響，生理不順・インポテンツ，脳委縮，学習意欲低下，自己中心的性格変化をきた
す。大量飲酒者の認知症リスクは4.6倍である。少量〜中等量なら予防効果がある。妊娠中飲酒
は胎児の正常な発育・発達を妨げる（胎児性アルコール症候群）が，2020（令和2）年の妊婦の飲酒
者割合は0.8%であった。生活習慣病になるリスクは1日平均飲酒量に比例する。継続的飲酒に
よりアルコール耐性・精神依存・身体依存が形成されるのがアルコール依存症である。2013（平
成25）年の患者数は，推計で107万人，予備軍を含め294万人とされるが，治療を受けている患
者は約5万人にすぎない（樋口進ら（2015），新アルコール・薬物使用障害の診断治療ガイドラインに基づいた
アルコール依存症の診断治療の手引き第1版（2018））。アルコールを体内で分解する能力はアルコールの
分解産物アセトアルデヒドをさらに分解するアルデヒド脱水素酵素2（ALDH2）の活性状態によ
り決定される。この活性は遺伝的で，日本人では普通に飲酒できる正常活性者56%，ある程度
飲める低活性者40%，全く飲めない不活性者4%とされ個人差がある。不活性者への飲酒強要は
死をもたらす危険性もある。飲酒は，昔から祭りや冠婚葬祭の場などで社会的役割も担ってきて
おり，適量の飲酒は百薬の長にも成り得るが様々な社会的問題も引き起こす。交通事故，アル
コールハラスメントや家庭内暴力，児童・高齢者などの弱者への虐待，犯罪行為，酩酊による失
火などが挙げられる。アルコールによる社会的損失は，医療費，労働賃金，自動車事故損失など
4兆円以上にもなるとの試算もある（尾崎米厚：アルコール関連問題の社会的損失の推計（2012））。

（3）　アルコール対策と健康に配慮した飲酒

　　アルコールの健康影響に関し，家庭や学校における教育を含め様々な場で広めるため，2013 (平成25)年にアルコール健康障害対策基本法が制定された。2017(平成29)年度からは都道府県と指定都市が行うアルコール健康障害対策・薬物依存症対策・ギャンブルなど依存症対策について「依存症対策総合支援事業実施要綱」が定められた。①将来にわたる健康障害発生の予防，②切れ目のない支援(相談から治療・回復まで)体制の構築が図られている(令和3〜7年第2期計画)。アルコール依存症患者が断酒(治癒)できない場合は，飲酒による害をできるだけ減らす「ハームリダクション」を治療選択肢に加えたガイドラインも示されている(新アルコール薬物使用障害の治療ガイドライン(2018))。厚生労働省は全体のアルコール消費量は減少傾向にあるが，一部の多量飲酒者が多くのアルコールを消費してアルコール性肝炎による死亡も増えている状況を背景に2024年2月に「健康に配慮した飲酒に関するガイドライン」を策定・公表した。多量飲酒による脳梗塞，胃がん，大腸がんリスク，少量でも発症する高血圧発症，生活習慣病のリスクを高める飲酒量などを知り，自分の状態に応じた安全なお酒とのつき合い方が知識として広がることを目指している。純アルコール約20 g (ビール中瓶1本500 mL，日本酒1合180 mL，ウィスキーダブル1杯60 mL，ワイン200 mL，焼酎100 mL)の処理能力は体重に依存し，一般に体重60〜70 kgの男性で1時間に純アルコール約5 gといわれている。中瓶2本飲めば最低でも8時間以上たたなければ酒気は抜けない。お酒に弱い人，体重の軽い人，女性や高齢者の場合は楽しく飲める飲酒量は上記の半量，あるいはもっと少ないことを忘れてはいけない。

Ｂ　喫煙行動

（1）　喫煙の現状

　　①日本における20歳以上の喫煙者率は，2019(令和元)年16.7(男性27.1％，女性7.6％)である(2019年国民健康・栄養調査)。男女とも1966(昭和41)年の男性83.7％，女性18％がピークで，その後は徐々に減少している(日本たばこ産業(株)「全国たばこ喫煙者率調査」)。②妊婦でも2010年5％から2020年2％へと減少した。国別比較では20.1％で，164か国の地域中89位となっている(WHO：国別喫煙率(2022))。③20歳未満者の喫煙は，1900年(明治33)制定された未成年者喫煙禁止法により禁止されている。2021(令和3)年度の調査(尾崎米厚ら：喫煙，飲酒等や生活習慣の実態把握及び生活習慣の改善に向けた研究)では，月喫煙(30日の間に1日以上喫煙)の割合は，中1男子0.1％・女子0.1％，高3男子1.0％・女子0.6％で，2010年にくらべ1/16〜1/6に減少。喫煙率0には届かないが禁煙教育・喫煙防止環境の整備が効果を挙げている。健康日本21(第三次)では，令和14年度の目標値として①は12％に，②と③は，喫煙をなすくように運動を展開しようとしている。

Column　喫煙は万病の源。吸い始めないのが一番，止めた効果はすぐに出る ─────────

　　喫煙指数(ブリンクマン Brinkman 指数)を知っていますか？　喫煙指数＝1日に吸うたばこの本数 × 年数。1日に1箱20本，35年間喫煙している人なら喫煙指数は20×35＝700になります。この指数が400を超えると要注意，慢性閉塞性肺疾患(COPD)患者の9割は喫煙者です。700を超えると咽頭がんや肺がんの危険性が高くなります。また，喫煙指数が同程度でも，男性より女性のほうが重症化しやすい傾向にあります。電子たばこや非燃焼たばこも安心できません。若いときは，そんな先のリスクなんてと思いがちですが，血管収縮やビタミンＣ破壊により皮膚温が低下し，しわの増加，口臭の元にもなります。最初から喫煙しないのが一番ですが，喫煙者でも禁煙するとがんリスクも下がり，肌にも歯にも体調にもすぐ効果がでて，より美しく健康的な人生が開けます。　　　　　　(山本玲子)

（2）　喫煙の健康影響と社会的問題

　喫煙は認識能力・情報処理能力・短期記憶を促進することが知られている。しかし，たばこ煙中の約7,000種以上の化学物質には，依存症を起こす**ニコチン**，肺・口腔・食道・胃などの発がんリスクを増大させる**ベンツピレン**など60種以上の有害物質が含まれる。また，長期喫煙により脳卒中，虚血性心疾患，**慢性閉塞性肺疾患（COPD）**，胃・十二指腸潰瘍，2型糖尿病，歯周病ほかの危険性も増大する。受動喫煙では非喫煙者の吸い込む副流煙中のベンツピレン，ニコチン，タール，アルデヒド，シアン化水素などの量は喫煙者の吸う主流煙よりも多く，肺がん，虚血性心疾患，脳血管障害，小児の喘息，乳児突然死症候群(SIDS)リスクが報告されている。うつ，睡眠障害などの危険性も高める (Shiue I: Int J Environ Res Public Health.11(3), 3096-107(2014))。妊婦の喫煙では，早産や低出生体重・胎児発育遅延の危険性が高まる。紙巻きたばこに比べ，非燃焼・加熱式たばこや電子たばこは吹出煙中タール量は少ないがニッケル・クロムなどの重金属濃度が高く，急性肺疾患などの呼吸器障害を起こすことが報告され(KamadaTら：Respirology Case Reports, Vol.4, Issue6(2016))，WHOでは韓国やイタリアのように紙巻きたばこと同じ規制を勧めている(「WHO report on the global tobacco epidemic」(2019))。

　喫煙による社会的問題には，喫煙関連疾患の治療に伴う**医療費の増加**，長期病欠リスクや治療のための労働時間短縮による労働生産性の低下＝経済的損失がある(Barendregt JJ ら：喫煙の医療費, NIJM, 337(15), 1052-7(1997))。また，2018(平成30)年の火災総件数37,981件の9.0%は，たばこが原因であり，推定38.5億円の損害と喫煙者以外の多くの生命も失われた(令和元年版消防白書)。

（3）　たばこ対策

　個人から地域，国際レベルで様々な対策が立てられている(詳細はコラム「たばこ対策」p.86参照)。①健康増進法による**受動喫煙防止**環境の整備だけでなく，②たばこの健康影響についての知識を広める(正しい知識をシンポジウムや講演会・SNSなどで提供発信する，たばこ包装に警告を表示する)，③現在と将来の世代の健康保護のために妊婦の喫煙をなくすとともに，20歳未満者の喫煙をなくす(たばこ販売者への罰則強化，成人識別機能式自動販売機の導入)，④禁煙支援により喫煙率を下げる(**禁煙補助薬**，禁煙治療の保険診療，**禁煙支援マニュアル**の公表，保険事業者による禁煙支援プログラムの実施)，⑤広告規制による喫煙防止対策等の視点が必要である。

　健康増進法25条では，多数者利用施設の管理者に，望まない受動喫煙が生じないよう，①屋内の原則禁煙，②20歳未満の喫煙エリアへの立ち入り禁止，③技術的基準を満たした喫煙室の設置，④喫煙室への標識掲示を義務づけている。

　学校や病院，行政機関は敷地全体を禁煙とし，屋外の決められた場所でしか喫煙できない。その他の施設では屋内に喫煙専用室を設けることができるが，国が定める基準を満たす必要がある。

　加熱式たばこ(日本の売上げ本数の3割を占める)は，韓国，イタリアでは紙巻きたばこと同じ規制がかけられているが，日本では専用喫煙室であれば喫煙だけでなく飲食もでき規制は緩い。

　禁煙サポートには医療保険を適用した禁煙指導(ニコチン依存症管理)が利用できる。習慣的喫煙者のうち男24.6%，女30.9%がやめたいと考えている。再喫煙防止には，本人がたばこをやめない理由の理解が必要なため，動機づけ面接法や行動変容ステージモデルに沿った禁煙への心理的支援も行われる。保健事業として，オンライン禁煙外来を導入した職場もある。

　喫煙防止対策としては，就学・就労の場での禁煙啓発活動，禁煙措置や喫煙室への20歳未満の立ち入り禁止などが"吸い始めない・吸わない"喫煙防止対策に有効である。　　　　　　(山本玲子)

03　健康増進行動

Ａ　栄養と食品摂取

　食生活は，がん，心筋梗塞，脳梗塞，糖尿病，高血圧などの生活習慣病の発症と関連が強く，健康的な食生活はその予防のためには必要となる。また，こどもの心身の成長，高齢者の低栄養等の予防など健康的な食事は，すべての世代において健康で幸福な生活：ウェルビーイングを送るために必要不可欠である。社会経済的格差が健康的な食の格差につながることが明らかとなっており，誰もとり残されない健康的な食生活を支える食環境整備が求められる。

（1）　国民健康・栄養調査

　健康増進法は2002（平成14）年に公布された国民健康・栄養調査の実施，国民健康・栄養調査結果を踏まえた食事による栄養摂取量の基準（以下食事摂取基準）などについて規定している。

　国民健康・栄養調査は国民の身体の状況，栄養素等摂取量，食品群別摂取量，生活習慣の状況を明らかにすることを目的としている。調査は毎年実施され，調査年の国民生活基礎調査において設定された単位区から，層化無作為抽出した300単位区内の世帯（約6,000世帯）及び世帯員（調査年11月1日現在で満1歳以上の者，約18,000人）を対象としている（第4章 06 健康増進に関する資料 Ａ 国民健康・栄養調査 p.104参照）。調査項目は

　① 　身体状況調査（身長体重，腹囲，血圧測定，血液検査等）

　② 　栄養摂取状況調査（食品摂取量，栄養素等摂取量，欠食・外食等の食事状況）

　③ 　生活習慣調査（食生活，身体活動・運動，休養・睡眠，飲酒，喫煙，歯の健康等に関する生活習慣全般を把握）などである。

　2020（令和2）年，2021（令和3）年は新型コロナウイルス感染症の流行に伴い調査は実施されず，2022（令和4）年から調査は再開された。2019（令和元）年の国民健康・栄養調査の結果では，肥満者（BMI $\geq$ 25 kg/m²）の割合は男性33.0％，女性22.3％であり，この10年間でみると女性では有意な増減はないが，男性は有意に増加がみられた。また20歳代女性のやせの者の割合は20.7％で有意な増減はなく，65歳以上の高者の低栄養傾向の者（BMI $\leq$ 20 kg/m²）の割合は男性12.4％，女性20.7％であり，この10年間でみると男女とも有意な増減はみられないとしている。1日当たりの食塩摂取量の平均値は10.1gであり，男性10.9g，女性9.3gである（図6-2）。この10年間でみると，男女とも有意に減少しており，野菜摂取量の平均値は280.5gであり，男性288.3g，女性273.6gである。この10年間でみると，いずれも有意な増減はないと報告している。

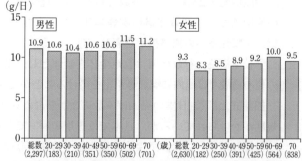

図6-2　食塩摂取量の平均値（20歳以上，性・年齢階級別）
資料：厚生労働省，令和元年国民健康・栄養調査結果の概要

（2）　日本人の食事摂取基準（2020年版）

　日本人の食事摂取基準（2020年版）（厚生労働省）は，健康増進法に基づき日本人の健康の保持・

増進を図るうえで摂取することが望ましいエネルギーおよび栄養素の摂取量の基準を厚生労働大臣が定めるもので，5年ごとに改定を行っている。2020年版から高齢者の低栄養・フレイル予防，生活習慣病(高血圧，脂質異常症，糖尿病，慢性腎臓病：CKD)の重症化予防(保健指導レベルにあるものを含める)も対象となった。

食事摂取基準では，健康の維持・増進と欠乏症予防のために，エネルギーの摂取量および消費量のバランス(エネルギー収支バランス)の維持を示す指標として体格指数：Body Mass Index(以下 BMI)を用いられ

$$BMI\,(kg/m^2)＝体重\,(kg)÷身長\,(m)^2$$

で求められる。日本肥満学会では，BMI が22を適正体重(標準体重)とし，また BMI25以上を肥満，18.5未満を低体重と分類している。年齢層別の目標とする BMI の範囲を(表6-4)に示す。

また，栄養素では，摂取不足の回避を目的とする3種類の指標，過剰摂取による健康障害の回避を目的とする指標，生活習慣病の予防を目的とする指標から構成されている。摂取不足の回避を目的とする3種類の指標は

① **推定平均必要量(Estimated Average Requirement：EAR)**は，集団では半数の対象者で不足が生じると推定される摂取量であり，不足のリスクは0.5として示される(図6-3)。つまり平均必要量を下回って摂取しないことが最低限度必要となる。

② **推奨量(Recommended Dietary Allowance：RDA)**は，集団の2.5％のみが不足し残りは足りており，それ以上の量の栄養素を摂取していれば不足のリスクは，ほとんどないものと考えられる値である。

③ **目安量(Adequate Intake：AI)**は十分な科学的根拠が得られない一部栄養素について設定

表6-4 目標とするBMIの範囲(18歳以上，年齢区分別)

年齢(歳)	目標とするBMI (kg/m²)
18〜49	18.5〜24.9
50〜64	20.0〜24.9
65〜74	21.5〜24.9
75以上	21.5〜24.9

資料：日本人の食事摂取基準(2020年版)

Column　コロナ禍でみえてきた食・健康格差の悪化

コロナ禍，コロナ後も，社会経済状況の高い企業は，テレワークや業務のデジタル化を積極的に進められている一方で，中小企業や低所得者では，テレワークが難しい仕事内容であることが多い。また，低賃金労働者が多い宿泊・飲食サービス業などでは外出自粛などの影響から雇用悪化，倒産・廃業などが多くみられた。パートやアルバイトは，新型コロナの影響で仕事量・収入の大幅減少がみられたが，収入が大幅に減少したにもかかわらず，公的支援を受けていないため，統計上の「休業者」や「失業者」に含まれない。そのため，その存在が見えにくくなっている。

日本の都道府県別のデータから，世帯収入が少なく，社会経済的水準が低い地域で，COVID-19の罹患および死亡リスクが高かったこと，公的支援の受給者の割合，失業率，小売業の従事者の割合，運輸・郵便業の従事者の割合，飲食サービス業の従事者の割合が最も高い地域で，最も低い地域と比べて同様のリスク上昇が認められたとの研究報告がされている。低所得群は，コロナの感染により重症化しやすい肥満率，喫煙率が高く，さらに対面での仕事をやむなく続ける必要があった可能性がある。そのため優先的にワクチン接種をすべきだと議論されていた。

コロナ禍の食事については，自宅でオンラインでの仕事(テレワーク)をしていた人たちは感染予防のために外食ができないこともあり，自宅で料理をする機会が増えた，という報告もある。テレワークの問題としては運動不足(通勤の徒歩の減少)，また料理をつくることが増えたという人もいる一方で，加工食品，冷凍食品，中食利用者の増加も報告されている。一方で，低所得群では，食事をつくる労力・時間が減る傾向，食事回数を減らす，食事の質が下がるなどが報告されている。学校が臨時閉鎖，または長期休みの学校給食のない時期，子どもの食事・栄養摂取状況が低所得群で特にわるいという報告もある。

欧米では，以前はフード・スタンプ・プログラムとよばれていた SNAP(Supplemental Nutrition Assistance Program：補充的栄養支援プログラム)の低所得者への食糧配布システムがあり，コロナ禍では，学校で個包装の牛乳，シリアル食品など無料で配布する活動が行われていた。日本も食・健康格差がみられるなか，必要とする人達への食支援の検討が必要である。　　　　　　　　　　　　　　　　　　　　　　　　　(太田亜里美)

されている。

　過剰摂取による健康障害を未然に防ぐことを目的とした指標は，耐容上限量(Tolerable Upper Intake Level：UL)で，過剰摂取によって健康被害が生じるリスクが0となる摂取量の上限が設定されている。さらに，生活習慣病の一次予防を目的として食事摂取基準を設定する必要のある栄養素については，目標量(Tentative Dietary Goal For Preventing Life-style Related Diseases：DG)が設定されている。目標値であることから，栄養素に関する各指標の概念図では示されていない。目標量に関してはエネルギーを産生する栄養素であるたんぱく質，脂質，炭水化物(アルコールを含む)における総エネルギー摂取量に占めるべき割合(%エネルギー)の目標量は，たんぱく質13〜20%，脂質20〜30%(飽和脂肪酸は7%以下)，糖質(炭水化物)50〜65%としている。また食塩摂取の2025(令和7)年までの目標量は，成人男性7.5g未満，成人女性6.5g未満としている。WHOが推奨する1日当たりの塩分摂取量の目標は5.0g未満であるが，日本の国民健康・栄養調査結果から実現可能性を考慮した目標量となっている。

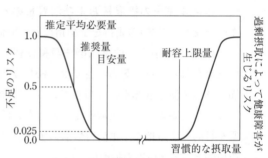

図6-3　食事摂取基準の各指標を理解するための概念図
資料：食事摂取基準の概要と日本人の食事摂取基準(2020年版)のポイントについて

(3)　健康日本21(第三次)の栄養・食生活関連

　2024(令和6)年から実施開始予定である健康日本21(第三次)における栄養・食生活の目標として健康寿命の延伸，健康格差の縮小のため2032(令和14)年までに適正体重を維持している者の増加，児童・生徒における肥満傾向児の減少，バランスのよい食事を摂っている者の増加，野菜摂取量の増加(目標量350g/日以上)，果物摂取量の改善(目標量200g/日以上)，食塩摂取量の減少(1日当たり7.0g未満)を挙げている。食塩の形で摂取されるナトリウムは，高血圧の原因となる。野菜や果物には，体内の余分なナトリウムの排出を促す働きがあるカリウムが多く含まれ，糖質や脂質などの消化吸収を低下させる食物繊維も多い。特に若い年齢層では野菜，果物の摂取量が少なく，摂取が勧められる(QRコード：厚生労働省，健康日本21(第三次)の概要URL参照)。

　また社会環境の質の向上のため，自然に健康になれる環境づくり(健康的で持続可能な食環境づくりのための戦略的イニシアチブの推進)，社会とのつながり，こころの健康の維持および向上(地域等で共食している者の増加)，誰もがアクセスできる健康増進のための基盤の整備(利用者に応じた食事提供をしている特定給食施設の増加)を挙げている。

(4)　食生活指針

　食生活指針は厚生労働省，農林水産省，文部科学省の連携のもと「健康日本21の栄養・食生活」分野で設定された目標に向けて，また食事摂取基準にみあった，望ましい食生活を一般的な人が具体的に進めていくうえでのメッセージである。食事バランスガイドは，食生活指針2000(平成12)年を具体的な行動に結びつけるため，1日に何をどれだけ食べたらよいかの目安をわかりやすくコマのイラストで示している(図6-4)。

　コマは上から「主食」，「副菜」，「主菜」，「牛乳・乳製品」「果物」とし，サービング(SV：食事

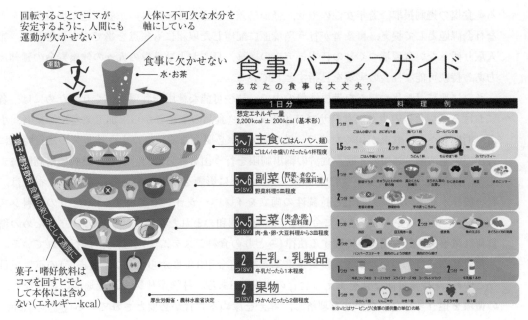

図6-4 食事バランスガイド
資料：厚生労働省，食事バランスガイド

の提供量)を使っている。それぞれのグループが多すぎても少なくてもコマのバランスがわるく
なること，十分な水分補給と運動がコマの回転をよくすることを示している。また妊娠期や授乳
期の望ましい食生活の指針や妊娠中の望ましい体重増加量などを示した「妊娠前からはじめる妊
産婦のための食生活指針」(2021年改定)も活用されている。

欧米では食事バランスをピラミッド型にイラスト化した「My
Pyramid」が使われてきたが「アメリカ人のための食生活指針2015
－2020」に基づいて，健康的な食事パターン実践のツールとし
て，「MyPlate」が発表されている。ワンプレートの中で，赤
(Fruits：果物)，緑(Vegetables：野菜)，紫(Protein：タンパク
質)，茶色(Grains：穀物)，青(Daily：乳製品)と色分けの割合か
ら一食の望ましいバランスを示している(図6-5)。

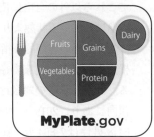

図6-5 MyPlate
資料：アメリカ農林水産省，My plate

(5) 食環境づくり

2018(平成30)年より外食・中食(持ち帰り弁当)・事業所給食で，健康的な食事であるスマー
トミール® を継続的に，健康的な環境で提供する店舗・事業者様を認証している。認証は，日
本栄養改善学会，日本給食経営管理学会などの多数の学会等で構成される「健康な食事・食環境」
コンソーシアムが行っており，5年間で認証事業者数は，全国に500件以上となっている。大手
コンビニエンスストアのひとつは，食塩の使用量が多い傾向にある弁当類，麺類における減塩へ
の取り組みを開始，「おいしく減塩」，「気づいたら減塩(こっそり減塩)」を商品開発コンセプト
に掲げている。

厚生労働省では，人びとがより健康的な食生活を送れるよう，人びとの食品(食材，料理，食事)
へのアクセスと情報へのアクセスの両方を相互に関連させて整備していくことを目的とし産学官
等連携の組織体「健康的で持続可能な食環境戦略イニシアチブ」を2022(令和4)年に設立してい

る。食塩の過剰摂取，若年女性のやせ，経済格差に伴う栄養格差等の栄養課題や環境課題を重大な社会課題として捉え，事業者が行う環境面に配慮した取組にも焦点を当てたものとして，誰一人取り残さない食環境づくりの日本モデルの構築，日本および世界の人々の健康寿命の延伸，活力ある持続可能な社会の実現を目指すとしている。

さらに地球温暖化や様々な世界情勢の中で，持続可能な健康な食環境づくりのためには，各国における環境負担の少ない食料サプライチェーン（食品の生産者から，加工業者や卸業者，小売店，消費者へと，食品が届くための一連の流れ）が必要となる。コロナウイルスの流行時期には各国で生産活動，運搬の寸断，食料の輸出制限を行う国もみられた。現在は燃料価格高騰による生産，運搬費用等の高騰が食料サプライチェーンに影響を及ぼしている。農林水産省では，食料・農林水産業の生産力向上と持続性の両立をイノベーションで実現する「みどりの食料システム戦略」を策定している。さらに令和4年環境と調和のとれた食料システムの確立のための環境負荷低減事業活動の促進等に関する法律（みどりの食料システム法）が公布，施行されている。

食育基本法に基づいた**第4次食育推進基本計画**（令和3年度から令和7年度まで）の重要項目のひとつに，「持続可能な食を支える食育の推進」がある。林漁業体験や地産地消の推進など，食の循環を担う多様なつながりを理解し，考えを深める食育が必要とされている（**01**健康に関連する行動と社会 D 食育（食と関連する健康行動）p.135, 136）。

Ｂ　身体活動，運動

（1）　身体活動

一日の活動は食事や睡眠などの「生命維持に必要な活動」，仕事や家事などの「生活活動」そしてこれら以外の自由に使える時間に行う**余暇活動**という。**身体活動**は，一日の活動全体の中で，安静にしている状態よりも多くのエネルギーを消費するすべての動作のことである。

身体活動の客観的な指標となるのが歩数であり，これまでの研究において，歩数の増加は疾病罹患率の低下，健康寿命延伸や社会生活機能の維持・増進につながることが明らかとなっている。しかし歩数の総数は過去10年間で全ての世代において，男性，女性ともに横ばいから減少傾向にあり，2019（令和元）年度国民健康・栄養調査で1日の歩数の平均値（年齢調整値）は20～64歳男性は7,864歩，女性は6,685歩，65歳以上男性は5,396歩，女性は4,656歩であった。健康日本21（第三次）では2032（令和14）年までの歩数の目標値を20～64歳では8,000歩/日，65歳以上では6,000歩/日としている。スマートフォンやウェアラブル端末（腕時計型のコンピューターデバイス）の普及により，1日の歩数や睡眠の状態，心拍数など，健康と関連するデータが簡単に取得できるようになってきており，このようなデバイスを使って個人だけでなく集団での歩行，運動の評価に使用できる可能性がある。

WHO身体活動・座位行動ガイドライン（日本語版　2021年）では身体活動の重要性だけでなく，座りすぎについて言及し，座りすぎは，総死亡率や心血管系疾患，がんによる死亡率の上昇，肥満の増加，体力の低下，向社会的な行動の低下および睡眠時間の減少などの悪影響を及ぼすことを挙げている。少しの身体活動でも何もしないよりは良い健康効果が得られることから，特に余暇時間におけるスクリーンタイムの時間を減らす必要があるとしている。

（2）　運動～現状と健康影響

運動は**余暇活動**の中でスポーツやフィットネスなどの健康・体力の維持・増進を目的として，

計画的・意図的に行われる身体活動のことである。

運動習慣を有する者は，運動習慣のない者に比べて，生活習慣病発症や心血管疾患の死亡のリスクが低いことが報告されている。仕事や運動などで身体活動量が高い人ほど，がん全体の発生リスクが低くなり，また運動の強度が軽めであっても高齢者の死亡リスクの減少につながることが報告されている。日本人の労働時間は減少していると報告されているものの十分な余暇活動の有無については明らかになっておらず，運動習慣をつけるうえでも余暇活動の時間確保は必要と考えられる。

（3）　健康づくりのための身体活動基準及び指針

厚生労働省は研究結果などから生活習慣病予防のための安全で有効な運動を広く国民に普及することを目的として「健康づくりのための運動指針2006」を発表している。同時に発表された「エクササイズガイド2006」では，それぞれの身体活動におけるエネルギー消費量を**METs：metabolic equivalents**（以下メッツ）で示している。メッツは座位での安静時代謝量の何倍に相当するかで表す指標で，座って安静にしている状態を1メッツとすると，普通歩行が3メッツに相当する（表6-5）。またメッツ・時は運動強度の指数であるメッツに運動時間を乗じたものであり，身体活動の量を表す単位である。

表6-5　「3メッツ」以上の運動と生活活動の例（身体活動量の目標の計算に含むもの）

3メッツ以上の運動の例（METs）	ボウリング(3.0)，バレーボール(3.0)，社交ダンス(3.0)，自転車エルゴメーター(30－50ワット)(3.5)，自体重を使った軽い筋力トレーニング(3.5)，卓球(4.0)，ラジオ体操第1(4.0)，やや速歩(4.3)，中等度での水中歩行(4.5)，ラジオ体操第2(4.5)，水泳(ゆっくりとした背泳)(4.8)，かなり速歩(5.0)，野球(5.0)，ソフトボール(5.0)，バレエ(5.0)，ゆっくりとした平泳ぎ(5.3)，スキー(5.5)，アクアビクス，バドミントン(5.5)ゆっくりとしたジョギング(6.0)，ウェイトトレーニング(6.0)，バスケットボール(6.0)，
生活活動の例（METs）	料理や食材の準備(2.0)，着替え(2.0)，シャワーを浴びる(2.0)，ゆっくりした歩行(2.0)，立位で皿洗い(2.3)，アイロンがけ(2.3)，普通歩行(3.0)，犬を連れて)，電動アシスト付き自転車(3.0)，家財道具の片付け(3.0)，台所の手伝い(3.0)，大工仕事(3.0)，散歩(3.5)，楽に自転車に乗る(3.5)，階段を下りる(3.5)，軽い荷物運び(3.5)，床磨き(3.5)，風呂掃除(3.5)，庭の草むしり(3.5)，車椅子を押す(3.5)，自転車に乗る(4.0)，階段を上る(4.0)，やや速歩(4.3)，かなり速歩(5.0)，シャベルで土や泥をすくう(5.5)，家具・家財道具の移動運搬(5.8)，スコップで雪かきをする(6.0)

資料：エクササイズガイド2006（厚生労働省）から引用，https://www.mhlw.go.jp/shingi/2006/07/dl/s0719-3c.pdf

2013（平成25）年に「健康づくりのための運動指針2006」の改訂版として「健康づくりのための身体活動基準2013」が発表された。身体活動の増加で，糖尿病・循環器疾患等に加え，がんやロコモティブシンドローム，認知症のリスクを低減できることを明確化した。さらに同年「＋10（プラステン）：今より10分多く体を動かそう」をメッセージとした健康づくりのための身体活動指針（アクティブガイド）」が示された（第7章 **04** 骨・関節疾患 C ロコモティブシンドローム p.161参照）。

2023（令和5）年に発表された「健康づくりのための身体活動・運動ガイド2023」では，健康日本21（第三次）の目標に対してライフステージごと（成人，子ども，高齢者）に実行につながるための具体的な提案がされている。例えば，成人では強度が3メッツ以上の身体活動を週23メッツ・時以上行う，具体的には，歩行またはそれと同等以上の強度の身体活動を1日60分以上行うことを推奨している（1日約8,000歩以上に相当）。

（4）　身体活動・運動を促進する環境づくり

　2015（平成27）年に文部科学省や厚生労働省など複数の省庁にまたがるスポーツ行政の関係機構を一本化するため，文部科学省のスポーツ・青少年局を母体に**スポーツ庁**が設立された。スポーツ庁は，スポーツ実施率向上に向けた事業企画を公募する「Sport in Life プロジェクト」や，目標歩数達成によりクーポンがもらえるなどの「FUN＋WALK アプリ」登録を推奨している。また 2022（令和4）年には，**第3期スポーツ基本計画**を策定し，スポーツを地域の少子高齢化，地域住民の健康増進，地域経済の活性化今多くの地域が抱える様々な社会課題を解決に導くツールとして活用する「スポーツによる地方創生・まちづくり」を挙げている。

C　睡眠，休養，ストレス　睡眠不足は高血圧，糖尿病，心疾患，脳血管障害の発症リスク，死亡率の上昇にも関与することが明らかとなっている。睡眠の問題はうつ病などの精神障害の発症初期から出現し，また逆に不眠が精神障害の発症リスクをも高めるという報告もある。また，長時間にわたる過重な労働，仕事によるストレスは疲労の蓄積，睡眠時間の減少，判断力や思考力の低下といった仕事のパフォーマンスの低下につながる。働き世代においては，十分な睡眠や余暇活動の時間を確保できる労働環境の整備が今後も必要である。

Column　ナッジとインセンティブって何

　ナッジ（Nudge）とは，ひじでそっとつつく，後押しするという意味であり，行動科学の知見の活用 により，人々がよりよい選択を自発的にとれるように手助けする政策手法である。母親象が子象を鼻でやさしく押し動かす例えがよく使われる。ナッジの具体的な例として，臓器提供意思表示カードがある。日本は『☑臓器提供を希望します』と書かれ，意思表示としてチェックを入れるが，フランスのカードでは『☑臓器提供を希望しません』と提供したくない場合に意思表示する方式である。結果フランス方式のほうが臓器提供を承諾している人の割合が高くなっている。新型コロナワクチンの予防接種を投票所方式で，接種日と場所を郵送で知らせ，日程変更・キャンセルなどを行う場合は，連絡が必要としたところ，予約の手間が減り，近隣の住民らが誘い合って接種に行くことで，接種率が上昇したとの報告もある（新潟県上越市）。

　すでに存在するナッジなメッセージもたくさんある。「トイレをいつもきれいに使っていただきありがとうございます」，「がんは，早期発見すれば90％以上が治ります」など。また，ナッジを応用した健康づくりガイドブック，受診率向上施策ハンドブックなども公開されており，バイキング形式のレストランの一番手前に野菜を置く，受診率アップのために携帯電話のショートメッセージを利用するなど，なるほどと思わせる事例やナッジを使うときの注意や評価方法も書かれている。

　一方，インセンティブ（Incentive）は，直訳すると報奨，奨励，刺激という意味である。また，行動を起こさせる「誘引」を意味しており，日本語では「動機づけ」という意味で使われることが一般的である。価格を変更したり，報酬や罰金を与えることによって動機づけを行うことである。各自治体が始めている「健康ポイント」など住民が健康づくりのために運動をしたり，健診を受けたりすることでポイントがもらえ，景品やクーポンなどの特典と交換できる仕組みが多い。ナッジは効果の程度が小さく，また持続性については疑問がもたれている。一方，インセンティブは，お金などを与えることによって，自発的な健康への意識を阻害してしまう可能性があるともいわれている。

　例えば，健康対策としての健康教室を開いたとする。受講生は，少なく，かつ教育歴や所得が高いグループだけが参加し，無関心層は参加しない。結果としては，健康格差の悪化につながりかねないとする報告もある。対象者の背景，ニーズや行動を考えたうえで，上手にナッジとインセンティブを使い分け，だれも取残されない，ちょっと楽しく続けられる健康づくりの対策が求められる。

（太田亜里美）

資料：公開されているナッジ関連ガイドライン，受診率向上施策ハンドブック，https://www.mhlw.go.jp/content/10901000/000500406.pdf

（1） 睡眠と生活リズム

　体内時計は，人のからだの生活リズムをつくるシステムであり，からだの臓器には個別にある「時計遺伝子」により調整されているといわれている。体内時計に影響を与え，脳の松果体で分泌され，睡眠を促すホルモンであるメラトニンは光刺激により分泌は抑制される。寝る前にスマートフォンやテレビ，パソコンなどの明るい画面をみることで，寝つきがわるくなり，朝日など光を浴びることでメラトニンの分泌が減り，目覚めがよくなる。その他，食事をする時間，内容が体内時計の調整に関わるとする「**時間栄養学**」という概念も報告されている。朝は部屋を明るくし，朝食をとることで体内時計をリセットすることが生活リズムをつくるうえで必要である。

（2） 睡眠不足の現状，睡眠障害

　2019（令和元）年の国民健康・栄養調査では，日本人の1日の平均睡眠時間は男性で7時間52分，女性で7時間33分であり，6時間以上7時間未満の割合が最も高く（男32.7％，女36.2％）で，次いで5時間以上6時間未満（男29.0％，女31.5％）と短い傾向が続いている。2021（令和3）年の経済協力開発機構：OECDのデータではアメリカ，フランス，イギリスなどの国は平均8時間以上の睡眠をとっており，日本は先進国の中で最も睡眠時間が短い国である。

　また，近年睡眠障害をもつ人の割合は多く，生活習慣病の悪化，治療費の増加，本人の生活の質，幸福感への影響，仕事への集中力の低下，交通事故を含め不注意による事故の増加など社会的損失は大きいとされる。わが国の睡眠障害には，**不眠症，交代勤務睡眠障害，睡眠時無呼吸症候群**などが原因となっていると考えられる。不眠症には寝つきのわるい「入眠障害」，眠りが浅く途中で何度も目が覚める「中途覚醒」，早朝に目が覚めて二度寝ができない「早朝覚醒」などのタイプがあり，原因は不規則な生活，ストレスや精神疾患，かゆみや痛みなど身体的な原因がある。また加齢とともに不眠症状は増加し，60歳以上では半数以上で認める。眠りには浅い眠りのレム睡眠と深い眠りのノンレム睡眠があり，高齢者ではレム睡眠の割合が増える。高齢者の睡眠障害の改善のためには生活のリズムづくり，昼寝を減らす，日光を浴びる時間を増やすことが勧められる。睡眠障害の改善がわるいときは薬物療法も検討されるが，逆に薬により眠気が強く

Column　体内時計───────────────────────────────

　すべての生物には，1日の規則的なリズムを予測し，それに適応するための体内時計がある。

　ジェフリー・C・ホール，マイケル・ロスバッシュ，マイケル・W・ヤングの3人は，体内時計の仕組みを解明し，2017年のノーベル生理学・医学賞を受賞した。

生物の体内で時を刻む「体内時計」に指示を出す遺伝子を特定し，光の影響を受けるPERタンパク質や24時間ののリズムを制御するために調和してはたらくタンパク質群を見つけ，どんな仕組みでサイクルリズムを生み出しているのを明らかにした。作られ蓄積されると眠くなり，光でリセットされて分泌が止まると活動的になる物質の生成と分解のネガティブ・フィードバックによって24時間サイクルを形成していることを解明した。ヒトでは起床後14～16時間後の22時頃から血中濃度が上がりはじめ眠りに誘う物質メラトニン（松果体から分泌されるホルモン）が知られている。寝ている間に濃度がピークになり，その後どんどん低くなり，朝には濃度が低くなり眠気が薄れ，そこに光に当たると朝だ！と感じ分泌が止まり，24時間サイクルがリセットされて活動的になる。一方，分泌が高まると覚醒して活動的になるオレキシン（視床下部から分泌されるホルモン）は①体内時計メラトニンから朝になったシグナルをもらう，②空腹，③興奮によって活性化される。この2つのホルモンが睡眠と覚醒に重要なはたらきをしている。体内時計は，睡眠パターン，摂食行動，ホルモン分泌，血圧，体温の調節に関わっていること，体内時計のずれによって生活習慣病の発症など様々な疾病になるリスクに繋がることもわかってきている。

（太田亜里美）

資料：https://www.nobelprize.org/prizes/medicine/2017/press-release/

なると活動レベルの低下，高齢者では転倒の危険もあり，注意が必要である。

　交代勤務睡眠障害（shift work sleep disorder）とは，勤務のために睡眠時間帯が頻繁に変化することで起こる睡眠障害である。メラトニン，コルチゾールなどのホルモンが夜間勤務に伴う睡眠スケジュールに同調しにくいことが原因の一つとされる。対策として夜間勤務時の高照度光照射を行うことでの覚醒，夜間勤務中の仮眠，日中の遮光，また三交代勤務の場合は日勤，準夜勤，深夜勤の順にシフトを組むことで，生体リズムを同調させやすくなることがわかっている。

　睡眠時無呼吸症候群（Sleep Apnea Syndrome：SAS）は，肥満や扁桃肥大などが原因となる。睡眠中に無呼吸（10秒以上息が止まる状態）の回数が平均して1時間当たり5回以上認めた場合に診断される。結果として日中の強い眠気からの運転事故の危険性，酸素濃度低下に伴う動脈硬化と高血圧の悪化，さらに筋梗塞や脳梗塞などを起こしやすくなる。治療は鼻マスクを装着して持続的に圧力を加えた空気を送り込む持続陽圧呼吸療法（Continuous Positive Airway Pressure：CPAP シーパップ）が使われ，適切な使用で睡眠の質，高血圧などが確実に改善する。

（3）　睡眠指針，休養の概念と休養指針

　睡眠の指針は2003（平成15）年に発表された「健康づくりのための睡眠指針〜快適な睡眠のため

表6-6　健康づくりのための睡眠指針2014
〜睡眠12箇条〜
平成26年（'14）3月

第1条　良い睡眠で，からだもこころも健康に
第2条　適度な運動，しっかり朝食，ねむりとめざめのメリハリを
第3条　良い睡眠は，生活習慣病予防につながります。
第4条　睡眠による休養感は，こころの健康に重要です。
第5条　年齢や季節に応じて，ひるまの眠気で困らない程度の睡眠を
第6条　良い睡眠のためには，環境づくりも重要です。
第7条　若年世代は夜更かし避けて，体内時計のリズムを保つ。
第8条　勤労世代の疲労回復・能率アップに，毎日十分な睡眠を
第9条　熟年世代は朝晩メリハリ，ひるまに過度な運動で良い睡眠
第10条　眠くなってから寝床に入り，起きる時刻は遅らせない。
第11条　いつもと違う睡眠には，要注意
第12条　眠れない，その苦しみをかかえずに，専門家に相談を
この指針では，睡眠について正しい知識を身につけ，定期的に自らの睡眠を見直して，適切な量の睡眠の確保，睡眠の質の改善，睡眠障害への早期からの対応によって，事故の防止とともに，からだとこころの健康づくりを目指しています。

資料：厚生労働省，健康づくりのための睡眠指針2014（平成26年3月）
https://www.mhlw.go.jp/file/06-Seisakujouhou-10900000-Kenkoukyoku/0000047221.pdf

表6-7　健康づくりのための休養指針

1　生活にリズムを	3　生活の中にオアシスを
・早めに気づこう，自分のストレスに	・身近な中にもいこいの大切さ
・睡眠は気持ちよい目覚めがバロメーター	・食事空間にもバラエティを
・入浴で，体も心もリフレッシュ	・自然とのふれ合いで感じよう，健康の息ぶきを
・旅に出かけて，心の切り換えを	
・休養と仕事のバランスで能率アップと過労防止	
2　ゆとりの時間でみのりある休養を	4　出会いときずなで豊かな人生を
・1日30分，自分の時間をみつけよう。	・見出そう，楽しく無理のない社会参加
・活かそう休暇を，真の休養に	・絆の中ではぐくむ，クリエイティブ・ライフ
・ゆとりの中に，楽しみや生きがいを	

資料：（財）厚生労働統計協会，「国民衛生の動向」2023/2024

の7箇条〜」，さらに同指針を睡眠に関する科学的根拠をふまえてライフステージ別，生活習慣病やこころの健康に関する記載を追加し改訂された「健康づくりのための睡眠指針2014〜睡眠12箇条〜」が発表されている（表6-6）。また1994（平成6）年に厚生省が策定した「健康づくりのための休養指針」は休養の普及・啓発を目的としている。休養は疲労やストレスと関連があり，仕事や活動によって生じた心身の疲労を回復し，元の活力ある状態にもどす「休む」意味と，身体的，精神的，社会的な健康能力を高める「養う」意味をもつ。まずは心身の疲労を回復したうえで，趣味やスポーツ，ボランティア活動，家族の関係や心身を調整，将来の準備をする積極的休養：アクティブレストを意識してとることが勧められる（表6-7）。

2024年2月に策定された，「健康づくりのための睡眠ガイド 2023」では，適正な睡眠時間と睡眠休養感の確保に向けた推奨事項を「成人」「こども」「高齢者」と年代別に挙げている。必要な睡眠時間は，小学生で9〜12時間，中学・高校生で8〜10時間，成人で6時間以上，高齢者では長い床上時間が健康リスクとなるため，床上時間が8時間以上にならないことを推奨している。また，よい睡眠には光・温度・音等の環境因子，食生活・運動等の生活習慣，睡眠に影響を与える嗜好品とのつき合い方などの重要性も挙げている（表6-8）。

表6-8　睡眠の推奨事項一覧

高齢者	● 長い床上時間が健康リスクとなるため，床上時間が8時間以上にならないことを目安に，必要な睡眠時間を確保する。 ● 食生活や運動等の生活習慣や寝室の睡眠環境等を見直して，睡眠休養感を高める。 ● 長い昼寝は夜間の良眠を妨げるため，日中は長時間の昼寝は避け，活動的に過ごす。
成人	● 適正な睡眠時間には個人差があるが，6時間以上を目安として必要な睡眠時間を確保する。 ● 食生活や運動等の生活習慣，寝室の睡眠環境等を見直して，睡眠休養感を高める。 ● 睡眠の不調・睡眠休養感の低下がある場合は，生活習慣等の改善を図ることが重要であるが，病気が潜んでいる可能性にも留意する。
子ども	● 小学生は9〜12時間，中学・高校生は8〜10時間を参考に睡眠時間を確保する。 ● 朝は太陽の光を浴びて，朝食をしっかり摂り，日中は運動をして，夜ふかしの習慣化を避ける。

資料：厚生労働省，「健康づくりのための睡眠ガイド 2023」

（4）　ストレスの概念とストレスマジメント

ストレスはゴムボールにたとえられ，ボールを指で押さえたときの力がストレス要因（ストレッサー）と言い，ボールが歪んだ状態をストレス反応，ボールの弾力性がストレス耐性と言う。ストレス反応は活気の低下，不安や抑うつなどの精神症状，頭痛，胃痛，食欲低下，便秘や下痢，不眠などの身体症状が現れることがある（図6-6）。ストレスへの対応としては，自らがストレスを抱えていることに早期に気付くこと，ストレス要因から気持ちを切り替えリラックスする時間をもつ，休養を大事にすることが大切である。

職場のメンタルヘルス対策として職場環境改善のための**ストレスチェック制度**がある。ストレスに関する質問票（選択回答）に労働者が記入することで，労働者本人のストレスへの自覚を促し，また職場環境の改善に取り組むことを目的としている。過重労働，不規則な勤務時間になる企業では労働者の心身の健康状態の把握，睡眠，余暇が確保できているか等注意が必要である。また学校や職場での相談しやすい環境づくりをつくることが大切である（第8章 06 産業保健－働く人々の健康 G メンタルヘルス・過労死対策 p.229参照）。

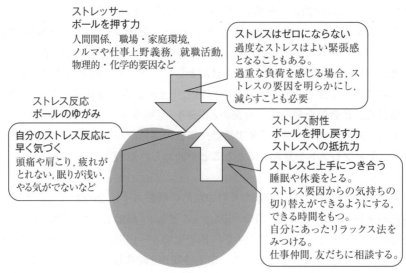

ストレッサー
ボールを押す力
人間関係，職場・家庭環境，
ノルマや仕事上野義務，就職活動，
物理的・化学的要因など

ストレスはゼロにならない
過度なストレスはよい緊張感
となることもある。
過重な負荷を感じる場合，ストレスの要因を明らかにし，
減らすことも必要

ストレス反応
ボールのゆがみ

自分のストレス反応に
早く気づく
頭痛や肩こり，疲れが
とれない，眠りが浅い，
やる気がでないなど

ストレス耐性
ボールを押し戻す力
ストレスへの抵抗力

ストレスと上手につき合う
睡眠や休養をとる。
ストレス要因からの気持ちの
切り替えができるようにする，
できる時間をもつ。
自分にあったリラックス法を
みつける。
仕事仲間，友だちに相談する。

図6-6　ストレス反応，ストレッサー，ストレス耐性

D　歯科口腔保健

（1）　歯・口腔の健康と食生活

　幼少期からよく噛んで食べる習慣を身につけ，成人，高齢期まで丈夫で健康な歯を維持するためには，むし歯や歯周病の予防，口腔の健康の維持などが重要となる。幼児期の離乳食時期に柔らかすぎる食事を与え続けることで噛めない，飲み込むのが苦手な児が増えているとされる。子どもから大人まで単一の食品ではなく様々な食品の摂取，食物繊維の多い野菜や肉など噛み応えのある食物を食べ，よく噛む習慣をつける必要がある。栄養面の注意だけでなく，咀しゃく回数を増やすことで顎の骨を丈夫にし，唾液の分泌も多くなることで口腔内の衛生にもつながる。

（2）　歯・口腔と全身の健康

　残歯数と日本人の寿命，健康寿命，要介護の期間の短さが報告され，歯の本数は健康と高い相関があることが報告されている。残歯数とも関連する咀しゃく機能の低下は，十分な食事が摂れなくなり低栄養となる。さらに低栄養状態は，咀しゃく機能の低下などの口腔機能の低下につながるため悪循環に陥る。

　歯肉に歯垢，細菌がたまることによる炎症性疾患である**歯周病**は，歯の喪失との関連が強く，脳卒中後などで嚥下反射に障害のある高齢者において，歯周病の治療や口腔ケアは誤嚥性肺炎の予防になる。また歯周病の細菌が糖尿病悪化や脳卒中のリスク要因になるという報告もある。歯周病は若年世代からの予防と早期の治療開始が重要であり，全年齢層での定期的な歯科検診受診率の改善に向けて，今後も取り組みが必要である。

（3）　歯科口腔保健行動

　厚生労働省における2022（令和4）年歯科疾患実態調査結果では14歳以下の各年齢において過去の調査と比較すると，う歯をもつ者の割合は概ね減少していた。80歳で20本以上の歯を有する者の割合は75歳以上85歳未満の20本以上歯を有する者の割合から51.6％と推計され，前回調査時の2016（平成28年）の51.2％とほぼ同じであった。同調査で歯科検診の受診状況この1年間

に歯科検診を受けましたかという質問に「受けた」と答えた者の割合は，全体で58.0%であった（図6-7）。健康日本21（第三次）では歯科検診の受診者の増加の目標を95%（令和14年度）としている。

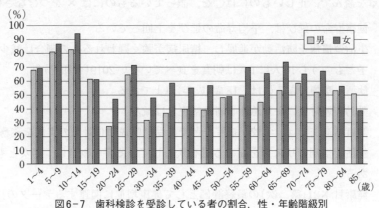

図6-7　歯科検診を受診している者の割合，性・年齢階級別
資料：厚生労働省，令和4年歯科疾患実態調査結果の概要

　2021（令和3）年度の**文科省学校保健統計調査**の「むし歯（う歯）を有する者の割合」（処置完了者を含む）は，小学校39.0%，高等学校39.8%であり，20年前の2001（平成13）年には小学校75.6%，高等学校83.7%であり全ての学校段階で減少が続いている。虫歯になりづらい人工甘味料の普及，虫歯予防に効果があるとされるフッ素配合の歯磨き粉が広く使われることも関連するといわれている。**フッ素**の作用として歯質の強化，虫歯になりにくくなる，抗菌作用，歯の再石灰化の促進が挙げられる。

　むし歯を予防するために飲料水中のフッ化物濃度をむし歯の発生を大きく抑制する適正量まで調整する方法を**水道水フロリデーション**といい，米国，オーストラリア，ブラジル，マレーシア，ニュージーランド，シンガポール，英国など多くの国々や地域で使われているが，日本では使われていない。

（4）　歯科口腔保健対策

　1989（平成元）年に提唱された80歳になっても20本以上自分の歯を保つという**8020運動**として広く国民に普及され，今日まで続いている。2011（平成23）年に公布・施行された**歯科口腔保健法**は，国民保健の向上に寄与するため，歯科疾患の予防等による口腔の健康の保持の推進に関する施策を総合的に推進するなどの基本理念や国および国民などの責務について定めている。WHOは，口腔疾患は，砂糖の摂取，たばこの使用，アルコールの使用，不衛生など，多くの非感染性疾患（NCDs）に共通する様々な修正可能な危険因子と，背景にある社会的・商業的な決定要因によって引き起こされると述べている。日本においても，う歯の数，残歯数は社会経済状況の関連も強く，格差是正のための対策が必要である。　　　　　　　　　　　　　　（太田亜里美）

次の文章を読んで，正しいものには○を，誤っているものには × をつけなさい。

☐ 57　健康寿命の延びは，平均寿命の延びを上回っている。

☐ 58　生活習慣病予防活動が進展し，糖尿病が強く疑われる人の割合は減少している。

☐ 59　子どものうち10人に1人は朝食を食べていない2019(令和元)年。

☐ 60　飲酒・喫煙できるのは，18歳(成年)以上である。

☐ 61　受動喫煙対策により急性心筋梗塞患者は減る。

☐ 62　健康増進法では，学校・病院などでの受動喫煙防止対策の実施を義務としている。

☐ 63　生活習慣病のリスクを高める量を飲酒している者の割合は，男女とも近年減少傾向にある。

☐ 64　健康日本21(第二次)の最終評価として健康増進に関連するデータの見える化・活用が達成できたとしている。

☐ 65　2019(令和元)年の国民健康・栄養調査では，野菜摂取量の平均値は350 g である。

☐ 66　日本人の食事摂取基準(2020年版)においてビタミン A は食事摂取基準に耐容上限量が示されている栄養素である。

☐ 67　健康づくりのための睡眠指針 2014 では，体内時計のリズムを保つ必要性を挙げている。

☐ 68　65歳以上の1日の平均歩数は，20〜64歳より多い。

第7章　主要疾患の疫学と予防

Point：①わが国では，現在どのような疾患が多いのだろうか。主要な疾患の疫学を理解し，その予防策を説明できる。
②3大生活習慣病（がん，心臓病，脳卒中）は，死因の半数弱を占める。それに，糖尿病，精神疾患を加えた5疾患の予防・治療は特に重要視されている。それぞれの疾患を理解する。
③骨粗鬆症等の骨・関節疾患，呼吸器，腎臓の疾患は健康に重大な影響を及ぼす。それぞれの疾患と予防について確認する。
④感染症は社会に大きな影響を与える感染源対策，感染経路対策，宿主感受性対策などを確認する。
⑤10～39歳までの死因の第1位は自殺である。自殺予防対策について確認する。
⑥心身の健康に影響を及ぼす児童虐待，高齢者虐待を理解する。

01　がん（悪性新生物）

A　主要な部位のがん

がんは死因の約25％を占め日本人の最大の死亡原因であり（図7-1），生涯に2人に1人ががんに罹る（罹患）。がんは細胞の異常増殖と転移を特徴とする。がんの粗死亡率は増え続けている（図4-4 p.93参照）。これから人口高齢化の影響を取り除くために，がんの推移を年齢調整率でみると，死亡率は減少傾向（表4-6 p.95参照），罹患率は2010年頃まで増加し，その後横ばいであるが，部位により傾向に差異がある（国立がん研究センター最新がん統計年次推移：http://ganjoho.jp/reg_stat/statistics/stat/summary.html）。

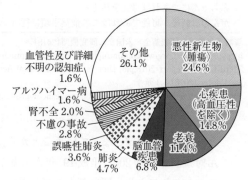

図7-1　主な死因別死亡数の割合 2022（令和4）年
資料：厚生労働省，「人口動態統計月報年（概数）の概況」

男女別では，男性の方が多い（表4-6 p.95 第6章 02 生活習慣病のリスク行動 p.137～139参照）。部位別では胃，大腸，肺，乳房（女），前立腺（男）などに多い（表7-1）。

がんリスクが減るものとして，運動（大腸がんなど），リスクが増えるものとして，アルコール飲料（口腔・咽頭・喉頭・食道・肝臓・大腸・乳がん），赤肉（牛・豚・羊など）や加工肉（大腸がん）などが挙げられている。表7-2（A, B）に世界および日本で示されている「がん予防法」を示す。

日本は男女ともに比較的胃がんが多く，塩分が危険因子（リスク）となっている。塩分で胃粘膜が傷害されたり，ヘリコバクターピロリの持続感染を起こしたりするためと考えられる。また，塩蔵食品には，亜硝酸やニトロソ化合物などの発がん物質を含むことも関連があると考えられている。塩分は高血圧の要因でもあり，日本人の食事摂取基準（2020）では，1日当たりのナトリウム（食塩相当量）は18歳以上の男性は7.5 g未満，女性は6.5 g未満が望ましいとされている。

B　がん対策とがん検診

がん対策は，1984（昭和59）年度からの**対がん10か年総合戦略**等々で進められてきたが，がんが国民の生命および健康に

表7-1　がんの多い部位　　　　　　　　　　　　　　（　）内は人数

		1位	2位	3位	4位	5位	
死亡[1] (2021年)	男　性	肺	大腸	胃	膵臓	肝臓	全がん
		(53,278)	(28,080)	(27,196)	(19,334)	(15,913)	(222,467)
	女　性	大腸	肺	膵臓	乳房	胃	全がん
		(24,338)	(22,934)	(19,245)	(14,803)	(14,428)	(159,038)
罹患[2] (2019年)	男　性	前立腺	大腸	胃	肺	肝臓	全がん
		(94,748)	(87,872)	(85,325)	(84,325)	(25,339)	(566,460)
	女　性	乳房	大腸	肺	胃	子宮	全がん
		(97,142)	(67,753)	(42,221)	(38,994)	(29,136)	(432,607)

資料：1)　厚生労働省「人口動態統計」
　　　2)　国立がん研究センターがん情報サービス「がん統計」(全国がん登録)

表7-2(A)　がん予防のための推奨事項(2018)

・健康的な体重になる
・身体的にアクティブになる
・全粒穀物，野菜，果物，豆を食べる
・ファーストフードの摂取を制限する
・赤肉(牛肉，豚肉，子羊肉)と加工肉の摂取を制限する
・砂糖で甘くした飲料の摂取を制限する
・アルコール摂取を制限する
・がん予防のためにサプリメントを使用しない
・赤ちゃんにできれば母乳を与える
・がんの診断後，可能であればこの推奨事項に従う

資料：世界がん研究基金・米国がん研究機関(2018)
https://www.wcrf.org/wp-content/uploads/2021/02/Summary-of-Third-Expert-Report-2018.pdf, Diet, Nutrition, Physical Activity and Cancer (2018) 5.1節
参考：https://www.wcrf.org/diet-and-cancer/cancer-prevention-recommendations

表7-2(B)　日本人のためのがん予防法(2017)

・禁煙する
・節酒する
・食生活を見直す
　減塩する，野菜と果物を摂る，熱い飲食物は冷まして
・身体を動かす
・適正体重を維持する
・感染
　肝炎ウイルス，ヒトパピローマウイルス，ヘリコバクターピロリ菌等に注意

資料：国立がん研究センター，「科学的根拠に基づくがんリスク評価とがん予防ガイドライン提言に関する研究」(2017)
https://epi.ncc.go.jp/files/11_publications/Can_prev_A5booklet.pdf
注)　赤肉・加工肉については，日本人のためのがん予防法では「ハム，ソーセージなどの加工肉 および赤肉(牛・豚・羊など。鶏肉は含まない)は，大腸がんのリスクを上げる"可能性がある"と評価しています。国際的な基準では赤肉の摂取は1週間に500gを超えないようにすすめています。」としている。
参考：https://epi.ncc.go.jp/can_prev/
https://epi.ncc.go.jp/files/11_publications/Can_prev_pamphlet_4p.pdf
https://epi.ncc.go.jp/files/11_publications/Can_prev_A2poster.pdf
https://ganjoho.jp/public/pre_scr/cause_prevention/evidence_based.html

とって重大な問題となっていることから，がん対策基本法が2007(平成19)年から施行された。これにより，国はがん対策推進協議会の意見を聴いて，「がん対策推進基本計画」を策定し，それを基に都道府県は「都道府県がん対策推進計画」を策定することとなった(第2章 01 保健・医療・福祉における行政の仕組みと法規 B法規の定義と内容 p.22参照)。

　同法の基本的施策は次の3点である。①がんの予防と早期発見の推進，②がん医療の均てん化(平等に恩恵や利益を受ける)の促進，③がん研究の推進など。

　これらの具体的成果の一つとして，一部地域で行われていた**がん登録**が2016(平成28)年から全国で実施され，がんの正確な罹患情報が得られることとなった。すなわち，死亡については死亡診断書の届出がされるが，罹患(発生)については届出義務がなかったために，全国のがん罹患率もあくまで推計値だったことが改善される。

　また，近年がん患者の就労支援が重要視されている。その背景として，①がん治療の進歩により生存率が高まっていること，②就労可能年齢のがん罹患が増えていること，③入院期間が短縮し外来通院が可能になってきたことが挙げられる。「**事業場における治療と職業生活の両立支援のためのガイドライン**」(厚生労働省，2016)などが作成されている。

02　循環器疾患

血液が循環する器官の疾患で，高血圧，脳血管疾患，心疾患（心臓病）に３大別される。

現在，日本の高血圧者数は約4,300万人と推定されている。正常血圧（表7-3）を超えて血圧が高くなるほど，心血管病，脳卒中などのリスクが高くなる（高血圧治療ガイドライン2019）。

A　高血圧

血圧には，心臓が収縮した際の収縮期血圧（最高血圧）と拡張した際の拡張期血圧（最低血圧）がある。血圧はこの２つにより分類される（図7-2）。診察室で測った血圧が，収縮期血圧／拡張期血圧のどちらか一方，あるいは両方が140／90mmHg以上であれば，高血圧と診断される（家庭血圧値では5mmHg低い135／85mmHg以上を高血圧とする）（表7-3）。

2019（令和元）年の国民健康・栄養調査では，収縮期血圧が140mmHg以上の者の割合は，男性が29.9％，女性が24.9％で，この10年で有意に減少している。国民生活基礎調査の高血圧での通院者率は人口千対男性129.7，女性122.7（令和元年）と，全疾患のなかで最も高い。

塩分過剰摂取による体内水分貯留は高血圧症の要因であるので，治療・予防とも食塩の制限が重要である（**01** がんA主要な部位のがん p.153参照）。またウォーキングなどの**有酸素運動**（呼吸により酸素を取り込みエネルギーを産生しながら

表7-3　成人における血圧値の分類（診察室血圧）

分類	収縮期血圧 (mmHg)		拡張期血圧 (mmHg)
正常血圧	＜120	かつ	＜80
正常高値血圧	120〜129	かつ	＜80
高値血圧	130〜139	かつ／または	80〜89
Ⅰ度高血圧	140〜159	かつ／または	90〜99
Ⅱ度高血圧	160〜179	かつ／または	100〜109
Ⅲ度高血圧	≧180	かつ／または	≧110
（孤立性）収縮期高血圧	≧140	かつ	＜90

資料：日本高血圧学会高血圧治療ガイドライン作成委員会編，「高血圧治療ガイドライン2019」ライフサイエンス出版，p18，表2-5より改変

注）　家庭血圧は上記の値より，5mmHg低い値を目安にする。ただし，家庭血圧のⅠ度高血圧は収縮期血圧（135〜144）かつ／または拡張期血圧（85〜89），Ⅱ度高血圧では各々（145〜159）かつ／または（90〜99），Ⅲ度高血圧では（≧160）かつ／または（≧100）である。

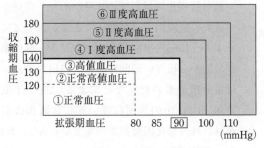

図7-2　血圧の分類

資料：表7-3と同じ

 耳より健康情報　目・耳・歯は大丈夫？

最近の若い人で特に気がかりなのは，視力・聴力である。

学校保健統計によると，「裸眼視力1.0未満の者」は小学生で4割弱，中学生で約6割，高校生で7割である。近視眼では，眼軸長（眼の前後の長さ）が伸びている。近いところを見る作業に注意が必要で，少なくとも30cm以上離すこと，30分に一度は遠くを見て連続させないことなどが推奨されている。（参考：日本眼科医会ホームページ「気をつけよう！子どもの近視」https://www.gankaikai.or.jp/health/57/index.html，お知らせ）。

耳については，以下の情報がある。

若者たちの耳が危ない！　世界で11億人もの若者が難聴のリスクを背負っている（参考：日本耳鼻咽喉科頭頸部外科学会 https://www.jibika.or.jp/owned/hwel/news/003/）。

ヘッドフォンなどで，大音量で音楽等を聴くことで，耳の内耳に障害が起こる（参考：音響外傷 https://www.jibika.or.jp/modules/disease_kids/index.php?content_id=11）。

歯の8020運動については，本書でも述べられている。

他の生活習慣病予防と同時に，目・耳・歯も大事にしたい。

（小松正子）

続けて行う運動)の継続により降圧作用がみられる。

　この機序としては筋肉に毛細血管が発達し血管の血液容量が増えること，運動により血中 HDL コレステロールが増加し動脈硬化が改善されることなども挙げられている。高血圧症は，また動脈硬化，脳血管疾患，虚血性心疾患，腎疾患などの危険要因でもある(図7-3)。

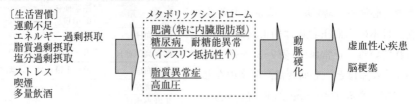

図7-3　生活習慣と生活習慣病の関連概略図

B　脳血管疾患

脳血管疾患とは，脳血管の病変により脳障害を呈する疾患である。脳血管疾患の多くは突然の激しい頭痛，意識障害等で発症するので，いわゆる"あたる"という意味で脳卒中ともよばれる。脳血管疾患の死亡率は低下傾向にあり，現在の死因順位は4位である(図7-1)。

　脳血管疾患には以下の3型があり，共通かつ最大の危険因子は高血圧である。図7-4に示すように脳内出血(脳出血)が減少，脳梗塞が増加から横ばい傾向にある。脳出血の減少は塩分摂取量の低下などによる。1995(平成7)年，ICD-10の適用に伴い死亡診断書改訂が行われ，原死因選択ルール変更もあり，死亡数が変化した(次項C心疾患参照)。

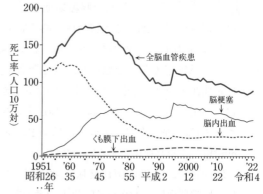

図7-4　脳血管疾患の死亡率(人口10万対)の推移

資料：厚生労働省，「人口動態統計」/(財)厚生労働統計協会，「国民衛生の動向」2023/2024
注) 1) その他の脳血管疾患は省略
　　2) 令和4年は概数である。

1)　脳出血

　高血圧性脳出血が多く，これは高血圧による細小動脈の破綻による。高血圧のほか，糖尿病，飲酒等がリスクとなる。

2)　脳梗塞

　脳血管の血流障害により，脳組織が壊死をきたした状態で，以下の2種がある。高血圧，加齢，糖尿病，高脂血症などがリスクとなる。

①　脳血栓症

　動脈硬化による脳血管の閉塞により起こる。前駆症状として一過性脳虚血発作(Transient Ischemic Attacks：TIA)を伴う場合もあるが，脳梗塞の症状は，24時間以内に消失する。

②　脳塞栓症

　主に心臓でできた血栓が脳血管を閉塞することにより突発する。最も多い原因心疾患は，リウマチ性，動脈硬化性の心疾患，心房細動などである。

3)　くも膜下出血

　くも膜下出血はくも膜下腔(脳を覆う軟膜とその外側のクモ膜の間に生じた腔)への出血で，原因の約3/4が脳動脈瘤の破裂である。女性にやや多く，加齢，高血圧，喫煙などがリスクとなる。

　脳卒中は，早く治療を開始することが肝要である。米国脳卒中協会で，脳卒中が疑われる人に

勧められている3つのテストの頭文字をとった **FAST** という標語もよく使われている（Face：顔の麻痺，Arm：腕の麻痺，Speech：ことばの障害）（http://www.ncvc.go.jp/cvdinfo/disease/stroke.html）。

C 心疾患

心疾患には，虚血性心疾患，慢性リウマチ心疾患，心不全などがあり，死亡の約15％を占め，死因順位は2位である（図7-1）。

　虚血性心疾患は，心筋に血液を供給する血管（冠動脈）が動脈硬化により閉塞することにより起こり，心筋が虚血状態となるので冠動脈心疾患ともよばれる。現在，増加傾向にあり，心疾患全体のなかで重要な位置を占める（図7-5）。なお，平成7年頃の全心疾患および心不全の急激な減少は死亡分類 ICD-10 適用と死亡診断書様式の改正により原死因への安易な「心不全」の記載が減少したためである（心不全は終末の状態であり，原因ではない）。

　虚血性心疾患には，血管が完全に閉塞して心筋が壊死する心筋梗塞と労作などにより一過性に心筋虚血となり安静・服薬などにより改善する狭心症がある。

　動脈硬化性疾患予防ガイドライン（日本動脈硬化学会（2022））は，動脈硬化性脳心血管疾患の予防を目的としているが，これは多因子により発症するので，危険因子の脂質異常症，メタボリックシンドローム，高血圧，糖尿病などが包括的に考慮されている（表7-4, 5）。

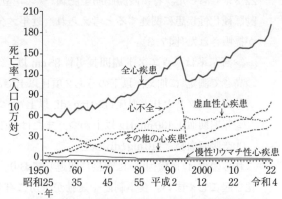

図7-5　心疾患の死亡率（人口10万対）の推移

資料：厚生労働省，「人口動態統計」/（財）厚生労働統計協会，「国民衛生の動向」2023/2024

注〕　1）「その他の心疾患」は，「全心疾患」から「虚血性心疾患」「心不全」「慢性リウマチ性心疾患」を除いたものである。
　　　2）令和4年は概数である。

表7-4　生活習慣の改善すべき項目

禁　煙：禁煙は必須。受動喫煙を防止。

体重管理：定期的に体重を測定する。BMI＜25であれば適正体重を維持し，BMI≧25の場合は，摂取エネルギーを消費エネルギーより少なくし，体重減少を図る。

食事管理：適切なエネルギー量と，三大栄養素（たんぱく質，脂質，炭水化物）およびビタミン，ミネラルをバランスよく摂取する。飽和脂肪酸やコレステロールを過剰に摂取しない。トランス脂肪酸の摂取を控える。n-3系多価不飽和脂肪酸および食物繊維の摂取を増やす。減塩し，食塩摂取量は6g未満/日を目指す。

身体活動・運動：中等度以上*の有酸素運動を中心に，習慣的に行う（毎日合計30分以上を目標）。日常生活の中で，座位行動**を減らし，活動的な生活を送るように注意を促す。有酸素運動の他にレジスタンス運動や柔軟運動も実施することが望ましい。

飲　酒：アルコールはエタノール換算で1日25g***以下にとどめる。休肝日を設ける。

表7-5　動脈硬化性疾患予防のための食事療法

1　過食に注意し，適正な体重を維持する
　総エネルギー摂取量（kcal/日）は，一般に目標とする体重（kg）＊×身体活動量（軽い労作で25〜30，普通の労作で30〜35，重い労作で35〜）を目指す

2　肉の脂身，動物脂，加工肉，鶏卵の大量摂取を控える

3　魚の摂取を増やし，低脂肪乳製品を摂取する
　脂肪エネルギー比率を20〜25％，飽和脂肪酸エネルギー比率を7％未満，コレステロール摂取量を200mg/日未満に抑える
　n-3系多価不飽和脂肪酸の摂取を増やす
　トランス脂肪酸の摂取を控える

4　未精製穀類，緑黄色野菜を含めた野菜，海藻，大豆製品，ナッツ類の摂取量を増やす
　炭水化物エネルギー比率を50〜60％とし，食物繊維は25g/日以上の摂取を目標とする

5　糖質含有量の少ない果物を適度に摂取し，果糖を含む加工食品の大量摂取を控える

6　アルコールの過剰摂取を控え，25g/日以下に抑える

7　食塩の摂取は6g/日未満を目標にする

資料：日本動脈硬化学会編，「動脈硬化性疾患予防ガイドライン2022年版」より引用

*中等度以上とは3METs以上の強度を意味する。METsは安静時代謝の何倍に相当するかを示す活動強度の単位

**座位行動とは座位および臥位におけるエネルギー消費量が1.5METs以下の全ての覚醒行動

***およそ日本酒1合，ビール中瓶1本，焼酎半合，ウイスキー，ブランデーダブル1杯，ワイン2杯に相当する。

*18歳から49歳：［身長(m)]²×18.5〜24.9kg/m²，50歳から64歳：［身長(m)]²×20.0〜24.9kg/m²，65歳から74歳：［身長(m)]²×21.5〜24.9kg/m²，75歳以上：［身長(m)]²×21.5〜24.9kg/m²とする。

03　代謝疾患

A　肥満，メタボリックシンドローム

肥満は体脂肪の過度の蓄積であり，指標として BMI（Body Mass Index＝体重（kg）/身長（m）^{2}）が使われている。日本肥満学会では BMI 25 以上を肥満としている。

2019（令和元）年国民健康・栄養調査によると，肥満は20歳以上の男性の33.0％，女性の22.3％であった。特に内臓脂肪型肥満（リンゴ型肥満）が糖尿病，高血圧，脂質異常症，ひいては動脈硬化性疾患に関連すると考えられ，近年メタボリックシンドローム（内臓脂肪症候群）の概念が提唱された（図7-3）。

診断基準は，ウエスト周囲長男性85 cm 以上，女性90 cm 以上（必須事項：軽く呼気をして臍の高さで測定）に加え，以下のうち2項目以上である。

①高トリグリセリド血症（150 mg/dL 以上）かつ，または低 HDL 血症（40 mg/dL 未満）

②収縮期血圧130 mmHg 以上かつ，または拡張期血圧85 mmHg 以上

③空腹時血糖　110 mg/dL 以上

これらの項目（危険因子）は密接に関連しており，個々が軽度の異常であっても重複すると動脈硬化を起こしやすい。食事制限や運動が予防に有効である。それに着目した検診（特定健康診査），支援・指導（特定保健指導）も実施されている（第8章 **05** 成人保健・高齢者保健・介護 A 高齢者保健・介護の概要 p.204 参照）。

なお，特定健康診査では，空腹時血糖は，さらに厳しい「100 mg/dL 以上」を基準値としている（資料：厚生労働省，e-ヘルスネット「メタボリックシンドロームの診断基準」，「高血糖」）。

B　糖尿病

糖尿病はインスリン分泌の障害とインスリン作用の障害の両者，または一方が原因で生じる高血糖を特徴とする症候群である。特に男性では，通院者率が人口千対62.8（令和元年）と高血圧についで第2位と多く，以下に2大別される。

1）　1型糖尿病（インスリン依存型糖尿病）（Insulin-Dependent Diabetes Mellitus：IDDM）

若年発症型糖尿病ともよばれ，自己免疫などにより膵臓のインスリン産生細胞（β細胞）が破壊され，インスリンが産生されないことにより発病する。インスリンによる治療が必要である。

2）　2型糖尿病（インスリン非依存型糖尿病）（Non-Insulin-Dependent Diabetes Mellitus：NIDDM）

日本の糖尿病の大部分（90％以上）を2型が占める。2型糖尿病の病因としてインスリン抵抗性（細胞のインスリン感受性の低下）が重要である。食事により血糖値が上がると膵臓からインスリンが分泌され，細胞内にブドウ糖が取り込まれる。2型糖尿病では過食・肥満・運動不足などにより細胞のインスリン感受性が低下し，ブドウ糖が細胞内で消費されないため高血糖となる。

2019（令和元）年の国民健康・栄養調査によると，糖尿病が強く疑われる人（**HbA1c**（ヘモグロビン・エイワンシー：最近，1, 2か月の血糖値を反映）の値が6.5％以上，または質問票で現在糖尿病の治療を受けていると答えた人）は，男性19.7％，女性10.8％である（約1,000万人）。糖尿病の可能性が否定できない人（HbAlc の値が6.0％以上，6.5％未満）を合わせると，おおよそ2,000万人と推定される。糖尿病は死因の上位ではないが，脳卒中や虚血性心疾患などの危険因子でもある。

合併症には**3大合併症**として，**糖尿病性腎症**（**05** その他の疾患，免疫疾患 B 腎臓疾患 p.161, 162 参照），**糖尿病性網膜症**，**神経障害**があり，いずれも高血糖による細小血管障害による。糖尿病を主

原因として平成30年には1,228人が視覚障害と認定されている。糖尿病性網膜症は成人の失明原因として重要である。

　動脈硬化の要因でもあり,糖尿病があると非糖尿病の場合より動脈硬化の頻度が高くまた重症である。大血管では心筋梗塞や脳梗塞,末梢血管では足の壊疽などを起こす。

　予防・治療は食事と運動が基本である。軽い食事制限により栄養バランスを整え,高血糖状態を改善することにより,糖尿病を予防したり細小血管障害による合併症や動脈硬化を抑えることができる。また,運動は細胞のインスリン感受性を増加させる。一日平均歩数とインスリン感受性の正相関が認められるなどしている。また,動物実験などで運動の効果は,3日以内に低下し1週間でほとんど消失するという結果もあるので,運動習慣をもつことが重要である。

C　脂質異常症　脂質異常症は血液中の脂質が異常に増加あるいは減少した状態であり,動脈硬化の危険因子である。診断基準を表7-6に示す。

　血液中の脂質(コレステロールや中性脂肪)は,タンパクと結合してリポタンパクとして運搬されている。リポタンパクにはカイロミクロン,超低比重リポタンパク(VLDL),低比重リポタン

表7-6　脂質異常症診断基準

LDL コレステロール	140 mg/dL 以上	高 LDL コレステロール血症
	120〜139 mg/dL	境界域高 LDL コレステロール血症**
HDL コレステロール	40 mg/dL 未満	低 HDL コレステロール血症
トリグリセライド	150 mg/dL 以上(空腹時採血*)	高トリグリセライド血症
	175 mg/dL 以上(随時採血*)	
Non-HDL コレステロール	170 mg/dL 以上	高 non-HDL コレステロール血症
	150〜169 mg/dL	境界域高 non-HDL コレステロール血症**

資料:日本動脈硬化学会編,「動脈硬化性疾患予防ガイドライン2022年版」より引用

注〕　*基本的に10時間以上の絶食を「空腹時」とする。ただし水やお茶などカロリーのない水分の摂取は可とする。空腹時であることが確認できない場合を「随時」とする。

　　**スクリーニングで境界域高 LDL-C 血症,境界域高 Non-HDL-C 血症を示した場合は,高リスク病態がないか検討し治療の必要性を考慮する。

- LDL-C は Friedewald 式(TC-HDL-C-TG/5)で計算する(ただし空腹時採血の場合のみ)。または直説法で求める。
- TG が 400 mg/dL 以上や随時採血の場合は non-HDL-C(＝TC-HDL-C)か LDL-C 直接法を使用する。ただしスクリーニングで non-HDL-C を用いる時は,高 TG 血症を伴わない場合は LDL-C との差が＋30 mg/dL より小さくなる可能性を念頭においてリスクを評価する。
- TG の基準値は空腹時採血と随時採血により異なる。
- HDL-C は単独では薬物介入の対象とはならない。

パク(**LDL**),高比重リポタンパク(**HDL**)がある。カイロミクロンには中性脂肪(トリアシルグリセロール＝トリグリセライド)が多く含まれ,LDL にはコレステロールが多く含まれる。LDL はコレステロールを末梢の組織や血管に輸送し,HDL は末梢血管の過剰なコレステロールを肝臓へ運ぶ。LDL コレステロールが悪玉コレステロール,HDL コレステロールが善玉コレステロールとよばれる理由である。

　脂質異常症の予防には食事改善,運動が重要である。

　食品中の脂質の大部分は中性脂肪であるが,そのほかに,コレステロール,リン脂質,糖脂質などがある。中性脂肪はグリセリンに3つの脂肪酸が結合したものであり,脂肪酸は飽和脂肪酸,不飽和脂肪酸に2大別される。飽和脂肪酸は動物性脂肪(牛・豚脂,バターなど)に多く含まれ,

飽和脂肪酸からコレステロールが肝臓において生成されるので摂取を控える。

　不飽和脂肪酸は植物油に多く含まれコレステロールを減少させるが，その種類により特徴がある。すなわち，**オレイン酸**(オリーブ油などに多く含まれる)は HDL コレステロールも増加させる，**リノール酸**(オメガ6・n-6系脂肪酸：大豆油，コーン油などに多い)は HDL コレステロールを減少させ，発がんを促進する作用があるので摂りすぎに注意を要する，**α-リノレン酸**(オメガ3・n-3系脂肪酸：魚油，亜麻仁油，しそ油，エゴマ油などに多い)は抗酸化作用があるなど差がある。

　運動は HDL コレステロールを増加させる。一方，喫煙は HDL コレステロールを下げる。このほか，WHO(世界保健機関)の「食生活，栄養と慢性疾患の予防」に関する報告書(2003)で，心血管疾患の"確実なリスク上昇要因"として**トランス脂肪酸**(マーガリンなどに含まれる)などが，"確実なリスク低下要因"として**魚類**と**魚油**(EPA：エイコサペンタエン酸と DHA：ドコサヘキサエン酸)などが挙げられている。血清総コレステロール(TC)が240 mg /dL 以上の者は，男性12.9％，女性は22.4％であり，女性は増加している(令和元年国民健康・栄養調査)。

04　骨・関節疾患

A　骨粗鬆症，骨折　骨粗鬆症(全身的に骨折のリスクが増大した状態)は，①高齢期の骨折の原因となり，老後の **QOL**(生活の質)を著しく低下させる：心身が健康的で，がん，脳卒中，心臓病などの疾患がなくとも，骨の粗鬆化が進み骨が脆くなると，骨折をしたその日から寝たきり，車いすなどの生活となり QOL が激減する。②患者数が推計約1,280万人と多い(「骨粗鬆症の予防と治療ガイドライン2015年版」)という2点で問題となる疾患である。

　この疾患の予防には，若いうちから骨を丈夫にしておくことである。骨が極度に脆くなると，くしゃみやバスのバウンドでも背骨(椎体)などを骨折する。骨を丈夫にするには，まず，骨の構造を知る必要がある。骨のつくりは鉄筋コンクリートにたとえられるが，鉄筋がコラーゲン(タンパク質)であり，セメントがカルシウムなどである。骨密度・骨量はこのカルシウムの多寡を示す。カルシウムが少ないと，大根に"鬆が入った"ように骨に空洞・間隙が多くなり，脆くなる。**骨密度**を増やすには，運動による骨への刺激，カルシウムの十分な摂取などの栄養バランスが重要である。どのくらい運動したらよいかについては，厚生労働省エクササイズガイドで示されたエクササイズ数などに準じるが，骨密度増加には，ハイインパクトな運動(軽いジャンプ運動など)が特に有効である。高齢者には，転倒による骨折を防ぐ転倒予防体操も勧められる。

　そのほか，女性においてはダイエットやスポーツで体脂肪率が過度に減少すると骨密度が低下する。これは，体脂肪が性ホルモンの生成に関わっており，不足するとホルモンバランスが崩れ月経が停止し閉経同様女性ホルモン(骨にカルシウムを蓄えるはたらきがある)が激減するからである(目崎登：「女性のスポーツ医学」p.133，文光堂(1997))。過度のダイエットはこの点からも要注意である。

B　変形性関節症　変形性関節症(Osteoarthritis)は，関節軟骨の変性により，関節の痛みや動きの制限が生じる疾患である。中高年に多く，わが国の有病者数は，変形性膝関節症が約2,500万人，変形性腰椎症が約3,800万人とも推定される(吉村：ロコモの

疫学，2011など）。国民生活基礎調査でも国民の有訴者（病気やけが等で自覚症状のある者）の症状で，1，2位を占めているのは男女とも腰痛であり，これらの要因の一つとして，運動不足による脊椎や膝関節を支える筋力の低下が考えられている。そのほかの関節疾患として関節リウマチがあり，自己免疫の異常による関節滑膜の炎症性疾患である。朝のこわばり，関節腫脹などがよく認められる。

C ロコモティブシンドローム

ロコモティブシンドローム（運動器症候群，略称：ロコモ）とは，「運動器の障害のために移動機能の低下をきたした状態」で要介護状態になる危険の高い状態を指す。運動器とは，骨，関節，筋肉等の運動・移動に関わる身体部分を指し（肺が"呼吸器"であるように），Locomotive（ロコモティブ）は「運動の」の意味である。

以下の7項目のどれかに当てはまれば，ロコモに該当とされる。

①片脚立ちで靴下がはけない。
②家の中でつまづいたりすべったりする。
③階段をあがるのに手すりが必要である。
④家のやや重い仕事が困難である。
⑤2kg程度の買い物をして持ち帰るのが困難である。
⑥15分ぐらい続けて歩くことができない。
⑦横断歩道を青信号で渡りきれない。

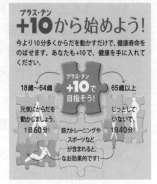

図7-6　アクティブガイド
資料：厚生労働省，健康づくりのための身体活動指針（アクティブガイド）

高齢者の移動能力を障害する代表的疾患は，骨粗鬆症による骨折，変形性膝関節症，変形性脊椎症で，上記はその予兆とされる。アクティブガイドは図7-6のように，「＋10（プラス・テン）」から始めて，「元気に体を動かしましょう1日60分！（18〜64歳）」あるいは「じっとしていないで1日40分（65歳以上）」というわかりやすい基準で，ロコモティブシンドロームを含み広く生活習慣病の予防を意図している（第6章 03 健康増進行動B身体活動，運動p.144参照）。

05　その他の疾患，免疫疾患

A 消化器疾患

胃潰瘍，十二指腸潰瘍などの消化性潰瘍が挙げられるが，その病因について従来の酸分泌過多説に代わり，近年はヘリコバクター・ピロリ（HP）菌が胃炎を起こすことなどが重要視され，治療もHP除菌治療が保険適用になった。また，潰瘍性大腸炎（大腸粘膜にびらんや潰瘍ができる慢性腸炎）やクローン病（消化管に潰瘍を伴った炎症性病変が単発あるいは多発）など原因不明の難病もある。

B 腎臓疾患

日本の腎疾患患者は増加しており，腎機能障害が進行し腎不全になると，人工透析や腎臓移植が必要となる。人工透析患者は約35万人である。新規の人工透析患者の40.7％は糖尿病に伴う糖尿病性腎症である（2020年）。

そこで，腎不全患者を減らすことなどを目指し，慢性腎臓病（Chronic Kidney Disease：CKD）と

いう概念がつくられた。

　腎臓では，微細な血管で大量の血液のろ過が行われ，最終的に尿がつくられる。この腎臓のはたらきが健康な人の60％以下に低下する，あるいはタンパク尿が出るなどの異常が続く状態がCKDである。末期腎不全や心血管疾患になるリスクが高いため，人類の健康を脅かすものと位置づけられている。加齢，肥満，糖尿病，脂質異常症，高血圧などは動脈硬化を進め，CKDの発症・重症化の危険因子となるので，日頃からの原疾患罹患の回避とともに，早期発見・早期治療・早期生活習慣改善（食生活・栄養コントロールなど）を心がけることが大切になってくる。CKD対策により腎不全患者の減少のみならず，心筋梗塞や脳血管疾患患者の減少にもつながると考えられている。なお，腎機能の評価には**eGFR**（推算糸球体ろ過量）などが用いられる（日本腎臓学会HPなど）。

C　呼吸器疾患，慢性閉塞性肺疾患

肺炎は，死因5位であり（2021年），高齢者に多く誤嚥が関与している。慢性閉塞性肺疾患（Chronic Obstructive Pulmonary Disease：**COPD**）は進行性の閉塞性換気障害が特徴であり，慢性の咳，痰，呼吸困難などの症状がある。

　これに含まれる疾患として，慢性気管支炎，肺気腫がある。閉塞性換気障害とは1秒率（最大努力で呼出した際の肺活量に対する1秒間の呼出量の割合）の低下した状態で，喫煙などにより肺胞等が傷害されることにより起こる。COPD患者の約9割が喫煙者であるので，喫煙者の減少によりCOPD患者は減少すると考えられる。

　気管支喘息は，閉塞性肺疾患の一つであるがCOPDとは異なり，主な病因がアレルギーであること，可逆的であることなどの点で区別される。

D　肝臓疾患

肝臓疾患の主要なものに肝硬変が挙げられる。肝硬変は肝細胞の壊死を伴う肝機能不全状態である。成因の大半を**ウイルス性肝炎**が占め（C型肝炎約60％，B型肝炎約15％），アルコール性が1割強である。肝炎を起こす**ウイルス**には，A型，B型，C型，D型，E型などがある。

　A型肝炎は食物（生牡蠣など魚介類）・飲料水などからの経口感染により平均約30日の潜伏期ののち急激に発症するが，慢性化せず予後は良好である。症状は，発熱，悪心・嘔吐，腹痛，全身倦怠感，黄疸などである。

　B型肝炎は血液，唾液などを通して感染し，乳幼児が感染した場合は持続感染者（キャリア）となりやすいが，成人は慢性化することはまれとされる。かつては出産時における母子感染などが多く，B型肝炎ウイルスキャリアは推定110〜140万人いるが，昭和60年度から妊婦検診でHBs抗原検査を行い，子に対するワクチン投与などの適切な予防措置を講じたため（B型肝炎母子感染防止事業），キャリアの数は減少している。

　一方，**C型肝炎**は血液により感染し（輸血，入れ墨，注射器など），感染年齢に関わらず高率に慢性化しキャリアとなる。日本には推定190〜230万人のキャリアがおり，そのうち一定の割合（6割という推定もある）が20年をかけて肝硬変に移行し，さらに肝がんへと移行する。したがって，C型慢性肝炎患者にはインターフェロンなどによりウイルスを駆除する治療などが必要となる。感染予防のためには，日常生活において剃刀，歯ブラシ，爪切りなどの共用を避けることが重要である。

　2010（平成22）年，肝炎対策推進のため，**肝炎対策基本法**が施行された。

E　アレルギー疾患

アレルギー疾患には，**アトピー性皮膚炎**，**アレルギー性鼻炎**，**食物アレルギー**，**気管支喘息**などがあり，国民の約半数が関わりがあるとされる。

アレルギーでは，本来，有害な異物（病原体など）に対する生体防御作用（免疫反応）が食物，花粉などの無害なもの（抗原，アレルゲン）に対して起こる。

また，原因となる食品を食べた後の運動により起こる，**食物依存性運動誘発アナフィラキシー**などもある。アナフィラキシーでは，一つの症状にとどまらず複数の臓器に重篤な症状が現れる（呼吸困難，血圧や意識の低下など）。

国は，アレルギー疾患の健康上の重要性を考慮し，2015（平成27）年に**アレルギー疾患対策基本法**を施行した。

また，食物アレルギー等への具体的な対応ガイドブックを提供しているサイトもある（例：「大気環境・ぜん息などの情報館」，https://www.erca.go.jp/yobou/pamphlet/form/index.html）。

F　難病法と難病対策

難病対策は，1995（昭和30）年ごろから多発したスモン病（整腸剤キノホルムによる神経障害）に始まる。その後変遷を経て，2015（平成27）年にいわゆる難病法（難病の患者に対する医療等に関する法律）が施行された。難病は，「発病の機構が明らかでなく，かつ，治療方法が確立していない希少な疾病であって，当該疾病にかかることにより，長期にわたり療養を必要とすることとなるもの」で，338疾患が指定されている（2021年現在）。同法により難病対策として，医療費助成制度の確立，難病の医療に関する調査および研究の推進，療養生活環境整備事業などが進められている。

2020年度末で約103万人が，医療費助成の対象となる一定程度以上の重症度等の医療費受給者である。

人数が多い疾患は，**パーキンソン病**，**潰瘍性大腸炎**，**全身性エリテマトーデス**などである（難病情報センターホームページ，http://www.nanbyou.or.jp/）。

（小松正子）

06　感染症

ウイルス，細菌などが，人，動物などの宿主の体内に侵入し，増殖することを感染といい，結果生じる疾病が感染症である。感染症が発生するためには三つの要因が必要で ①ウイルス，細菌の病原体を排出する感染源，②ウイルス，細菌の病原体の伝播するための感染経路，③病原体に対する感受性（感染しやすさ）が存在する人，動物などの宿主が挙げられる。感染経路には伝播形式が関連し，以下の伝播形式などがある。

①空気感染（病原体が空気中に感染性を保ったまま長時間浮遊する。結核菌，麻しんウイルス，水痘ウイルスがその代表であり，非常に感染力が強い。）

②**マイクロ飛沫感染**（新型コロナウイルスはマイクロ飛沫感染が報告されており，換気のわるい密閉空間では，空気中に漂い2ｍ以上でも感染が飛沫感染より広範囲である可能性が報告されている）

③飛沫感染（会話，咳などをした際飛び散った小さい飛沫から感染。マイコプラズマ，インフルエンザ，その他多くの呼吸器感染症，新型コロナウイルスも主に飛沫感染と報告されている）

④接触感染（病原体に汚染されたドアノブ，手すりなどを触った手で口，鼻または眼をさわること

で感染。黄色ブドウ球菌，MRSA，ノロウイルスなどがある）⑤経口感染（病原体で汚染された食べ物や水を摂取，または汚染された手で食べ物を摂取で感染）。

表7-7　諸外国と日本の結核罹患率
（人口10万対）

国　名		罹患率
アメリカ合衆国	（'20）	2.4
カ　ナ　ダ	（'20）	5.9
デ ン マ ー ク	（'20）	4.9
オ ラ ン ダ	（'20）	4.1
オーストラリア	（'20）	7.3
イ タ リ ア	（'20）	6.6
ド イ ツ	（'20）	5.5
スウェーデン	（'20）	3.6
フ ラ ン ス	（'20）	8.2
イ ギ リ ス	（'20）	6.9
日　　本	（'21）	9.2

資料：厚生労働省，「人口動態統計」／（財）厚生労働統計協会，「国民衛生の動向」2023/2024

A　主な感染症

（1）結　核

　結核は，過去減少傾向をみせたのち，現在は増加に転じていることから「再興感染症」の代表的な感染症である。増加の理由としては，結核が空気感染という非常に感染力の強い伝播形式をもつこと，「多剤耐性結核」という薬が効きづらい結核が増えていることなどが要因として挙げられる。結核に感染すると，肺，腸，腎などの臓器に様々な症状が現れる。日本では，肺結核が結核患者の約7割以上を占め，先進国の中でも罹患率が高く（表7-7），HIV陽性者，糖尿病患者，血液透析患者，高齢者，医療従事者，生活保護受給者，外国人などで感染者が増加している。

　結核の感染の有無を知る検査には，**ツベルクリン反応検査**があるが，予防接種（BCG）の影響

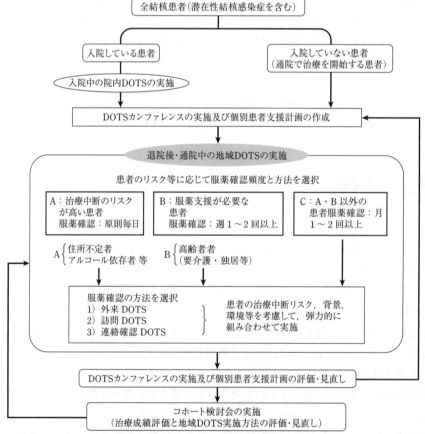

※DOTS：Direct Observed Treatment, Short Course

図7-7　日本版21世紀型DOTS戦略推進体系図

資料：厚生労働省，「人口動態統計」／（財）厚生労働統計協会，「国民衛生の動向」2023/2024

を受けてしまうことから，近年，影響を受けない**インターフェロンγ遊離試験**(Interferon Gamma Release Assay：**IGRA**：**イグラ**)が汎用されている。

インターフェロンγは，ヘルパーT細胞が分泌するインターロイキンの一種で，B細胞を活性化するタンパク質であり，IGRAは，結核菌特異的タンパクを抗原としたIFN-γ産生量を測定する検査である。結核の症状のある人には，発病を調べる検査として胸部X線検査がある。結核の確定診断には喀痰培養があるが時間がかかることから，早期治療開始のためには，喀痰検査とPCR検査による迅速診断を行う。また，耐性菌が増えているため，抗菌薬選択のために薬剤感受性試験も必要である。

結核の予防には，経皮スタンプ型の生ワクチンである**BCGワクチン**の乳幼児期の接種が有効で，効果は10〜15年程度続くとされるが，成人では，BCG接種による結核予防効果はない。そのため，結核に感染した患者と接するときは予防として N95マスクの着用が必要である。

結核は，治療が難しく，治療期間が最短でも6か月である。また，複数の抗結核薬を継続しなければならないことから，治療脱落者が多い。治療の中断は多剤耐性の結核菌増加の原因となる。WHOは，1993年「結核緊急事態宣言」に続いて，1994年**直接監視下服薬短期療法**(Directly Observed Treatment Short Course：**DOTS**)戦略を発表した。結核治療患者の治療脱落を減らし，確実な治療につなげるため，アフリカなどでは毎日患者の服薬を医療職員が見届ける方法で，効果をみせている。日本版DOTSは，院内DOTSを前提に，退院後は地域DOTSを確実に実施するなど治療完遂のための服薬支援体制を示している(図7-7)。

新型コロナウイルスの流行は，結核の早期診断と治療に悪影響を及ぼしている。WHOは，「世界結核レポート2022」を発表し，世界の結核対策は進歩の減速，中断，逆転を引き起こしており，結核の罹患率は，2020年にくらべると2021年には，3〜6%増加し，過去20年間の年間2%近い減少傾向からの逆転を示唆していると報告している。

(2) 新型コロナウイルス感染症

コロナウイルスは，電子顕微鏡で表面に突起のようなものがみえ，王冠(ギリシャ語でコロナ)に見えることからコロナウイルスと名づけられた。人に日常的に感染するコロナウイルス(Human Coronavirus：Hoc)は，冬季に流行する4種類の風邪のウイルスがある。人に感染するコロナウイルスで新たに表れたのは(新興感染症)，2002年中国・広東省に端を発した**重症急性呼吸器症候群**(Severe Acute Respiratory Syndrome：**SARS**)で，コウモリのコロナウイルスがヒトに感染し，世界で8,000人を超える患者が報告された。また，2012年にはアラビア半島で**中東呼吸器症候群**(Middle East Respiratory Syndrome：**MERS**)が報告され，ヒトコブラクダからヒトに感染したことが判明している。

2019年12月に中国湖北省武漢市で発生した新型コロナウイルスは，どのような経緯で人に感染するようになったのかは明らかになっていない。WHOはこのウイルスに感染した場合の疾患名をCOVID-19と命名し，日本では2020年2月1日に施行された政令において**新型コロナウイルス感染症**と定められた。これらSARS，MERS，新型コロナウイルス感染症は新興感染症に含まれる。

新型コロナウイルスの世界で，流行株となったものに，アルファ株，デルタ株，オミクロン株などがある。曝露されてから発症するまでの期間である潜伏期は，約5日間，最長14日間とされてきたが，オミクロン株の感染では短縮される傾向にあり，中央値が約3日と報告されている。新型コロナウイルスに感染した人が他の人に感染させる可能性がある期間は，発症の2日前から

発症後7〜10日間程度とされている。感染経路としては，飛沫感染，マイクロ飛沫感染，接触感染が考えられており，流行防止の方法として①換気のわるい密閉空間，②多数が集まる密集場所，③間近で会話や発声をする密接場面を併せて，「3密」という言葉が周知された。発熱・喉の痛み・鼻水・咳・全身のだるさなどの症状が多いが，罹患しても症状のない**無症状病原体保有者**も多いとされる。

　新型コロナウイルス感染により重症化リスクの高い基礎疾患は，慢性閉塞性肺疾患(COPD)，慢性腎臓病，糖尿病，高血圧，心血管疾患，肥満などである。流行初期のアルファ株流行期には，死亡率は高かったが2022(令和4)年7月から10月のオミクロン株の流行期に死亡した人の割合は，80歳代1.27%，90代2.60%とかなり低下している。感染力や感染した場合の重篤性などの総合的な検討のうえ，新型コロナウイルス感染症の感染症法における感染症の分類は，2021年に「指定感染症」から「新型インフルエンザ等感染症」に，2023(令和5)年5月から「**5類感染症**」となった。

　流行の拡大防止のため，自宅で抗原定性検査キットでの検査が推奨されており，陽性でも，症状が軽ければ自宅療養，高齢者や基礎疾患を有する妊婦など重症化リスクの高い場合は，医療機関に連絡のうえ受診が勧められている。治療は，一般に重症化リスクのない軽症例には，対症療法が，重症化リスク因子のある患者に対しては，レムデシビルなどの抗ウイルス薬の投与が推奨されている。

　新型コロナウイルス感染症の予防としては，マスク着用と予防接種の効果が報告されている，日本では **mRNA ワクチン**が使われている。従来使われている不活化ワクチンはウイルスの一部のタンパク質を身体に注射し，それに対する免疫が出来る仕組みであるが，mRNA ワクチンはウイルスのタンパク質をつくるもとになる遺伝情報の一部を身体に注射することで，からだの中でウイルスのタンパク質の一部がつくられ，それに対する抗体などができる仕組みである

（3）　インフルエンザ
1）　季節性インフルエンザ
　季節性インフルエンザには，インフルエンザA型であるH3N2(香港型)と2009年に出現したブタインフルエンザウイルスを起源とする新型インフルエンザウイルスに由来するH1N1 pdm09の2種類と，インフルエンザB型である山形株，ビクトリア株の2種類の計4種類がある。コロナ流行前は冬季に流行を繰り返してきたが，新型コロナウイルスの流行の始まった2020〜21シーズン，2021〜22シーズンには，インフルエンザウイルスの流行は認められず，2022〜23シーズンの2022年12月頃から3年ぶりにインフルエンザの流行が報告され，2023年の夏も小流行の地域が相つぎ，異例の流行となった。

　インフルエンザウイルスは，主な感染経路は飛沫感染で，潜伏期間1〜4日ののち突然の高熱，咳嗽，咽頭痛，関節痛，筋肉痛を認め，通常1週間程度で回復する。発熱は，一度解熱し再度発熱を認める二峰性のパターンをみることがある。高齢者や基礎疾患のある患者は，肺炎などの合併症，入院や死亡の危険が増加する。小児では，合併症としてインフルエンザ脳症があり死亡率は高く，重い後遺症を残すことも多い。一般的な治療は，発症後2日以内であれば，オセルタミビル，ザナミビルなどのノイラミニダーゼ阻害薬が有熱期間を短縮する。感染対策として予防接種の推奨(不活化ワクチン)，手指の衛生管理，マスクの使用，定期的な部屋の換気を励行する。手洗いの後，消毒用エタノールなどの消毒も有効である。

2）新型インフルエンザ

新型インフルエンザは，時としてこの抗原性が大きく異なるインフルエンザウイルスが現れ，多くの国民が免疫を獲得していないことから，全国的に急速にまん延することによって起こるものをいう。人は，鳥，ブタ，その他・人獣共通のインフルエンザに感染することがあるが，感染者がさらに人に感染させることは，ほぼない。しかし，人から人への感染能力を人獣共通インフルエンザが獲得した場合，世界的流行（パンデミック）をきたす可能性がある。

新型インフルエンザの症状は，発熱や咳の軽い症状から，急性呼吸窮迫症候群（ARDS）から死に至るなど様々であり，高齢者だけでなく若者も重症化，死亡する可能性がある。渡り鳥が感染源となり，2023（令和5）年3月の時点で鳥インフルエンザによるニワトリの殺処分数は1,500万羽とシーズンとして過去最多となった。これらのウイルスは，まだ人と人との間での持続的な感染能力は獲得していないが，発生の予防により人への感染リスクを減らすことが必要である。人-人感染が起こった場合，新型コロナウイルス感染症以上の猛威を振るうことが予測される。各国で発生予防を行い，発生を早期に発見するモニタリングが必要である。

（4）その他感染症

再興感染症は，古くからある感染症で予防接種や抗菌薬などにより流行が抑えられていたが，最近再び流行しはじめた感染症である。結核のほか，マラリア，コレラ，デング熱，百日咳などがある。新興感染症は，この20年間に新しく認識された感染症で，局地的，あるいは国際的に公衆衛生上問題となっている感染症である。新型コロナウイルス感染症，SARS（重症急性呼吸器症候群，鳥インフルエンザ，エボラ出血熱，ウエストナイル熱，後天性免疫不全症候群（エイズ）などがある。

院内感染対策の観点から，感染症を市中感染症，院内感染症と分類することもある。市中感染は，一般に日常生活を暮らしている健康な人に起こる感染症で，インフルエンザウイルス，新型コロナウイルス，マイコプラズマ，肺炎球菌などが病原体となりうる。院内感染は，医療施設内で医療行為やほかの患者との接触により起こる感染症で，メチシリン耐性黄色ブドウ球菌（Methicillin-Resistant Staphylococcus Aureus：MRSA），緑膿菌などが病原体となる。病院内で細菌やウイルスなどの病原体に曝露して生じた感染は，すべて院内感染に含まれ，針刺し事故，患者から患者へあるいは医療従事者へ感染する交差感染，また日和見（ひよりみ）感染などが院内感染に含まれる。日和見感染は，悪性腫瘍などの消耗性疾患，化学療法や放射線療法，臓器移植後に免疫抑制剤の投与を受け，病原体の感染に対する抵抗力が低下した易感染性宿主が，健常人には病原性が低い病原体に感染することで，重症化することも多い。日和見感染の原因となる病原体には細菌ではMRSA，緑膿菌，真菌ではカンジダ，アスペルギルス，クリプトコッカス，ニューモシスチス，ウイルスではサイトメガロウイルス，原虫ではトキソプラズマ症などがある。

B 感染症法 感染症法（感染症の予防及び感染症の患者に対する医療に関する法律）における感染症の分類は，病原体の危険性から1〜5類と新感染症・指定感染症・新型インフルエンザ等感染症に分けられる（表7-8）。1類感染症は，感染力や重篤性などからきわめて危険性が高い感染症であり，感染者は原則入院となる。2類感染症は，感染力や重篤性などから危険性が高いと考えられる疾患であり，発症者や一部の疑似症患者は状況に応じて入院となる。3類感染症は，危険性は高くないが集団感染の危険がある疾患，4類感染症は動物またはその死体，飲食物，衣類，寝具その他の物件を介して人に感染する可能性がある疾患である。

　1～4類の感染症は，すべての診断した医師が最寄りの保健所にただちに届け出を行うことが義務づけられている。一方，5類感染症は，感染症動向調査を行う疾患である。そのほかに，既知の感染症で国民の生命および健康に重大な影響を与える可能性がある指定感染症と，未知の感染症で国民の生命や健康に重大な影響を与えるおそれがあり，1類に準じた措置をとらなければならない新感染症，新たに人から人に伝染する能力を有することとなったウイルスを病原体とするインフルエンザであり，全国的かつ急速なまん延により国民の生命及び健康に重大な影響を与えるおそれがある新型インフルエンザ等感染症などがある。新型インフルエンザ等感染症患者は，都道府県知事が必要と認めるときは入院措置がとられる。

表7-8　感染症の分類　　　　　　　　　　　　　　　　　　　令和5年5月現在

分類	感染症	把握
1類(7)	エボラウイルス病(エボラ出血熱)，クリミア・コンゴ出血熱，痘そう(天然痘)，南米出血熱，ペスト，マールブルグ病，ラッサ熱	全数把握疾患
2類(7)	急性灰白髄炎(ポリオ)，結核，ジフテリア，鳥インフルエンザ(H5N1，H7N9)，中東呼吸器症候群(MERS)，重症急性呼吸器症候群(SARSコロナウイルスに限る)	
3類(5)	コレラ，細菌性赤痢，腸管出血性大腸菌感染症，腸チフス，パラチフス	
4類(44)	A型肝炎，E型肝炎，ウエストナイル熱，エキノコックス症，黄熱，オウム病，オムスク出血熱，回帰熱，キャサヌル森林病，Q熱，狂犬病，コクシジオイデス症，サル痘，重症熱性血小板減少症候群(SFTS)，腎症候性出血熱(HFRS)，西部ウマ脳炎，ダニ媒介脳炎，炭疽，チクングニア熱，つつが虫病，デング熱，東部ウマ脳炎，鳥インフルエンザ(H5N1およびH7N9を除く)，ニパウイルス感染症，日本紅斑熱，日本脳炎，ハンタウイルス肺症候群，Bウイルス病，鼻疽，ブルセラ症，ベネズエラウマ脳炎，ヘンドラウイルス感染症，発しんチフス，ボツリヌス症，マラリア，野兎病，ライム病，リッサウイルス感染症，リフトバレー熱，類鼻疽，レジオネラ症，レプトスピラ症，ロッキー山紅斑熱，ジカウイルス感染症	
5類(49)	アメーバ赤痢，ウイルス性肝炎(A型肝炎及びE型肝炎を除く)，急性脳炎(ウェストナイル脳炎，西部ウマ脳炎，ダニ媒介脳炎，東部ウマ脳炎，日本脳炎，ベネズエラウマ脳炎及びリフトバレー熱を除く)，クリプトスポリジウム症，クロイツフェルト・ヤコブ病，劇症型溶血性レンサ球菌感染症，後天性免疫不全症候群，ジアルジア症，侵襲性インフルエンザ菌感染症，侵襲性髄膜炎菌感染症，侵襲性肺炎球菌感染症，先天性風しん症候群，梅毒，播種性クリプトコックス症，破傷風，バンコマイシン耐性黄色ブドウ球菌感染症，バンコマイシン耐性腸球菌感染症，水痘(入院例に限る)，風しん，麻しん，薬剤耐性アシネトバクター感染症，カルバペネム耐性腸内細菌科細菌感染症，急性弛緩性麻痺(急性灰白髄炎を除く)，百日咳	定点把握疾患
	RSウイルス感染症，咽頭結膜熱，A群溶血性レンサ球菌咽頭炎，感染性胃腸炎，水痘，手足口病，伝染性紅斑，突発性発しん，ヘルパンギーナ，流行性耳下腺炎，インフルエンザ(鳥インフルエンザおよび新型インフルエンザ等感染症を除く)，急性出血性結膜炎，流行性角結膜炎，感染症胃腸炎(ロタウイルス)，性器クラミジア感染症，性器ヘルペスウイルス感染症，尖圭コンジローマ，淋菌感染症，クラミジア肺炎(オウム病を除く)，細菌性髄膜炎，ペニシリン耐性肺炎球菌感染症，マイコプラズマ肺炎，無菌性髄膜炎，メチシリン耐性黄色ブドウ球菌感染症，薬剤耐性緑膿菌感染症，新型コロナウイルス感染症[1]	
新型インフルエンザ等感染症	新型インフルエンザ，再興型インフルエンザ，再興型コロナウイルス感染症	全数把握疾患
新感染症	〔当初〕都道府県知事が厚生労働大臣の技術的指導，助言を得て個別に応急対応する感染症	
	〔要件指定後〕政令で症状等の要件指定をした後に1類感染症と同様の扱いをする感染症	
指定感染症	政令で1年間に限定して指定される感染症	
疑似症[2]	発熱，呼吸器症状，発しん，消化器症状又は神経症状その他感染症を疑わせるような症状のうち，医師が一般に認められている医学的知見に基づき，集中治療その他これに準ずるものが必要であり，かつ，直ちに特定の感染症と診断することができないと判断したもの	定点把握

注〕　1) 新型コロナウイルス感染症(COVID-19)は2023年5月8日から第5類感染症に分類された。
　　　2) 感染症法に基づき，疑似症を加えて，感染症発生動向調査が行われる。

C 検疫と予防接種，感染症対策

（1） 検 疫

　検疫とは，国内に常在しない感染症が海港，空港において船舶，航空機を介して国内に侵入するのを防止するため，感染者に対して一定期間の隔離，停留を行うことである。検疫所は，全国の主要な海港，空港に設置されている。検疫法には，**検疫感染症**や検疫所長が行う入国者に対する質問，診察，検査，入国者の隔離や停留について定められている。**隔離**とは，感染症指定医療機関に感染症の患者の入院を委託して実施するもの，**停留**とは，感染症に感染した可能性のあるものに対して

表7-9　検疫感染症

感染症法における1類感染症	感染症法における4類感染症
エボラ出血熱	デング熱
クリミア・コンゴ出血熱	チクングニア熱
疱そう	マラリア
ペスト	ジカウイルス感染症
マールブルグ病	新型インフルエンザ等感染症
ラッサ熱	新型インフルエンザ等感染症
南米出血熱	
感染症法における2類感染症	
鳥インフルエンザ（H5N1, H7N9）	
中東呼吸器症候群（MERS）	

資料：厚生労働省，「人口動態統計」/（財）厚生労働統計協会，「国民衛生の動向」2023/2024

期間を定め，感染症指定医療機関などに入院を委託して実施するもので，宿泊施設もしくは船舶内に収容して実施することも可能である。**検疫感染症**は，国内に常在せず，流行した際に重大な影響を与えるおそれのある感染症である。検疫感染症には感染症法における1類，2類，4類感染症，新型インフルエンザ等感染症が含まれる（表7-9）。

（2） 予防接種

　予防接種とは，ワクチンを接種することにより感染症に対する免疫をつけることで，自らの予防だけではなく，社会全体の流行を防ぐ効果がある。集団において60～70％前後の人が免疫をもつと，流行を低く抑えることができるといわれている（集団免疫）。予防接種には予防接種法に基づく定期接種・臨時接種と予防接種法に基づかない任意接種がある。定期接種は，A類疾病とB類疾病に分けられている。A類疾病の予防接種は，誰もが受けるべき予防接種で，発症すると重症化や後遺症を残す病気の予防および集団予防に重点を置き，接種の努力義務が課せられている。B類疾病には，個人の発病またはその重症化を防止し，併せてこれにより，そのまん延の予防に資するため，特に予防接種を行う必要があると認められる疾病が定められており，努力義務や推奨はない（QRコード：表-2 定期予防接種と任意予防接種参照）。

　また，予防接種法は，予防接種の実施内容と健康被害が生じた際の救済処置などについても定めている。

　新型コロナワクチン接種は，特例臨時接種として位置づけられ，厚生労働大臣の指示のもと費用は国が全額負担していたが，特例臨時接種の位置づけは令和6年3月までとなっており，2024年4月以降は，自治体が費用負担をする定期接種に位置づける検討がすすめられている。新型コロナのワクチン接種に関しては65歳以上の高齢者，基礎疾患有，妊婦は努力義務となるが，ほかは努力義務はない。

（3）　感染症対策

　感染症対策には，前述した3要素①感染源，②感染経路，③感受性のある人のつながりの遮断，を行うことが重要である（図7-8）。感染経路の遮断には手洗いの徹底，血液，便，おう吐物などの排泄物には直接触れない，マスクの着用，部屋の換気が有効である。宿主は，予防接種により免疫をつける，食事，運動，睡眠による健康維持などが大事であり，感染源に関しては感染源の消毒，殺菌，感染者の早期発見，流行が広がらないかを見守るモニタリングである感染症サーベイランスが有効である。

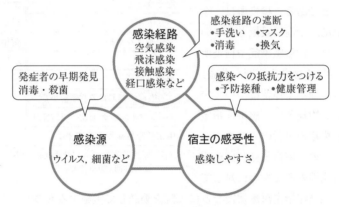

図7-8　感染源・感染経路・宿主の感受性

　国レベルの感染症サーベイランスは，感染症法に基づき，主に病原体検出報告と患者発生報告から成り立っている。インフルエンザを含め，患者の発生情報を統一的な手法で持続的に収集・分析し，得られた情報を地域の疾病の予防と対策に活用している。感染症の流行の際，学校，施設などでも感染による欠席者，感染者数などを毎日記録し，独自の感染症サーベイランスシステムをつくり，Plan（計画）→ Do（実行）→ Check（評価）→ Act（改善）の流れが確立することが，感染症対策に効果を挙げている。

（太田亜里美）

 おたふくかぜのワクチンは任意接種

　1977年以降，欧米では，1歳以上の幼児の定期接種に流行性耳下腺炎（おたふくかぜ）の予防接種が組み入れられている。わが国では，1981年より国産おたふくかぜワクチンが任意の予防接種として使用されている。1989年4月から定期接種として麻しんワクチンの代わりに麻しん・おたふくかぜ・風しん混合（measles・mumps・rubella：MMR）ワクチンを選択することが可能となり，1990〜1993年前半までは，定点当たり患者報告数1.0未満の低値で推移した。しかし，MMRワクチン接種後の無菌性髄膜炎の多発により，1993年4月に接種が中止されている。他の先進国ではMMRワクチンの2回接種が小児の定期接種に導入されている国が多く，先進国でおたふくかぜワクチンが定期接種に導入されていないのは日本のみである。流行性耳下腺炎の合併症として，無菌性髄膜炎を約50人に1人の割合で起こし，約1,000人に1人の割合で重度の難聴になることもある。また，膵炎や精巣炎を起こすこともあるが，定期接種への移行が待たれる。　　　　　（太田亜里美）

07 精神疾患

　精神疾患は2013年から，地域医療の基本方針となる医療計画に盛り込むべき疾病として指定してきたがん，脳卒中，急性心筋梗塞，糖尿病に新たに加えられ「5大疾患」として位置づけられている(第8章 **02** 医療制度 B 医療施設と医療従事者 p.184参照)。以下，主要な精神疾患について，アメリカ精神医学会による精神疾患の診断・統計マニュアル(**DSM**)の第5版(**DSM-5**)をもとに説明する。

A　主要な精神疾患

(1)　うつ病

　うつ病は，少なくとも抑うつ気分，興味・喜びの喪失症状のいずれかあるいは両方存在し，加えて注意・思考力の低下，易疲労感，不眠，食欲・性欲の減退の症状により病前の機能が低下あるいは障害されている精神疾患である。主な薬物療法として，選択的セロトニン再取り込み阻害薬(**SSRI**)など抗うつ薬が用いられる。精神療法では認知行動療法が推奨されることが多い。

(2)　双極性障害

　双極性障害は躁病エピソードとうつ病エピソードが反復する精神疾患である。躁病エピソードでは気分が持続的に高揚し，多幸感・開放感が強まる。あるいは易怒性が高くなる。他にも自尊心・誇大感の増大，睡眠欲求の減少，多弁，観念奔逸，注意散漫，困った結果になる可能性が高い活動に熱中すること(例：制御のきかない買いあさり，性的無分別)が挙げられる。

　うつ症状を呈する患者に対して，双極性障害かうつ病かを見きわめることが必要である。なぜなら，双極性障害の患者に抗うつ薬での治療を行うと操転(躁状態に転ずること)や症状の悪化などを引き起こすリスクが高まる。

　薬物療法では，気分安定薬の炭酸リチウム，バルプロ酸やラモトリギン，カルバマゼピンなどの気分安定作用をもつ抗てんかん薬が挙げられる。双極性障害は再発しやすいことから，再発予防や気分のコントロールや，セルフモニタリングに関する心理教育が有効である。

(3)　統合失調症

　統合失調症は思考，感情，知覚といった機能をまとめることに困難が生じる精神疾患である。原因は不明であるが，病的素因，または中枢神経系の脆弱性があり，これが環境因(心因)を誘因として症状を形成する，ストレス脆弱性モデルの考え方が挙げられる。

　症状は陽性症状(「通常経験しないことが生じる」という意味で，妄想と幻覚を中心とした症状)，陰性症状(「本来あるべきものがなくなる」という意味で，意欲の減退など基本的な精神活動が減退する症状)，認知障害(注意や記憶の認知機能の障害)が挙げられる。薬物療法では，主にドーパミンのはたらきを抑制する抗精神病薬が用いられる。薬物療法と併せて，認知機能の向上や社会復帰に向けた心理社会的リハビリテーション(デイケア，ソーシャルスキルトレーニングなど)が重要となる。

(4)　不安障害

　不安障害は，過剰な恐怖や不安により，心身の機能に障害を来す精神疾患の総称である。主な

不安障害として，限局性恐怖症，社交不安症，パニック症，広場恐怖症，全般不安症が挙げられる。

　限局性恐怖症は特定の対象や状況（高所，閉所，特定の動物など）への過剰な恐怖や不安および回避行動を特徴とする。社交不安症は，他者から注視される可能性がある社交場面（他者と雑談する，食事をするなど）における過剰な恐怖や不安を特徴とする。パニック症は繰り返される予期しないパニック発作（動悸，発汗，窒息感，胸痛，眩暈など）が生じ，「また発作が起こるのではないか」という予期不安により，例えば，電車に乗れなくなるなど活動が制限されることを特徴とする。広場恐怖症は，公共交通機関や広い場所や人混みといった状況で過剰な恐怖や不安が生じ，誰かと一緒でないといられない状態を特徴とする。広場恐怖はパニック症と併存する場合があり，その場合は両方の診断がなされる。全般不安症は，多数の出来事や活動に対する過剰な不安と心配が毎日あり，その心配をコントロールすることができない状態を特徴とする。

　薬物療法ではSSRIが抗不安薬としても効果があり，依存性が少ないことから主な治療薬として使用されている。精神療法として認知行動療法が挙げられ，例えば，恐怖や不安を喚起させる状況に繰り返し暴露させ，患者が想定していた結果にならないことを実感させることで，恐怖や不安を軽減させるエクスポージャーという技法が用いられる。

（5）　強迫性障害

　強迫性障害は，強迫観念と強迫行為がいずれかあるいは両方存在する精神疾患である。強迫観念とは，繰り返し頭の中で生じ持続する思考や衝動を指す。例えば"身体が菌によって汚染されている"という考えが挙げられる。強迫行為はある行為を過剰に行う状態を指す。手洗いや確認行動が挙げられる。上記の症状によって明らかに生活に支障をきたし強い苦痛を体験する。

　主な治療法は，SSRIを主とした薬物療法と認知行動療法である。患者によっては家族など周囲の人にも確認行動や掃除を強要することがある。周囲の協力がかえって症状の悪化につながり得るため，本人だけでなく周囲への心理教育が必要となる。

（6）　心的外傷およびストレス因関連障害

　心的外傷後ストレス障害（PTSD）は，心的外傷体験により，時間が経過してもその体験を何度も思い出し恐怖や苦痛が持続する精神疾患である。心的外傷体験の例として，災害，事故，テロ，紛争，暴力，性的暴力，犯罪被害が挙げられる。症状として，①侵入症状（フラッシュバックや悪夢などで出来事を再体験する），②回避症状（出来事を思い出すことや出来事に関連する人・場所・物等を回避する），③認知と気分の陰性的変化（興味や関心の低下，否定的な認知，周囲からの孤立感や疎隔感といった変化が認められる），④過覚度と反応性の著しい変化（怒り，イライラ感，自己破壊的な行動，過剰な警戒心，集中困難などが認められる）が挙げられる。

　PTSDの主な治療法はトラウマケアに特化した心理療法であり，特にPE（持続エクスポージャー法）とEMDR（眼球運動による脱感作と再処理法）が主に用いられる。また，SSRIなどの抗うつ薬も有効であるといわれている。

（7）　摂食障害

　摂食障害は，精神的な要因で食行動の異常を来す精神疾患の総称である。主に神経性やせ（無食欲）症，神経性過食（大食）症，過食性障害に大別される。

神経性やせ(無食欲)症は，体重が正常の下限値(標準体重の85％以下が目安)を下回っているにも関わらず，体重が増加することへの強い恐怖を抱き，必要量のエネルギーを摂取することを拒否する症状を特徴とする。食事を制限する摂食制限型と，自己誘発性嘔吐などの代償行為によって低体重を維持する過食・排出型に分類される。神経性過食(大食)症は，主に食べることを抑制できず反復的に明らかに多くの食物を食べ，体重増加を防ぐために代償行為をする症状を特徴とする。過食性障害は，反復的に明らかに多くの食物を食べることを主症状とするが，代償行為が伴わない。そのため過体重を呈する場合がある。

主な治療法は，心理療法と栄養療法である。著しい低体重や身体合併症がある場合，命を落とすリスクがあるため入院治療が適用されることがある。

食べてもらうことや標準体重にすることを優先にすると，かえって患者の病態が悪化する場合がある。心理療法を通じて患者の自己評価や認知の修正を目指すことが本質的に重要なことである。近年では，摂食障害に特化した認知行動療法である強化型認知行動療法(CBT-E)が用いられ始めている。

(8) 物質使用障害

物質使用障害は，アルコール，カフェイン，大麻，鎮静薬や睡眠薬，揮発性溶剤，精神刺激薬(コカイン，アンフェタミン類)，たばこなどの獲得や使用のために職場，家庭，学校などで果たすべき役割を果たせなくなる精神疾患である。なお，DSM-5では「依存」や「乱用」という表記を「使用障害」として包括した。

薬物使用に関する全国住民調査によると，過去1年間の違法薬物使用率が最も高いのが大麻(約13万人)であり，増加傾向にある。また，医薬品の乱用率において，解熱鎮痛薬が最も高く(約51万人)，男性は減少傾向にあるが女性は増加傾向にあることが報告されている(嶋根卓也ら：「薬物使用に関する全国住民調査(2021年)」，令和3年度厚生労働科学研究費補助金医薬品・医療機器等レギュラトリーサイエンス政策研究事業「薬物乱用・依存状況の実態把握と薬物依存症者の社会復帰に向けた支援に関する研究(研究代表者：嶋根卓也)」分担研究報告書，p.7〜147(2022))。

(9) 発達障害

2005年に施行された発達障害者支援法では「自閉症・アスペルガー障害，学習障害(LD)，注意欠陥多動性障害(ADHD)」および関連する障害を支援の対象として定めている。

自閉症スペクトラム障害(ASD)は対人コミュニケーションの障害(他者との情緒的な相互交流や共感性に障害がみられる)，反復的・常同的な行動パターン(興味・関心が狭く決まった行動様式を繰り返す，こだわりの強さがみられる)を主症状とする。LDは学習や学業的技能に関わる能力が障害されていることを特徴とする。主な症状は読字障害，書字障害，算数障害である。ADHDは不注意(注意を持続させることが困難でケアレスミスや忘れ物が多い)と多動・衝動性(じっとすることが苦手で絶えず体を動かす，衝動的な行動をとる)を主症状とする。薬物療法としては行動を鎮静するために覚醒剤の一種であるメチルフェニデートやアトモキセチンなどが効果を示す場合がある。

臨床上，主症状よりも二次障害が重大な問題になるケースが多い。周囲の無理解や不適切な対応(頻繁な叱責，いじめななど)により，自尊心の低下を招き，抑うつ，対人恐怖といった精神症状が出現する場合がある。

B　認知症

認知症はいったん正常に発達した認知機能が後天的な脳の器質的要因により，持続的に低下した状態をいう。

四大認知症といわれるのが，①**アルツハイマー型認知症**（アミロイドβタンパクやタウタンパクが脳内に蓄積することで脳が委縮する認知症で，初期症状として記憶障害と見当識障害がみられる），②**脳血管性認知症**（脳出血，脳梗塞，くも膜下出血などが原因で生じる認知症で，脳が損傷した部位に対応した機能に著しく低下がみられる），③**レビー小体型認知症**（レビー小体というタンパクが蓄積して生じる認知症で，幻視やパーキンソン様症状などがみられる），④**前頭側頭型認知症**（前頭葉や側頭葉の萎縮により生じる認知症で，人格変化や常同行動などの症状がみられる）である。

認知症における認知機能障害は**中核症状**とよばれ，主に注意・実行機能・学習および記憶といった認知機能の低下が挙げられる。一方，中核症状に伴って二次的に引き起こされる行動異常や心理症状を**行動精神症状（BPSD）**または**周辺症状**とよぶ。主な BPSD として，徘徊・暴言・食行動異常，抑うつ，不安，幻覚が挙げられる。中核症状に対する治療薬として塩酸ドネペジル，ガランタミン，メマンチンが挙げられる。また，日本とアメリカの製薬会社が共同で開発した「レカネマブ」は，アミロイドβタンパクの凝集を防ぐ効果をもち，アメリカでは2023年7月に食品医薬品局（FDA）により，そして日本では2023年9月に厚生労働省より承認された。

内閣府の平成29年版高齢社会白書によると，2025年には高齢者の約5人に1人が認知症になると推計されている。厚生労働省では，団塊の世代が75歳以上となる2025年を見据え，認知症施策推進総合戦略である新オレンジプランを策定し，認知症高齢者が住み慣れている地域で暮らせるためのサポートを推進している。

C　精神保健対策

厚生労働省は2004年に精神保健医療福祉の改革ビジョンとして「入院医療中心から地域生活中心へ」という基本理念を示した。精神障害者が地域，社会で生活していくためのこころの健康づくりやうつ病・自殺対策で重要な役割を果たすのが**精神保健福祉士**や**精神保健福祉センター**である。

精神疾患の早期発見・早期治療は上記の基本理念を実現するうえで重要なテーマである。しかしながら，精神疾患の適切な治療がされないまま生活能力や対人コミュニケーション能力が低下し，社会で適応できず精神症状が悪化し入院を繰り返すケースは少なくない。このような現象は「**回転ドア現象**」とよばれる。**精神保健及び精神障害者福祉に関する法律**（以下，精神保健福祉法）は，精神障害者の権利擁護を図りつつ医療及び保護，社会復帰の促進・自立，精神障害の発生の予防や福祉の増進を目的とする。この法律において精神障害者の非自発的な入院の要否や入院患者の行動制限の要否の判定に関わり，患者の人権擁護に関する重要な責務を担っているのが，**精神保健指定医**（以下，指定医）である。

① 精神保健福祉法に規定された入院形態としては，**任意入院**（本人の同意に基づく），**医療保護入院**（家族の同意に基づく），**措置入院**（自傷他害の恐れのある場合，2名以上の指定医の診察により都道府県知事が入院させる），**応急入院**（指定医が緊急性を要すると判定し，72時間に限り本人，家族の同意なしに入院させる）がある。精神病床における入院患者の内，任意入院患者数は125,459人，医療入院患者数は130,490人，措置入院患者数は1,546人である（2022年度精神保健福祉資料）。任意入院患者数が減少傾向にある一方，医療保護入院および措置入院患者数は横ばい，または微増傾向にある。また，2022年時点の調査では精神病床の平均在院日数は276.7日である。これは国際的にみると非常に長い日数である。精神障害者への地域生活に根差した治療

の推進は課題事項となっている。

② **精神保健福祉士（PSW）**は，精神保健福祉士法に基づき誕生した，精神保健福祉領域のソーシャルワーカーの国家資格である。精神科病棟における PSW の役割として，精神障害者の退院後の外来通院先や入所先，住居，生活保護などの行政手続き等の支援がある。PSW は精神障害者を医療・福祉や地域社会へつなげる役割を果たしている。

③ **精神保健福祉センター**は，精神保健福祉法6条に規定された，各都道府県・政令指定都市に設置されている地域における心の健康の保持増進の中核的な機関である。主な業務として，精神障害者またはその家族等への福祉に関する相談・助言，精神障害者の社会復帰促進のためのデイケアや集団プログラムの運営，精神保健福祉活動に携わる者への研修・指導，講演会などを通した啓蒙活動が挙げられる。

08 自殺，災害・不慮の事故，虐待・暴力

A 自殺

わが国は世界でも特筆すべき程，自殺の死因率が高い。厚生労働省の2022年「人口動態統計」によれば，自殺は10〜39歳までの死因の第1位である。自殺者における年齢層は，特に40，50代の中高年が多い。性差でみると，男性は女性の約2.1倍と多い。自殺の原因・動機としては「健康問題」が最も多く，「家庭問題」，「経済・生活問題」がこれに続いている（第8章 **06** 産業保健 G メンタルヘルス過労死対策 p.229〜233参照）。

うつ病は自殺の強い**リスクファクター**であるが，他の精神疾患，特に統合失調症，物質使用障害，パーソナリティ障害も自殺との関連性が高い。精神疾患の症状によるものだけでなく，精神疾患発症による休職や退職などの経済的な問題や，家族や職場の無理解やサポートの希薄さといった要因が複合的に絡む場合がある。精神障害者の自殺予防において，まずは早期発見・早期治療が肝要である。また，10代の若年層の自殺数も増加傾向にある。近年では自殺志願者によるソーシャル・ネットワーキング・サービス（SNS）の書き込みが問題となっている。SNS の自殺に関する書き込みへの対策や，SNS を活用した相談事業などが推進されている。

B 災害・不慮の事故

災害とは自然界に生じる台風，地震などによってもたらされる被害である（金吉晴. 災害と精神医療. 精神医学, 60(12), pp.1375-1383 (2018)）。災害は広範囲に甚大な影響を与え，これまで正常に機能していた社会システムが機能しなくなる。個人においても，これまで経験したことのないきわめてストレスフルな体験や死別や喪失体験に遭遇し，精神症状を呈する場合がある。災害時の心のケアと称される精神保健医療対応への社会的関心が日本で高まったのは，1995年の阪神淡路大震災が契機となる。また，2011年の東日本大震災を契機に救援者の惨事ストレスへのケアが着目されるようになった。近年では，COVID-19のパンデミックにより，世界規模で精神疾患の発症数が増加した。

不慮の事故とは思いがけず・予測できずに遭遇する事故をいう。不慮の事故による死亡は4万人を超え，死因順位は7位である。主な原因に「転倒・転落」，「窒息」，「溺死」，「交通事故」などがある。0歳児では就寝中や吐物・食品による窒息が多いが，年齢が上がるにつれ浴槽での溺水，さらに交通事故や高所建築物からの転落が多くなる。また，毎年約30,000人の65歳以上の高齢者が不慮の事故で死亡している。特に，「窒息」，「転倒・転落」，「溺死」は，「交通事故」より死亡者数が多い。高齢者の場合，「浴槽での溺水」や餅や薬などの「誤嚥による窒息」など，不

慮の事故のほとんどが住居内で発生している。事故防止には，まず保護者や周囲の人が年齢によって起こりやすい事故の特徴があることを理解することが重要である。

C　虐待・暴力　暴力は哲学的・心理学的・社会学的・政治的にも盛んに議論されており，厳密な定義は難しいが，個人または集団に対して強制，統制，破壊を加えることであるという認識は共通している。戦争やテロリズムなど事象は多岐にわたる。後述する虐待は，保護者が監護する者に対して，繰り返し長期間にわたり，心身に暴力を与える行為である。ここでは児童虐待，高齢者虐待について取り上げる。

（1）　児童虐待

　2000年に施行された児童虐待防止法では以下の4つに大別される。その4つとは，①身体的虐待（蹴る，殴る，首を絞めるなど，児童の身体に外傷が生じる，または生じるおそれのある暴行を加える），②心理的虐待（児童に「死ね」，「生まれて来なければよかった」という，無視する，きょうだいで明らかに差別をする，児童の前で家族にドメスティックバイオレンス（DV）を目撃させるなど心理的外傷を与える言動を行う），③性的虐待（児童にわいせつな行為をする，または見せる，ポルノグラフィの被写体にするといった言動を行う），④ネグレクト（食事を与えない，衣服を着させない，学校や病院に行かせないなど，児童の心身の発達を妨げるほどの保護の怠慢や養育の放棄をする）である（第8章 **04** 母子保健−母と子の健康ケア H 児童虐待防止 p.204参照）。

（2）　高齢者虐待

　2006年から施行された高齢者虐待防止法では，養護者及び養介護施設従事者等が養護する高齢者に対して虐待を行うことを指す。高齢者虐待は①身体的虐待，②心理的虐待，③性的虐待，④介護・世話の放棄・放任，⑤経済的虐待の5つに大別される。この内経済的虐待とは，当該高齢者の財産を不当に処分することや，高齢者から不当に財産上の利益を得ることをいう。

　2021年度の調査では，高齢者虐待と認められた件数の内，養護者によるものは16,426件であり前年度より4.9％減少した。また，養介護施設従事者等によるものが739件であり，前年度より24.2％増加した。養護者による虐待の内，身体的虐待は67.3％と大半を占め，心理的虐待が39.5％，介護等放棄が19.2％，経済的虐待が14.3％，性的虐待が0.5％であった。虐待の発生要因として最も高いのが被虐待者の「認知症の症状」や虐待者の「介護疲れ・介護ストレス」であった。介護者以外の家族のサポートの乏しさや無理解，希薄な近隣関係などの孤立が介護ストレスを促進させ，高齢者虐待につながり得る。このため当該高齢者だけでなく，養護者への心理社会的支援が求められる。

（横田悠季）

精神疾患と腸内環境

　ストレスでお腹が痛くなる経験をしたことはあるだろうか？　腸には1億以上の神経細胞があり，「第二の脳」ともいわれている。そして腸と脳は双方向に影響し合うことを「脳腸相関」とよぶ。国立精神・神経医療研究センターによる研究で，うつ病患者は健常者と比べて腸内細菌における善玉菌のビフィズス菌が有意に低いことが明らかになった（Aizawa, E. *et al*: Journal of Affective Disorders, 202, p.254-257(2016)）。精神疾患において栄養の問題は見過ごされやすいが，近年食生活が様々な精神疾患と関連することが明らかになっている。私たちが普毎日摂取している食事が自分のメンタルヘルスとどのように関わっているか意識してみるとよいだろう。

（横田悠季）

7章 確認問題 ──────────── 解答・解説

次の文章を読んで，正しいものには○を，誤っているものには × をつけなさい。

- ☐ 69 現在，日本人の最も多い死因は悪性新生物である。
- ☐ 70 運動は大腸がんなどのリスクを下げる。
- ☐ 71 日本人のためのがん予防法では，酒は"百薬の長"として，薦められている。
- ☐ 72 国民生活基礎調査によれば，通院者率が最も高いのは，男女ともに骨粗鬆症である。
- ☐ 73 脳出血は減少しており，その原因は塩分摂取量の低下による。
- ☐ 74 1型糖尿病の原因として過食，肥満，運動不足などの生活習慣が挙げられている。
- ☐ 75 メタボリックシンドロームは，循環器疾患の予防を目的としており，腹囲のほか，空腹時血糖，血圧，血清脂質の軽度な異常の重なりの有無で判定する。
- ☐ 76 慢性閉塞性肺疾患の発症の多くは，喫煙が関連している。
- ☐ 77 乳児期の結核のワクチン（BCG）は，40年ほど続くとされる。
- ☐ 78 検疫法は，国内に常在しない感染症の病原体が船舶・航空機を介して国内に侵入することの防止が目的の一つである。
- ☐ 79 麻疹は，5類感染症のうち直ちに（24時間以内）届出が必要な感染症である。
- ☐ 80 児童虐待は，身体的虐待，性的虐待，経済的虐待，ネグレクトに大別される。
- ☐ 81 標準体重を大きく下回り摂食障害が疑われる高校生女子に対する初回カウンセリングにおいて，ただちに十分な栄養を摂取するよう説得することがカウンセラーには求められる。

第8章　保健・医療・福祉の制度

Point：①すべての国民が文化的社会の成員たるに値する生活を営むことができるよう，困窮の原因に応じた社会保障システムが構築され，医療，福祉，介護，保健のサービスが提供されていることを理解する。

②母子保健の目的は，母性並びに乳児及び幼児の健康の保持及び増進を図ることである。母子保健法に基づき，母性並びに乳児および幼児への保健指導，健康診査，医療が実施されていることを理解する。

③成人保健・高齢者保健・介護においては，加齢による身体機能，健康状態，社会経済能力等の変化を考慮し，健康寿命増進に向けて年齢に応じた対策が必要となることを理解する。特に，高齢者の医療の確保に関する法律，介護保険法に基づいて提供されるサービスが重要な役割を果たしていることを理解する。

④産業保健活動の目的は，労働環境に起因する健康障害を予防すること，労働者の健康の維持と増進，労働環境の福祉向上に寄与することである。この目的を達成すべく，労働安全衛生法には，労働衛生管理体制や産業保健活動について規定されていることを理解する。

⑤学校保健安全法に基づく学校保健の目的は，学校に通っている人たち（子どもと教職員）の心身の健康の維持，増進を図ることであることを理解する。

01　社会保障の概念

A　社会保障の定義と歴史

（1）　社会保障の定義

　社会保障制度は，国民の「安心」や生活の「安定」を支えるセーフティネットである。1950年，1962年の社会保障制度審議会の勧告によれば，日本の社会保障制度は，「社会保険」，「社会福祉」，「公的扶助」，「保健医療・公衆衛生」からなる。すなわち，子どもから子育て世代，お年寄りまで，全ての人々の生活を生涯にわたって支える制度となっている。

　日本国憲法第25条では，「すべて国民は，健康で文化的な最低限度の生活を営む権利を有する。国は，すべての生活部面について，社会福祉，社会保障及び公衆衛生の向上及び増進に努めなければならない。」と社会保障についての言及がある。社会保障制度は多岐にわたり，国のみならず都道府県や市町村など，様々な主体がそれぞれに役割を担い，連携しながら実施されている（図8-1）。

①　社会保険（年金・医療・介護）

　社会保障制度のうち社会保険とは，国民が病気，けが，出産，死亡，老齢，障害，失業など生活の困難をもたらすいろいろな事故（保険事故）に遭遇した場合に一定の給付を行い，その生活の安定を図ることを目的とした強制加入の保険制度である。

②　社会福祉

　社会保障制度のうち社会福祉とは，障害者，片親世帯など社会生活をする上で様々なハンディキャップを負っている国民が，そのハンディキャップを克服して，安心して社会生活を営めるよう，公的な支援を行う制度である。

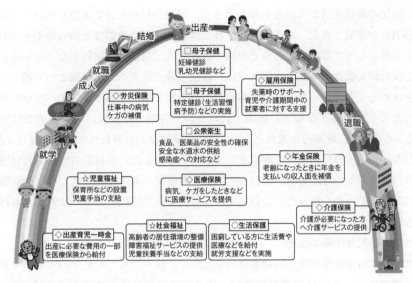

図8-1　私たちの生活と社会保障制度

資料：高等学校新学習指導要領対応，人生100年時代の社会保障を考える「主体的・対話的で深い学び」実現のための高校生向け社会保障教育指導者用映像資料を一部改変

注〕　20歳：国民年金加入，国民年金保険料支払開始／就職：厚生年金保険料，健康保険料支払開始／40歳：介護保険料支払開始　＊自営業者は国民年金保険料，国民健康保険料

③　公的扶助

社会保障制度のうち公的扶助とは，生活に困窮する国民に対して，最低限度の生活を保障し，自立を助けようとする制度である。所得の再分配の役割を担っており，生活困窮者の救貧は公的扶助で行われている。

④　保健医療・公衆衛生

社会保障制度のうち保健医療・公衆衛生とは，国民が健康に生活できるよう様々な事項についての予防，衛生のための制度である。医療施設や医療提供体制の整備により，感染症対策，環境汚染対策，労働衛生対策などを実施することで健康増進および疾病予防を測り，国民の生活環境や労働環境を整える役割を担っている。

（2）　社会保障の歴史

①　諸外国の社会保障の歴史

16〜17世紀のイギリスでは，貧困が社会問題となっていた。この際に**救貧法**が制定され，地域の教区ごとに救貧行政が実施されたことが，現在の**公的扶助**の原型となっている。1833年には主に産業革命による労働者の健康問題を受けて，労働条件の改善を目指す工場法が制定された。19世紀頃，ドイツのエルバーフェルト市では，ボランティア委員による貧困者への訪問調査や相談を行う**エルバーフェルト制度**が生まれ，ドイツ各地に普及した。現在の日本の**民生委員**制度の原型となった済世顧問制度や方面委員制度はこのエルバーフェルト制度を参考に制定された。1883年には，ビスマルク政権により世界初の社会保険制度である疾病保険法が制定された。イギリスでは，1897年にウェッブ夫妻がナショナル・ミニマムとして国家が国民に対して保証する生活の最低限度を提唱した。アメリカでは1935年に民間からの社会保障制度の充実を求める運動を受けて，世界最初の社会保障法が制定された。イギリスでは1942年の**ベヴァリジ報告**に基づき，第二次世界大戦前後に「ゆりかごから墓場まで」を社会福祉政策のスローガンとして

掲げ，国民の最低生活が保障されるとともに，国民全員が無料で医療を受けられる国民保健サービス(NHS)が創設された。このように，社会保障サービスの制度そのものやその歴史は国によって大きく異なっているが，ほとんどの国では財源は，租税と保険料となっている。

　第二次世界大戦とその後の東西対立は，社会主義の拡大への対抗策という観点でも社会保障の充実を求める圧力となった。社会保障改革への重要な指針である前述のベヴァリジ報告などが用意されたことも基盤となって，1970年代にかけて各国で社会保障の積極的な拡充への改革が進行した。その結果，世界的な流れとして，社会保障制度の行財政への依存の度合が拡大してきた。すなわち，先進国の社会保障の潮流として，負担能力が低い非被用者である被保険者や財政力が低水準の保険者への財政補助，給付改善に要する財源の調達などを通じ，社会保障制度の国家財政への依存度が大きくなった。これにより，社会保険の管理，あるいは財務における国家の果たすべき責任も大きくなった。

② わが国の社会保障の歴史

　恤救規則（じゅっきゅうきそく）は明治政府が生活困窮者救済を目的に，日本で初めて統一的な基準を定めた救貧のための法律である。本法はその後救護法，第二次世界大戦後の生活保護法(昭和二十五年法律第百四十四号)へと引き継がれた。わが国の社会保障は，戦後，緊急援護と基盤整備という役割を果たしてきた。戦後の混乱の最中の生活困窮者の緊急支援という役割はその後，戦後の復興期を経て，生活水準の向上とともに次第に救貧に加え防貧の役割を果たすようになる。戦前の日本は，景気変動，失業増加に対するセーフティネットが不足しており，国内の不満・矛盾を解消するために，海外進出を行い，「戦争国家」の道を突き進んでしまったという見方もある。戦後の日本は諸外国の動向を踏まえ，平和と民主主義の国家，社会保障の充実した国家を目指すこととなった。具体的には，国民皆保険・皆年金となり，種々の社会保障制度が拡充されていくこととなった。

　1946年，生活保護法(昭和二十五年法律第百四十四号)が制定された。1947年に児童福祉法(昭和二十二年法律第百六十四号)の制定，1948年に医療法(昭和二十三年法律第二百五号)，医師法(昭和二十三年法律第二百一号)の制定，社会保障制度審議会(制度審)の設置が行われ，1949年には身体障害者福祉法(昭和二十四年法律第二百八十三号)が制定された。この時代が戦後の緊急援護と基盤整備の時代，いわゆる「救貧」の時代である。その後，高度経済成長の税収増を背景として，生活水準の向上とともに，国民皆保険・皆年金をはじめ，社会保障制度が発展することとなった。いわゆる「救貧」から「防貧」への移り変わりの時代であり，1958年の国民健康保険法(昭和三十三年法律第百九十二号)改正(国民皆保険)と，1959年の国民年金法(昭和三十四年法律第百四十一号)制定(国民皆年金)により，1961年には国民皆保険・皆年金が達成された。その後，1963年に老人福祉法(昭和三十八年法律第百三十三号)が制定され，高齢者の福祉に関する原理を明らかにするとともに，高齢者に対し，その心身の健康の保持及び生活の安定のために必要な措置を講じることができるよう，高齢者福祉の制度構築が進んだ。1973年には老人福祉法改正(老人医療費無料化)，健康保険法改正(家族7割給付，高額療養費制度)，年金制度改正(給付水準引き上げ，物価・賃金スライドの導入)などが実施された。1973年はこのように特に福祉制度のさらなる充実が図られた年であることから，福祉元年ともよばれている。その後，安定成長への移行と社会保障制度の見直しの時代を迎え，高度経済成長の終焉を背景に行財政改革が実施されることとなった。具体的には，1982年の老人保健法(昭和五七年法律第八〇号)制定(一部負担の導入等)，1984年の健康保険法(大正十一年法律第七十号)等改正(本人9割給付，退職者医療制

度), 1985年の年金制度改正(基礎年金導入, 給付水準適正化, 婦人の年金権確率), 医療法(昭和二十三年法律第二百五号)改正(地域医療計画)などにより, 社会保障制度が見直された。さらに, 少子化問題の深刻化やバブル経済崩壊と長期低迷を経て1989年のゴールドプラン策定, 1990年の福祉8法(知的障害者福祉法, 老人福祉法, 母子福祉法, 生活保護法, 児童福祉法, 身体障害者福祉法, 老人保健法, 社会福祉医療事業団法)の改正, 在宅福祉サービスの推進, 福祉サービスの市町村への一元化へと繋がっていった。さらに, 1994年にはエンゼルプラン, 新ゴールドプランが策定され年金制度改正(厚生年金の定額部分の支給開始年齢引上げなど)が実施された。1997年には介護保険法(平成九年法律第百二十三号)が制定され, 1999年の新エンゼルプランが策定された。さらに, 2000年には介護保険制度が開始された。

わが国における急速な少子化の進展は, 平均寿命の伸長による高齢者の増加とあいまって, わが国の人口構造にひずみを生じさせ, 二十一世紀の国民生活に, 深刻かつ多大な影響をもたらす。

そこで, わが国における急速な少子化の進行並びに家庭及び地域を取り巻く環境の変化に鑑み, 次世代育成支援対策に関し, 次代の社会を担う子どもが健やかに生まれ, 育成される社会の形成に資するべく, 2003年には次世代育成支援対策推進法(平成十五年法律第百二十号)が制定された。さらに, 少子化に対処するための施策を総合的に推進し, もって国民が豊かで安心して暮らすことのできる社会の実現に寄与することを目的とする少子化社会対策基本法(平成十五年法律第百三十三号)が制定された。急速な少子高齢化という現実を前にして, われわれに残された時間は, 極めて少ない。もとより, 結婚や出産は個人の決定に基づくものではあるが, こうした事態に直面して, 家庭や子育てに夢をもち, 次代の社会を担う子どもを安心して生み, 育てることができる環境を整備し, 子どもがひとしく心身ともに健やかに育ち, 子どもを生み, 育てる者が真に誇りと喜びを感じることのできる社会を実現し, 少子化の進展に歯止めをかけることが強く求められる。その後も社会保障制度の見直しは進み, 2004年には**年金制度改革**により世代間公平のためのマクロ経済スライドの導入などが行われた。2005年には**介護保険改革**により予防重視型システムへの転換, 地域密着型サービスが創設された。2006年の**医療制度改革**では医療費適正化の総合的な推進等がなされ, 2012年には**社会保障・税一体改革**が実施された。今後とも少子高齢化をはじめとする社会保障制度を取り巻く様々な課題に対応するため, 社会保障制度の不断の改革が必要である。

わが国の現在の社会保障制度の特徴として, 次の4点が挙げられる。①すべての国民の年金, 医療, 介護をカバーしていること(国民皆保険・皆年金体制), ②社会保険方式に公費も投入し, 「保険料」と「税」の組み合わせによる財政運営を実施していること, ③被用者(労働契約に基づき, 使用者から賃金を受け取って労働に従事する者)を対象とする職域保険(健康保険, 厚生年金)と自営業者, 農業者, 高齢者等を対象とする自営業者等グループ(国民健康保険, 国民年金)の2つの制度で構成されていること, ④国・都道府県・市町村が責任・役割を分担・連携していることである。

③ わが国の社会保障給付費の推移

社会保障給付費は, **国際労働機関(ILO)**の定める基準に基づくもので, 社会保障を費用(給付費)と財源の両面から把握するものである。わが国では, 1950年の集計開始以来, 長年にわたり公表されている。社会保障費の総額は, 統計を開始してから一貫して増加している。1970年度には3.5兆円であったが, 1980年度には24.9兆円, 2009年度には100兆円を超え, 2019年度では123.9兆円と過去最高額となっている。国内総生産比も1970年度の4.7%から2019年度には

22.1％とこちらも増加が続いている。2019年度の社会保障給付費の内訳を部門別にみると，「**年金**」が55.5兆円（44.7％），「**医療**」が40.7兆円（32.9％），「**福祉その他**」が27.7兆円（22.4％）であり，現在では年金が半分近くを占めている。もともと1970年度には年金が社会保障給付費に占める割合は25.7％であったが，1980年度以降は40〜55％程度を推移している。一方，2019年度の社会保障財源の総額は132.4兆円であり，項目別にみると，「**社会保険料**」が74.0兆円（55.9％），「**公費負担**」が51.9兆円（39.2％），「**他の収入**」が6.5兆円（4.9％）で，社会保障財源の半分以上は社会保険料が占めている。

　また，社会保障給付費の国際比較の観点では，近年 ILO 基準によらないデータ登録が認められた背景がある。そのため，近年の社会保障給付費のデータについては単純な国際比較が難しくなっている。一方で，**経済協力開発機構**（OECD）の定める基準に基づく社会支出は，社会保障の費用（支出）のみについて把握するものであるが，社会保障給付費よりも集計範囲が広く，かつ諸外国のデータが定期的に公表されている。これらの国際比較については「**02** 医療制度」で詳述する。

B　公衆衛生と社会保障

社会保障における公衆衛生の役割は，国や地域社会全体で住民の健康をまもり，向上させることである。公衆衛生は，疾病の予防，疾病管理，健康増進，健康較差の軽減など，様々な側面から社会保障に貢献している。公衆衛生は健全で持続可能な社会保障制度を支え，住民の健康と福祉を向上させるために不可欠である。

02　医療制度

A　医療保険制度

（1）　わが国の医療保険制度の概要と特徴

　わが国は，国民皆保険制度を通じて世界最高レベルの平均寿命と保健医療水準を実現している。日本の国民皆保険制度の特徴として，国民全員を**公的医療保険**で保証していること，医療機関を自由に選べること（**フリーアクセス**），比較的安い医療費で高度な医療を受けられること，社

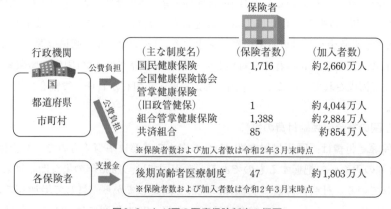

図8-2　わが国の医療保険制度の概要

資料：厚生労働省ホームページ，https://www.mhlw.go.jp/bunya/iryouhoken/iryouhoken01/dl/01a.pdf

会保険方式を基本としつつ，皆保険を維持するために公費を投入していることが挙げられる。

　わが国の医療保険制度における保険診療の仕組みは次のようになっている。①被保険者は，保険者に保険料を支払う。②医療保険者は，被保険者に健康保険被保険者証を交付する。③被保険者は，病気やけがの際に保健医療機関（病院または診療所）で診療サービスを受ける。④被保険者は，診療サービスを受ける際に一部負担金を支払う。⑤保険医療機関は，診療報酬請求明細書により審査支払期間に診療報酬を請求する。⑥審査支払期間は，保健医療機関からの請求を審査の上で保険者に請求する。⑦医療保険者は，審査支払機関に請求金額を支払う。⑧審査支払機関は，保険医療機関に診療報酬を支払う（図8-2）。

　医療保険における給付は現物給付となっており，原則として，保険診療と自由診療の組み合わせである混合診療は認められていない。ただし，国が認めた高度医療（評価療養）や室料差額負担（選定療養）などの混合診療は認められている。受診時の患者負担は，年齢や所得に応じて変わるが，最大でも3割負担となっており，保険診療の7割以上は保険料で賄われる仕組みとなっている。さらに，医療機関や薬局の窓口で支払う医療費が1か月（歴月の1日から末日まで）で上限額を超えた場合，その超えた額を支給する「高額療養費制度」がある。高額療養費制度はすべての患者に適用され，自己負担限度額は患者の年齢と患者世帯の標準報酬月額に応じて規定される。このように，医療費による家計負担が重くなりすぎないような制度設計となっている。

　わが国の医療保険制度も諸外国と同様に，少子高齢化をはじめ，社会保障を取り巻く様々な課題直面しているが，今後とも現行の社会保険方式による国民皆保険を堅持し，国民の安全安心な暮らしを保証していくことが必要である。

（2）　わが国の医療保険の種類

　医療保険は，被用者保険，国民健康保険（国保），後期高齢者医療制度に分類される。被用者保険は，さらに健康保険，船員保険，共済保険に分類され，健康保険の保険者は全国健康保険協会（協会けんぽ）または健康保険組合，船員保険の保険者は全国健康保険協会，共済保険の保険者は各共済組合となっている。国民健康保険の保険者は都道府県，市町村，特別区が保険者となっているが，医師，歯科医師，薬剤師，建設業などの特定業種では国民健康保険組合を保険者とする国民健康保険もある。後期高齢者医療制度は「高齢者の医療の確保に関する法律」に基づく制度で，保険者は後期高齢者医療広域連合，被保険者は75歳以上の高齢者と65歳以上75歳未満で一定の障害がある高齢者である。2020年3月末時点の加入者数は市町村国保で約2,660万人，協会けんぽ4,044万人，組合健保2,884万人，共済組合854万人，後期高齢者医療制度1,803万人となっている。

（3）　診療報酬の仕組み

　診療報酬は，医療機関にサービス提供の対価として支払われる費用である。診療報酬は政府が決定する「改定率」や社会保障審議会が決める「基本方針」に基づき，厚生労働大臣の諮問機関である中央社会保険医療審議会（中医協）で具体的な点数や算定要件の議論が行われる。議論を踏まえ，中医協は厚生労働大臣に答申する。

　診療報酬は，患者の保険に応じて，社会保険診療報酬支払基金や国民健康保険連合会などの審査支払機関が請求の内容を審査したうえで，保険者から審査支払期間を通じて医療機関に支払われる。診療報酬は，厚生労働大臣が定めた医療行為の点数を加算し，1点の単価を10円として計

算される。このように計算された報酬額が医療機関に支払われる方式を出来高払い方式とよぶ。

　一方，急性期入院医療の領域では，2003（平成15）年度から診断群分類（DPC）に基づく1日当たりの包括評価を原則とした支払い方式（PDPS）が導入されている。制度の導入後，DPC/PDPSが適用される病院（DPC対象病院）の数は段階的に拡大され，2022（令和4）年4月1日現在で1,764病院となっている。ただし，DPC対象病院においても，すべての医療行為が包括算定となるわけではない。具体的には，DPC対象病院では包括評価部分と出来高部分が組み合わされた算定方式により診療報酬が算定される。医療行為のうち包括されるものと出来高算定できるものは点数などによって分けられているが，包括評価部分には入院基本料や検査，注射，投薬などいわゆるホスピタルフィー（hospital fee）的な報酬が含まれる。一方で，出来高部分には手術やリハビリテーション，内視鏡検査といった医師の専門的な技術料（いわゆるドクターフィー（doctor fee）的な報酬）が含まれる。包括支払いの基本単位である診断群分類は．国際疾病分類に基づく「傷病名」と，手術や処置など「診療行為」，副傷病名，補助療法，重症度の組み合わせによって構成される。2022（令和4）年4月1日時点で2,334の診断群分類があり，14桁の数字などで表現されている。診断群分類ごと入院日数に応じて，1日当たりの包括点数が設定されている。DPC対象病院では，入院する患者ごとに入院中の「医療資源を最も投入した傷病名」と実施された診療行為の内容などによって，該当する診断群分類が決定される。それに基づき，当該期間の1日当たり点数×日数×医療機関別係数（医療機関ごとの機能などに応じて個別に設定）によって「包括評価部分」が算定される仕組みとなっている。

Ｂ　医療施設と医療従事者

（1）　医療施設

　医療法（昭和二十三年法律第二百五号）においては，医業を行うための場所が病院と診療所とに限定されている。病院と診療所との区分については，病院は20床以上の病床を有するもの，診療所は病床を有さないもの又は19床以下の病床を有するものと規定されている。病院は傷病者に対し真に科学的かつ適正な診療を与えることができるものとされ，構造設備などについても相当程度，充実したものであることが求められている。病院を開設するには，都道府県知事への届出が必要である。また，診療所については19床以下の病床を有する診療所について構造設備などに関し病院に比べて厳重な規制はされていない。医療施設の管理者としては，医業の場合は臨床研修等修了医師を，歯科医業の場合は臨床研修等修了歯科医師を当てなければならない。

　さらに，病院のうち一定の機能を有する病院（特定機能病院，地域医療支援病院，臨床研究中核病院）について，一般の病院とは異なる要件（人員配置基準，構造設備基準，管理者の責務など）が定められており，要件を満たした病院については名称独占（要件を満たさない病院が類似名称を含めて当該名称を用いることができない）が認められている。特定機能病院については高度の医療の提供等の役割を，地域医療支援病院については地域医療を担うかかりつけ医，かかりつけ歯科医の支援などの役割を担っている。また，対象とする患者（精神病患者，結核患者）の相違に着目し，一部の病床については，人員配置基準，構造設備基準の面で取扱いが別になっている。

（2）　医療従事者

　医療に関連する資格として法制化されているものは，医師，歯科医師をはじめ多くの職種がある。主な医療従事者の職種と根拠法規，その業務内容を示すが，以下に述べる職種では准看護師

以外の免許付与者はすべて厚生労働大臣である。

医師：医師法(昭和二十三年法律第二百一号)に定められた資格で，その業務内容は医療と保健指導を掌ることで，公衆衛生の向上と増進に寄与し，国民の健康な生活を確保することである。

歯科医師：歯科医師法(昭和二十三年法律第二百二号)に定められた資格で，その業務内容は歯科医療と保健指導を掌ることで，公衆衛生の向上と増進に寄与し，国民の健康な生活を確保することである。

薬剤師：薬剤師法(昭和三十五年法律第百四十六号)に定められた資格で，その業務内容は医師・歯科医師の発行した処方箋に基づいて調剤を行うことである。

保健師：保健師助産師看護師法(昭和二十三年法律第二百三号)に定められた資格で，その業務内容は保健指導，疾病者の療養上の指導を行うことである。

助産師：保健師助産師看護師法に定められた資格で，その業務内容は助産行為または妊婦・褥婦・新生児への保健指導を行うことである。看護師は，保健師助産師看護師法に定められた資格で，その業務内容は療養上の世話，診療の補助を行い，患者教育を担うことである。

看護師：保健師助産師看護師法に定められた資格で，その業務内容は療養上の世話，診療の補助を行い，患者教育を担うことである。

准看護師：保健師助産師看護師法に定められた資格で都道府県知事によって免許が付与される。

理学療法士(PT)：理学療法士及び作業療法士法(昭和四十年法律第百三十七号)に定められた資格で，その業務内容は医師の指示の下に身体障害者の基本的動作能力の回復を図り，運動療法・物理療法を行うことである。

作業療法士(OT)：理学療法士及び作業療法士法に定められた資格で，その業務内容は医師の指示の下に身体・精神障害者に対し，日常生活動作訓練などの作業療法を行うことである。

視能訓練士：視能訓練士法(昭和四十六年法律第六十四号)に定められた資格で，その業務内容は医師の指示の下に療養上の視機能障害者に対し矯正訓練，検査を行うことである。

言語聴覚士(ST)：言語聴覚士法(平成九年法律第百三十二号)に定められた資格で，その業務内容は医師・歯科医師の指示の下に言語・聴覚・嚥下障害者に対し，訓練を行うことである。

歯科衛生士：歯科衛生士法(昭和二十三年法律第二百四号)に定められた資格で，その業務内容は歯科医師の指示の下に，歯科予防処置，歯科診療補助，歯科保健指導を行うことである。

歯科技工士：歯科技工士法(昭和三十年法律第百六十八号)に定められた資格で，その業務内容は歯科医療の用に供する補綴(ほてつ)物や強制装置などを作成，修理，加工することである。

あん摩マッサージ指圧師，はり師，きゅう師：あん摩マツサージ指圧師，はり師，きゆう師等に関する法律(昭和二十二年法律第二百十七号)に定められた資格で，あん摩，マッサージ若しくは指圧，はりまたはきゅうを業として行う。

表8-1　届出・就業医療関係者数と率(人口10万対)

令和2('20)年12月1日現在

就業医療関係者	実数(人)	率(人口10万対)
医　　　　　師	339,623	269.2
歯　科　医　師	107,443	85.2
薬　　剤　　師	321,982	255.2
保　　健　　師	55,595	44.1
助　　産　　締	37,940	30.1
看　　護　　師	1,280,911	1015.4
准　看　護　師	284,589	225.6
歯　科　衛　生　士	142,760	113.2
歯　科　技　工　士	34,826	27.6
あん摩マッサージ指圧師	118,103	93.6
は　　　り　　　師	126,798	100.5
き　　ゅ　　う　　師	124,956	99.1
柔　道　整　復　師	75,786	60.1

資料：厚生労働省，「人口動態統計」/(財)厚生労働統計協会，「国民衛生の動向」2023/2024，「医師・歯科医師・薬剤師統計」「衛生行政報告例」

注〕医師・歯科医師・薬剤師は届出数，それ以外は就業者数である。

柔道整復師：柔道整復師法(昭和四十五年法律第十九号)に定められた資格で，柔道整復を業として行う。各医療関係者の届出・就業者数は表8-1のとおりである。

　医療関係職種に従事する者は，当該国家資格を有さない者は当該業務を行うことができない**業務独占**，また，類似名称を含めて当該名称を用いて就業できない**名称独占**が法により定められている。各資格の養成施設については，それぞれ文部科学大臣，都道府県知事，厚生労働大臣に指定された養成形態(大学，短期大学，特別支援学校高等部専攻科，短期大学または大学に付設する専修・各種学校等)が設けられている。医療の高度化・複雑化を背景として，業務は拡大しており，各々の高い専門性を前提に目的と情報を共有し，業務を分担しつつも互いに連携・補完し合い，患者の状況に的確に対応した医療を提供すること(チーム医療)の必要性が高まっている。また，少子高齢化における人口構成の大きな変化を踏まえた養成についても念頭に置く必要がある。

Ｃ　医療費　　**国民医療費**は，公的医療保険が適用された国内診療費の推計額である。当該年度の医療機関における傷病の治療に要する費用を推計したものであり，診療費，調剤費，入院食事療法費，訪問看護療養費のほか，健康保険などで支給される移送費などを含む。一方，その範囲は傷病の治療費に限られるため，正常な妊娠や分娩などに要する費用，健康の維持や増進を目的とした健康診断・予防接種などに要する費用，固定した身体障害のために必要とする義眼や義肢などの費用は含まない。また，患者が負担する入院時室料差額分や歯科差額分の費用も計上されていない。2000(平成12)年から介護保険制度が施行されたことに伴い，それ以前に国民医療費の対象となっていた費用のうち，介護保険の費用に移行したものについて，介護保険制度施行後は国民医療費に含まれていない。

　国民負担率は，国民の所得に占める税金や社会保険料などの負担の割合を示し，国民所得に占める租税と保険料の割合で計算される。個人や企業の所得などを合わせた国民全体の所得に占める税金や社会保険料の負担の割合であり，公的負担の重さを国際的に比較する指標の一つである。財務省は2023年度の国民負担率は46.8％(見通し)と発表しており，国民所得の半分近くを占めている。図8-3の，社会保障負担率と租税負担率の合計を国民負担率，国民負担率に財政赤

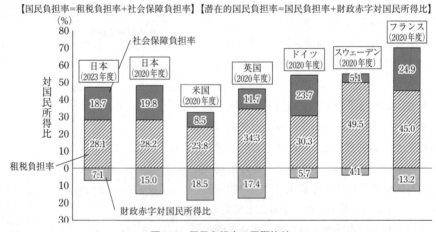

図8-3　国民負担率の国際比較

資料：厚生労働省ホームページ，https://www.mof.go.jp/policy/budget/topics/futanritsu/sy 202102b.pdf
出典：日本：内閣府「国民経済計算」等　諸外国：OECD "National Accounts", "Revenue Statistics", "Economic Outlook 112".
　　　(2022年11月)
注〕　1)　日本の2023年度(令和5年度)は見通し，2020年度(令和2年度)は実績。諸外国は推計による2020年暫定値
　　　2)　財政収支は，一般政府(中央政府，社会保障基金を合わせたもの)ベース
　　　　　ただし，日本については，社会保障基金を含まず，米国については，社会保障年金信託基金を含まない。

字対国民所得比を加えたものを潜在的な国民負担率という。諸外国との医療費の比較にはこの国民負担率の他，国民医療費の国内総生産（GDP）に対する比率や国民医療費の国民所得（NI）に対する比率が用いられることもある。日本は，イギリスとおよそ同水準にあり，アメリカよりは大きいが，スウェーデンやフランス・ドイツなど大陸ヨーロッパ諸国に比べると小さい。

D 医療法と医療計画

① 医療法（昭和二十三年法律第二百五号）

医療法は，1948（昭和23）年にわが国の医療提供体制の基本となる法律として施行された。医療法は，医療を受けるものによる医療に関する適切な選択を支援するために必要な事項，医療の安全を確保するために必要な事項，病院・診療所・助産所の開設と管理に関し必要な事項，これらの施設の整備と医療提供施設相互間の機能の分担・業務の連携を推進するために必要な事項を定め，医療を受ける者の利益の保護と良質かつ適切な医療を効率的に提供する体制の確保を図っている。医療法には，患者の自己決定権行使の前提となる**インフォームドコンセント**についても定められており，施行後も高齢化や疾病構造の変化，医療技術の進歩に対応するため累次にわたり改正が行われている。例えば，1992（平成4）年の第二次医療法改正では，特定機能病院と療養型病床群が制度化された。地域医療支援病院は1997（平成9）年第三次医療法改正の際に制度化された。また，持続可能な社会保障制度の確立を図るための改革の推進に関する法律に基づき，2014（平成26）年に地域における医療及び介護の総合的な確保を推進するための関係法律の整備などに関する法律（**医療介護総合確保推進法**）が成立した。同法は，効率的かつ質の高い医療提供体制と地域包括ケアシステムの構築を通じて，医療法や介護保険法などの関係法律を一体的に整備するものである。この中で地域における効率的かつ効果的な医療提供体制の確保の中心となるのが，**病床機能報告制度**と**地域医療構想**である。地域医療構想は，各都道府県が二次医療圏を原則にした構想区域ごとに策定し，一般病床と療養病床を有する医療機関が病床の担っている医療機能（高度急性期，急性期，回復期，慢性期）を地域の現状と将来の医療提供体制を考えて病棟単位で報告する病床機能報告制度等を活用するものである。

Column 2025年問題

わが国はこれから大きな局面を迎える。いわゆる2025年問題である。総人口は減少していくにも関わらず，慢性疾患を抱える高齢者や要介護人口が増える。それを支えるお金はあるのかというと，全然足りない。社会を支える若い人たちが減っていくからだ。お金だけではなくて，医師や看護師も足りない。団塊の世代が後期高齢者となり，医療・介護の需要が著しく増大する。人もお金もないなかで，これからどうなっていくのかということが，最大の問題である。地方の高齢化はすでに進んでいる。さらに，これからは都市部で急速に高齢者が増える。地方から都市部に出て働き，住まいを構えてきた団塊世代の多くが，そのまま都市部で後期高齢者となる。すると，高齢者の医療・介護ニーズが都市で受け止めきれなくなり，大都市から近隣地域に高齢者や，医療・介護が必要な人々があふれ出る可能性がある。今，病院は法律的にみれば基本的には一つの機能しかもたない。それを高度急性期，急性期，回復期，慢性期と4つぐらいに大きく機能を分け，それぞれでそれぞれの機能を果たしてもらうようにすれば，医療機関も今の人数で乗り切っていけるのではないかというのが地域医療構想の基本的な考え方となる。その中で，医療機関と医療関係者はどうすればよいのか，ということを都道府県別に考え，それぞれの病院に役割を考えてもらいましょうというのが，地域医療構想である。これは地域の医療が破綻しないための対策としてつくられたものであって，医療・介護が破綻しないための手段である。

（今村知明／西岡祐一）

②　医療計画

　多様化・高度化する国民の医療需要に対応して，地域の体系的な医療提供体制の整備を促進するため，医療資源の効率的活用や，医療施設間相互の機能連携の確保を目的として，1985（昭和60）年の医療法改正により医療計画が法制化され，翌年から施行された。医療計画は，医療法第30条の3に基づき厚生労働大臣が定める医療提供体制の確保に関する基本方針に即して，各都道府県が地域の実情に応じて主体的に作成するものである。医療計画の実効性を上げるため，計画期間である6年（在宅医療その他必要な事項については3年）ごとに，施策全体または医療計画全体の達成状況について調査，分析，評価，公表を行い，必要があるときは計画を変更することとされている。厚生労働大臣は，医療計画策定に係る技術的事項について必要な助言ができることとされており，医療計画策定にあたり，医療計画の作成に係る留意事項や内容，手順等を示した**医療計画作成指針**及び疾病・事業別の医療体制として求められる医療機能や構築の手順等を示した**疾病・事業及び在宅医療に係る医療体制構築に係る指針**を示している。

　わが国の医療提供体制は，国民の健康を確保し，安心して生活を送るための重要な基盤となっている。

　一方で，高齢化の急速な進行や医療技術の進歩，国民の意識の変化など，医療を取り巻く環境が大きく変わるなかで，誰もが安心して医療を受けられる環境の整備が求められている。そのため，特に重要な課題である**5疾病**（がん，脳卒中，心筋梗塞等の心血管疾患，糖尿病，精神疾患）**5事業**（救急医療，災害時における医療，へき地の医療，周産期医療，小児医療）および在宅医療に対応した医療提供体制の構築が推進されてきた。また，今般の新型コロナウイルス感染症の感染拡大の影響などを踏まえ，「**新興感染症等の感染拡大時における医療**」が医療計画の新たな事業として追加され6事業となり，その体制の構築も推進されている。地域ごとに人口や交通事情，医療資源の状況は異なるため，各都道府県が地域の実情に即した医療計画を策定し，地域の医療機能の適切な分化・連携を進め，地域全体で切れ目なく必要な医療が提供される体制を構築することにより，医療に対する国民の安心と信頼を確保していくことが医療計画の目的である。

　医療計画は，前述のように，医療資源の地域的偏在の是正と医療施設の連携を推進するため，1985（昭和60）年の医療法改正により導入され，都道府県の二次医療圏ごとの病床数の設定，病院の整備目標，医療従事者の確保等を記載する。2006（平成18）年の医療法改正により，疾病・事業ごとの医療提供体制について記載されることとなり，2014（平成26）年の医療法改正により「地域医療構想」が記載されることとなった。その後，2018（平成30）年の医療法改正により「医師確保計画」及び「外来医療計画」が位置づけられることとなった。医療計画の計画期間は6年間であり，**第7次医療計画**の期間は2018～2023年度である。令和5年3月31日に厚生労働省から**第8次医療計画作成**にあたって計画に盛り込む指標例などが示された。

　第8次医療計画の主な記載事項としては，医療圏の設定，基準病床数の算定，地域医療構想，5疾病6事業及び在宅医療に関する事項，医師の確保に関する事項，外来医療に係る医療提供体制の確保に関する事項が挙げられる。

医療圏の設定等に関する事項：医療圏とは病院の病床及び診療所の病床の整備を図るべき地理的単位としての区分である。一般の入院に係る医療を提供することが相当である単位として，地理的条件等の自然的条件，日常生活の需要の充足状況，交通事情等を踏まえつつ**二次医療圏**が設定される。二次医療圏は2021（令和3）年10月現在335設定されている。また，特殊な医療を提供する単位として原則都道府県ごとに一つの**三次医療圏**が設定される。ただし，都道府県の区域が著

しく広いことその他の特別な事情があるときは，当該都道府県の区域内に2以上の区域を設定し，また，都道府県の境界周辺の地域における医療の需給の実情に応じ，2以上の都道府県にわたる区域を設定する区域を設定することができるとされている。2021（令和3）年10月現在で三次医療圏は都府県ごとに一つ，北海道のみ6つ設定され，計52医療圏が設定されている。国の指針において，一定の人口規模及び一定の患者流入/流出割合に基づく，二次医療圏の設定の考え方を明示し，見直しが促進されている。

地域医療構想に関する事項：地域医療構想では，2025年の高度急性期，急性期，回復期，慢性期の4機能ごとの医療需要と将来の病床数の必要量等を推計する。

5疾病6事業及び在宅医療に関する事項：5疾病6事業及び在宅医療に関する事項では，がん，脳卒中，心筋梗塞等の心血管疾患，糖尿病，精神疾患の5つの疾病，救急医療，災害時における医療，新興感染症発生・まん延時における医療，へき地の医療，周産期医療，小児医療（小児救急医療を含む）の6つの事業及び在宅医療に関する計画を立てる。疾病または事業ごとの医療資源・医療連携等に関する現状を把握し，課題の抽出，数値目標の設定，医療連携体制の構築のための具体的な施策等の策定を行い，その進捗状況を評価し，見直しを行う（PDCAサイクルの推進）。

医師確保に関する事項：医師の確保に関する事項としては，三次・二次医療圏ごとに医師確保の方針，目標医師数，具体的な施策等を定めた「医師確保計画」を策定し，3年ごとに計画を見直す。また，産科，小児科については，政策医療の視点からも必要性が高く，診療科と診療行為の対応も明らかにしやすいことから，個別に計画を策定することとなっている。

外来医療にかかる医療提供体制の確保に関する事項：外来医療に係る医療提供体制の確保に関する事項は，外来医療機能に関する情報の可視化，協議の場の設置，医療機器の共同利用等を定めた「外来医療計画」を策定する。なお地域医療構想については，「地域医療構想策定ガイドライン」，外来医療計画については「外来医療に係る医療提供体制の確保に関するガイドライン」，医師確保計画については「医師確保計画策定ガイドライン」がそれぞれ厚生労働省から示されている。

E　保険者の役割とデータヘルス計画

近年，健診やレセプトなどの健康医療情報は，2008（平成20）年の特定健康診査制度導入やレセプトの電子化にともない，その電子的管理が進んでいる。これにより，従来は困難だった電子的に保有された健康医療情報を活用した分析が可能となってきた。データヘルスとは，医療保険者がこうした分析を行ったうえで，加入者の健康状態に即したより効果的・効率的な保健事業を行うことである。雇用の流動化やコミュニティの脆弱化といった社会構造の変化が進み，

Column　医療計画とは

医療計画とは何だろうか。一般的にはあまり馴染みのない言葉かもしれない。計画というからには，その「目的」もはっきりしていて，「医療」の「計画」であるなら，目的としては「医療をよくしていこう」というのが本筋である。大まかな見解としては，そういうことなのだが，少し詳しくいうと，時代とともに変化する国内の情勢とともに「よりよい医療提供」が行えるようにすることを目的とした「地域の実情に応じた医療提供体制の確保のため」の計画である。このように，医療計画とは国内の医療提供体制においての基幹となる重要なものである。

「時代が変わるにつれて人口動態や経済だけにとどまらず医療技術も変容していくから，医療提供体制も時代に合わせなければならない」ということである。具体的には，医療計画は「医療法」第30条の4〜12に明記されている。

（今村知明／西岡祐一）

一様の政策では国民に必要なサービスが届きにくい今の時代に，長寿社会における国民の生活様式や価値観の多様性の中で働き盛り世代の健康課題を解決するには，データを活用して加入者の特性に応じた保険者ごとのはたらきかけが必要となる。また，業種・業態によっても健康課題は異なり，それぞれの職場の健康状況や生活習慣（働き方）をデータから把握することが対策の検討につながる。**データヘルス計画**は，働き盛り世代がやりがいをもって仕事をし，生き生きと人生を送ることができる長寿国・日本を築く大切な基盤である。

03　福祉制度

A　福祉制度の概要と関連法規

（1）福祉制度の概要

社会福祉とは，障害者，片親世帯など社会生活をする上で様々なハンディキャップを負っている国民が，そのハンディキャップを克服して，安心して社会生活を営めるよう，公的な支援を行う制度である。社会福祉の主な領域としては，**生活保護，障害者福祉，児童福祉，母子保健，高齢者福祉**などが挙げられる。例えば，生活保護は生活に困窮するすべての国民に対し，平等に保護を行う制度である。生活扶助，教育扶助，住宅扶助，医療扶助，出産扶助，生業扶助，介護扶助，葬祭扶助の8種類の公的扶助がある。生活保護受給に至る大きな理由の1つとして傷病が挙げられ，保健・医療による介入が重要である。

Column　電子的に保有された健康医療情報の活用への道のり

わが国には，NCD，JROAD，J-ASPECT など医療ビッグデータを収集する様々な仕組みがある。その中でも世界最大級のヘルスケアデータとして，レセプト情報・特定健診等情報データベース（National Database of Health Insurance Claims and Specific Health Checkups of Japan：NDB）が挙げられる。NDB は，医療費適正化計画の作成，実施および評価のための調査や分析などに用いる，日本の保険診療レセプトおよび特定健診の全数データベースである。日本のすべてのレセプトが匿名化処理されたうえで格納されている日本における保険診療の事実上の悉皆（全数）データである。NDB は一見宝の山だが，臨床研究に使用する材料としては金鉱山のような状況である。

つまりは山を崩し，穴を掘り，石を選り分け，精錬し，金塊になるまでに膨大な作業があり，1人で行うには限界がある。事実，一般的な研究者間で十分に利活用が進んでいるとはいいがたい状況で，査読つき論文数も伸び悩んでいる。なぜNDB データの利活用は進まないのか。その理由として，以下の4つの問題点が考えられる。

①申請に手間がかかりデータ受領までに時間を要する。
②データベースとして大き過ぎる。
③NDB の DPC（診断群分類）レセプトが特殊な形式で扱いにくい。
④匿名化されているため，個人の追跡が困難である。

例えば，2013年度の1年分の NDB（約16億件のレセプトデータ）は，歯科を除いた医科・調剤のみでも CSV ファイルで約300億レコード（行），項目数は約1,300，ファイルサイズは3TB もあった。巨大な請求書の束である NDB をいかに臨床研究に適したデータベースに，正規化したうえで構築できるかが，利活用の最大のカギとなると考えられた。そこで，われわれは特に②と④に着目し，NDB データの利活用の円滑化と高速化に向けた手法の開発と臨床研究への応用を目的として研究を進めている。具体的には，1患者＝1データ化（患者レセプトの名寄せ）および，死亡情報などのアウトカム付与の2点の手法を開発した。

これらの成果を踏まえてこれまでに9年分の全入院外来患者について NDB データの連結とデータベースの構築を行っている。巨大なコホート研究基盤の完成を目前に NDB は宝の山だということを改めて実感している。

（今村知明／西岡祐一）

民生委員・児童委員，身体障害者相談員，知的障害者相談員などの専門家が各制度に基づき国の社会福祉の実施を支えている。また，国の社会保障実施を支える機関としては，社会保障審議会，身体障害者更生相談所，知的障害者更生相談所，児童相談所，婦人相談所，福祉事務所等がある。

（2）　児童福祉法（昭和二十二年法律第百六十四号）

第二次世界大戦後，わが国では破壊された街を彷徨する孤児，浮浪児が大きな問題となった。困窮する児童の保護と救済，次代を担う児童の健全な育成を図るため，種々の社会福祉法制度に先駆けて，1947（昭和22）年に児童福祉法が制定され，児童福祉の第一線機関として全国の都道府県・指定都市に児童相談所が設置された。児童福祉行政の第一線機関である児童相談所では，児童とその保護者からの相談に応じ，必要な調査・判定を行うとともに，助言指導や施設入所などの措置をとっている。

児童福祉法の制定後，わが国でも子供の権利が次第に広く認識されるようになり，1951（昭和26）年5月5日に制定された児童憲章では，児童は，人として尊ばれる，児童は，社会の一員として重んぜられる，児童は，より良い環境のなかで育てられる，などの理念が宣言された。児童憲章は道徳的規範であり，この実現について国や地方公共団体が法的責任を有するものではないが，児童福祉政策や国民への普及啓発を行う際に，憲章の諸条項を指標とし，憲章が定める事項の実現に努力することとなる。

児童福祉法において，障害児とは，身体に障害のある児童，知的障害のある児童，精神に障害のある児童（発達障害児を含む）であり，様々な福祉サービスが提供される。障害児が福祉サービスを受けやすくするために，身体障害児には身体障害者手帳が，知的障害児には療育手帳が交付されている。

また，小児の慢性疾病は，その治療が長期にわたり，医療費の負担も高額となるため，これを放置すると児童の健全な育成を阻害することとなる。従来いくつかの制度の下で医療費助成など小児の慢性疾病対策が行われてきたが，1964（昭和49）年の対象疾病の大幅な拡大を契機に小児慢性特定疾患治療研究事業として統合された。同事業は法律上の根拠をもたない予算事業として実施されてきたが，次世代育成支援の観点から安定的な制度とするため，2004（平成16）年の児童福祉法改正により，翌年度から同法に根拠をもつ事業として実施されている。

（3）　身体障害者福祉法（昭和二十四年法律第二百八十三号）

身体障害者福祉法において，身体障害者とは，法で定める身体上の障害（一定以上で永続することが要件）がある18歳以上の者であって，都道府県知事から身体障害者手帳の交付を受けたものである。なお，前述の通り18歳未満の者は児童福祉法の対象となる。援護の実施者は，その身体障害者の居住地の市町村（居住地を有しないか明らかでない場合は現在地の市町村）である。都道府県に設置が義務付けられている身体障害者更生相談所では，身体障害者福祉司を置き，医学的・心理学的・職能的な専門的判定のほか，市町村の援護の実施に関して技術的援助や助言による連携が図られている。また，都道府県・市・特別区に設置される福祉事務所は，身体障害者福祉法に定める援護，育成または更生の措置に関する事務を行っている。

（4）　知的障害者福祉法(昭和三十五年法律第三十七号)

　知的障害者に対しては，知的障害者福祉法に基づいた援護が行われている。知的障害については，法律に規定はないが，2000(平成12)年の知的障害児(者)基礎調査で「知的機能の障害が発達期(おおむね18歳まで)にあらわれ，日常生活に支障が生じているため，何らかの特別の援助を必要とする状態にあるもの」と定義される。知的障害者(児)には**療育手帳**が交付され，重度とそれ以外とで区分がある。療育手帳は，福祉の諸サービスが受けやすくなるよう活用される。更生援護の実施者は，その知的障害者の居住地の市町村(居住地を有しないか明らかでない場合は現在地の市町村)である。都道府県に設置が義務づけられている**知的障害者更生相談所**では，知的障害者福祉司を置き，知的障害者に関する相談と指導のうち専門的な知識や技術を必要とするものや，知的障害者の医学的・心理学的・職能的判定が実施される。身体障害者の福祉と同様に，福祉事務所が知的障害者福祉法に定める援護，育成または更生の措置に関する事務を実施する。

（5）　障害者総合支援法(平成二十四年法律第五十一号)

　2012(平成24)年に「地域社会における共生の実現に向けて新たな障害保健福祉施策を講ずるための関係法律の整備に関する法律」(障害者総合支援法)が成立し，2013(平成25)年に一部施行され，2014(平成26)年に全面施行された。障害者総合支援法では，共生社会を実現するため，社会参加の機会および地域社会における共生，社会的障壁の除去に資するよう，法に基づく日常生活・社会生活の支援が総合的・計画的に行われることを基本理念としている。法が対象とする障害者の範囲は，**身体障害者，知的障害者，精神障害者**(発達障害者を含む)に加え，制度の谷間となって支援の充実が求められていた**難病**等(治療方法が確立していない疾病その他の特殊の疾病であって政令で定めるものによる障害の程度が厚生労働大臣が定める程度である者)である。障害支援区分では，障害の多様な特性，その他の心身の状態に応じて必要とされる標準的な支援の程度が総合的に示されている。障害者総合支援法では，障害者に対する支援として，重度訪問介護の対象が拡大され，重度の肢体不自由者等であって常時介護を要する障害者として厚生労働省令で定める者と知的障害または精神障害により行動上著しい困難を有する者が対象とされる。また，共同生活援助(グループホーム)や地域移行支援の対象拡大，地域生活支援事業の追加が実施され，障害者が望む地域生活の支援や障害児支援のニーズの多様化への対応がなされている。サービス基盤を計画的に整備すべく，障害福祉サービス等の提供体制の確保に係る目標に関する事項および地域生活支援事業の実施に関する事項についての**障害福祉計画**の策定，基本指針・障害福祉計画に関する定期的な検証と見直し，障害者等のニーズを把握することも規定され，障害者のニーズをより踏まえた支援が実施されている。また，地域の実情に応じて自立支援協議会の名称を定められるよう弾力化するとともに，当事者や家族の参画も明確化された。

（6）　老人福祉法(昭和三十八年法律第百三十三号)

　1963(昭和38)年に老人福祉法が制定され，日本の高齢者福祉対策として，**特別養護老人ホーム**，軽費老人ホーム，老人健康診査，老人家庭奉仕員制度などが規定された。これにより，高齢者福祉の向上を図るための総合的・体系的な施策が推進されることとなった。介護が必要になっても，住み慣れた地域や住まいで尊厳ある自立した生活を送ることができるよう，質の高い福祉サービスの確保への取り組みが進んでいる。

B **社会福祉**

わが国の社会経済情勢が大きく変化するなかで，地域で誰もがその人らしい生活を安心して送るために，地域住民などの参画のもと，地域社会を基盤とした福祉（地域福祉）を推進することが必要である。社会福祉法（昭和二十六年法律第四十五号）に規定された地域福祉計画に基づいて都道府県・市町村で地域福祉の推進が図られている。2021（令和3）年から地域住民の複合・複雑化したニーズに対応するため，市町村は「重点的支援体制整備事業」を実施することとなった。これは，従来分野ごと（介護・障害・子育て・生活困窮）に行われていた相談支援や地域づくりの取り組み，包括的な支援を一体的に実施するものである。

社会福祉施設には，保護施設，老人福祉施設，障害者支援施設等，婦人保護施設，児童福祉施設等，母子・父子福祉施設，その他の社会福祉施設等がある。

① **保護施設**

保護施設には，身体上又は精神上著しい障害があるために日常生活を営むことが困難な要保護者を入所させて，生活扶助を行う施設である救護施設，身体上又は精神上の理由により養護及び生活指導を必要とする要保護者を入所させて，生活扶助を行う施設である更生施設，医療を必要とする要保護者に対して，医療の給付を行う施設である医療保護施設，身体上，もしくは精神上の理由又は世帯の事情により就業能力の限られている要保護者に対して，就労又は技能の修得のために必要な機会及び便宜を与えて，その自立を助長する施設である授産施設，住居のない要保護者の世帯に対して，住宅扶助を行う施設である宿所提供施設がある。

② **老人福祉施設**

老人福祉施設には，65歳以上の者であって，環境上の理由および経済的理由により，居宅において養護を受けることが困難な者を入所させ，養護する施設である養護老人ホーム，無料又は低額な料金で，老人を入所させ，食事の提供その他日常生活上必要な便宜を供与する施設である軽費老人ホーム，無料又は低額な料金で，老人に関する各種の相談に応ずるとともに，老人に対して，健康の増進，教養の向上及びレクリエーションのための便宜を総合的に供与する施設である老人福祉センターなどがある。

③ **障害者支援施設等**

障害者福祉施設には，障害者につき，施設入所支援を行うとともに，施設入所支援以外の施設障害福祉サービスを行う施設である障害者支援施設，障害者等を通わせ，創作的活動または生産活動の機会の提供，社会との交流の促進その他の便宜を供与する施設である地域活動支援センター，現に住居を求めている障害者につき，低額な料金で，居室その他の設備を利用させるとともに，日常生活に必要な便宜を供与する施設である福祉ホーム，無料または低額な料金で，身体障害者に関する各種の相談に応じ，身体障害者に対し，機能訓練，教養の向上，社会との交流の促進及びレクリエーションのために必要な便宜を総合的に供与する施設である身体障害者福祉センター，身体障害者社会参加支援施設などがある。

④ **婦人保護施設**

婦人保護施設は，要保護女子を入所させて保護する施設である

⑤ **児童福祉施設等**

児童福祉施設等には，保健上必要があるにもかかわらず，経済的理由により入院助産を受けることができない妊産婦を入所させて，助産を受けさせる施設である助産施設，乳児を入院させて，これを養育し，あわせて退院した者について相談その他の援助を行う施設である乳児院，配偶者

のない女子又はこれに準ずる事情にある女子およびその者の監護すべき児童を入所させて，これらの者を保護するとともに，これらの者の自立の促進のためにその生活を支援し，あわせて退所した者について相談その他の援助を行う施設である**母子生活支援施設**，保育園と幼稚園の機能を併せもつ施設である**こども園**，保育を必要とする乳児・幼児を日々保護者の下から通わせて，保育を行うことを目的とする施設である**保育所**，保育を行う事業所である**保育事業所**，乳児を除いて，保護者のない児童，虐待されている児童その他環境上養護を要する児童を入所させて，これを養護し，あわせて退所した者に対する相談その他の自立のための援助を行う施設である**児童養護施設**，**障害児入所施設**，**児童発達支援センター**，**児童心理治療施設**，**児童自立支援施設**，地域の児童の福祉に関する各般の問題につき，児童，母子家庭その他の家庭，地域住民その他からの相談に応じ，必要な助言，指導を行い，あわせて児童相談所，児童福祉施設等との連絡調整，援助を総合的に行う施設である**児童家庭支援センター**，屋内に集会室，遊戯室，図書室等必要な設備を設け，児童に健全な遊びを与えて，その健康を増進し，または情操を豊かにする施設である**児童館**，屋外に広場，ブランコ等必要な設備を設け，児童に健全な遊びを与えて，その健康を増進し，又は情操を豊かにする施設である**児童遊園**が含まれる。

⑥ 母子・父子福祉施設

母子・父子福祉施設には，無料または低額な料金で，母子家庭等に対して，各種の相談に応ずるとともに，生活指導及び生業の指導を行う等母子家庭等の福祉のための便宜を総合的に供与する施設である**母子・父子福祉センター**や無料または低額な料金で，母子家庭等に対して，レクリエーションその他休養のための便宜を供与する施設である**母子・父子休養ホーム**がある。

⑦ その他の社会福祉施設

その他の社会福祉施設等としては，授産施設(社会福祉法)，無料低額宿泊所(社会福祉法)，盲人ホーム，無料低額診療施設，隣保館，へき地保健福祉館，へき地保育所，日常生活支援住居施設，有料老人ホーム(サービス付き高齢者向け住宅を含む)などがある。

社会福祉協議会は，社会福祉法に基づく地域福祉の推進を図ることを目的とする民間組織で，全国の市区町村と都道府県，中央の各段階に組織されている。活動は地域の実態，特殊性により多岐にわたり，ボランティアセンターの設置やボランティア活動支援，小地域での見守りネットワークづくり，生活福祉資金の貸し付け，日常生活自立支援事業などを実施している。日常生活自立支援事業は，認知症高齢者，知的障害者，精神障害者等のうち判断能力が不十分な者に対して，福祉サービスの利用に関する援助などを行い，地域において自立した生活が送れるよう支援することが目的である。具体的に対象となるのは，判断能力が不十分であるために，日常生活を営むのに必要なサービスを利用するための情報の入手，理解，判断，意思表示，を適切に行うことが困難であり，日常生活自立支援事業の利用契約を締結する能力を有する者である。事業の実施主体は各都道府県・指定都市の社会福祉協議会であり，利用者は実施主体との契約により，福祉サービスの利用援助や日常的金銭管理サービス，書類等の預かりサービスなどの定期的な支援を受けることができる。

C 障害者福祉　わが国の障害者施策は，1981(昭和56)年の国際障害年以降，国際的な動向の中で，ライフステージのすべての段階において全人間的復権を目指すリハビリテーションの理念と，バリアフリー化などにより障害者が障害をもたない者と同等に生活・活動する社会を目指すノーマライゼーションの理念の下に推進されてきた。こうしたなかで，1993(平成5)年に**心身障害者対策基本法**が障害者基本法(昭和四十五年法律第八十四号)に

改められ，以後改正が行われてきた。

　障害者基本法は，障害者の自立や社会参加の支援のための施策を総合的・計画的に推進することを目的とし，身体障害，知的障害，精神障害（発達障害含む），その他の心身の機能の障害があるもので，障害・社会的障壁により継続的に日常生活または社会生活に相当な制限を受ける状態にある者を対象としている。障害者基本法では，地域社会における共生，差別の禁止，障害者週間（12月3～9日）の設定，障害者基本計画（政府），障害者計画（都道府県・市町村）の策定の義務付け，雇用の促進，公共的施設のバリアフリー化など幅広く規定している。2021（令和3）年には，障害の重度化・高度化を踏まえた地域移行・地域生活の支援，相談支援の質の向上，効果的な就労支援，医療的ケア児への支援などの障害児支援の推進，感染症等への対応力強化などの対応が図られている。また，**ヤングケアラー**の支援とその強化にも本格的に取り組まれ始めた。

D　在宅ケア，訪問看護　（QRコード：厚生労働省，在宅医療に関する普及・啓発リーフレット，URL参照）

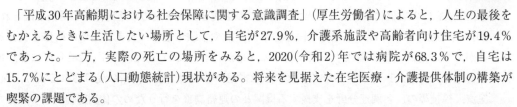

（1）　在宅医療推進の流れ

　わが国では少子高齢化が進行し，認知症患者や高齢者のみの世帯も増加していく。「平成30年高齢期における社会保障に関する意識調査」（厚生労働省）によると，人生の最後をむかえるときに生活したい場所として，自宅が27.9％，介護系施設や高齢者向け住宅が19.4％であった。一方，実際の死亡の場所をみると，2020（令和2）年では病院が68.3％で，自宅は15.7％にとどまる（人口動態統計）現状がある。将来を見据えた在宅医療・介護提供体制の構築が喫緊の課題である。

　2014（平成26）年に改正された**医療介護総合確保推進法**（平成元年法律第六十四号）では，医療・介護サービスを一体的に提供するための制度改革を進めることとなっている。この中で，**医療計画**において**地域医療構想**を策定し，病院の病床機能の分化・連携を進めるとともに，入院から在宅への流れの中で**在宅医療の充実**を図り，病気になっても可能な限り住み慣れた生活の場において，必要な医療・介護サービスが受けられ，安心して自分らしい生活を実現できるよう，**地域包括ケアシステム**の構築を目指している。地域包括ケアシステムの構築のためには，訪問診療と訪問看護だけでなく，訪問歯科診療や薬剤師による訪問薬剤指導など，多職種による在宅医療の提供体制を各地域で整備する必要がある。このため，医療介護総合確保推進法では，都道府県が作成する医療計画に，在宅医療に係る医療連携体制に関する事項の目標の記載を規定するとともに，都道府県や市町村は地域医療介護総合確保基金を活用し，在宅医療の推進を図ることを規定している（[05]成人保健・高齢者保健・介護 p.214～218参照）。

　2014（平成26）年度診療報酬改定では，在宅医療を提供する診療所や後方病床の評価，機能強化型訪問看護ステーションの創設，褥瘡対策や在宅歯科医療の推進，薬局を活用した衛生材料等の提供体制の整備などが図られた。2016（平成28）年度改定では，在宅医療を専門に行う診療所の開設を許可するなど診療体制の整備が進められた。2018（平成30）年度改定では，複数の医療機関が行う訪問診療の評価や，地域支援機能を有する訪問看護ステーションの評価，特別養護老人ホームなどにおけるターミナルケアの評価が進められた。2020（令和2）年度改定では，かかりつけ医機能に係る評価の充実や，医療機能の分化・強化と地域包括ケアシステムの推進のための質の高い在宅医療および訪問看護への評価の充実が行われた。2022（令和4）年度改定では，人生の最終段階における適切な意思決定支援を推進する観点から，当該支援に係る指針の作成が，在宅療養支援診療所と在宅療養支援病院の施設基準の要件に追加された。

（2）　在宅医療・介護の連携

　2011，2012（平成23・24）年度に実施された在宅医療連携拠点事業では，地域における在宅医療と介護の連携を推進するために，市町村が中心となって群市区医師会等の関係団体と連携しながら進めることの重要性が示された。また，2015（平成27）年度以降，在宅医療・介護の連携の推進に係る事業を**介護保険法**（平成九年法律第百二十三号）の地域支援事業に制度的に位置づけ，住民に身近な市区町村が中心となり，地域の医師会等と連携して取り組んでおり，2018（平成30）年度からはすべての市区町村で実施されている。**医療計画**や**介護保険事業（支援）計画**においても，在宅医療と介護にかかる需要に対して整合性を確保できるよう，都道府県や市町村の医療・介護担当者などの関係者による協議の場を設置し，在宅医療と介護の連携強化に取り組まれている。

　新生児特定集中治療室（NICU）などを退院し在宅医療に移行する小児患者は，高度の医療的ケアを必要とする場合，在宅への移行が困難であることが多い。そこで，2013，2014（平成25・26）年度に小児等在宅医療連携拠点事業を9都県で実施し，都道府県を主体として，小児等在宅医療に取り組む医療機関や訪問看護事務所の拡充や，医療・福祉・教育との連携，関係者への研修，相談窓口の設置に取り組むことで，地域での生活を支えるための連携体制の構築が図られた。2015（平成27）年からは，小児在宅医療の専門知識や経験を豊富に備え，地域の研修を支えることができる講師人材を養成する取り組みの支援が行われている。2016（平成28）年度には，地方公共団体に対し，医療的ケアを必要とする障害児が必要な支援を円滑に受けられるよう，保健，医療，福祉等の，各関連分野を支援する機関との連絡調整を行うための体制整備に関する努力義務が，児童福祉法に規定された。2021（令和3）年度には，**医療的ケア児支援法**（令和三年法律第八十一号）が成立し，医療的ケア児およびその家族への支援に関し，国・地方公共団体の責務が明確化された。

（3）　医療保険における訪問看護

　病院の継続看護として昭和40年代に実施された**訪問看護**は，1983（昭和58）年には老人診療報酬の中で退院後の寝たきり状態にある高齢者に対する医療サービスとして評価された。

　1988（昭和63）年には，診療報酬における評価の対象が老人医療受給対象者以外に拡大され，退院患者以外の在宅療養者にも拡大された。在宅医療推進の観点から，訪問看護サービスの更な

Column　地域包括ケアシステムによる「痛み分け」で最悪の未来を回避する

　地域包括ケアシステムは，最期まで家で過ごしてもらうために，医療や介護，そして地域全体で高齢者を支えていこうという考え方である。これを20年ほど前に初めてみたのだが，「こんなことができるものか」と思うほどに驚愕した。そもそも地域で支えるといっても，老人クラブや自治会が最期を看取る力があるかというと，とてもではないが無理といえる。在宅の医療にせよ，在宅の介護にせよ，そんなに生易しいものではない。入所してもらったほうがよっぽど楽なのだ。それを在宅で最期まで看ていくというのはとてもじゃないができない。そのため，これは絶対無理だといい続けてきたのだが，「お金はありません，人も足りません」という中で議論だけが残り，結局は，抜本的な対策はとれない状況になってきた。2025年まで後1年。ここまできたら，これがよくないなどといっている次元ではない。「最悪」を回避するために，この地域包括ケアシステムという考え方を取っていくしかないとの考えに変わった。これは総力戦で，医療も介護も，日本国を支えるために体を張って助け合いましょうという話なのだ。見方によっては「痛み分け」のシステムではないだろうか。今や，この痛み分けをやっていかないかぎり，日本国は倒れますよ，と思っている。

（今村知明／西岡祐一）

る拡充を図るため，1992(平成4)年の老人保健法の改正により，在宅の寝たきり老人などに対して，老人訪問看護ステーションから看護サービスを提供する老人訪問看護制度が創設された。

1994(平成6)年の健康保険法(大正十一年法律第七十号)等の改正では，老人医療の対象外の在宅の難病患者や障害者を対象とした訪問看護制度が創設された。こうして，健康保険法などの医療保険法各法に，医療を提供する場としての在宅が明文化されるとともに，訪問看護がすべての年齢の在宅療養者に提供できるようになった。

2014(平成26)年には，在宅医療の推進のため，24時間対応，ターミナルケア，重症度の高い患者の受け入れなど，機能の高い機能強化型訪問看護ステーションの評価が創設された。2020(令和2)年には，より手厚い訪問看護の提供体制を推進するために，人員配置要件の見直しなどが行われ，2022(令和4)年には，専門の研修を受けた看護師が配置されていることが望ましいとされた。

(4) 介護保険法における訪問看護

2000(平成12)年に介護保険法が施行され，訪問看護は居宅サービスの一つとして位置づけられた。同法の下で，65歳以上の第1号被保険者と，40〜64歳の第2号被保険者で要介護認定された者(以下，要介護者等)については，介護保険から給付が行われるようになった。2012(平成24)年度には，中等度の要介護者等が住み慣れた地域で在宅生活を継続できるようなサービスの充実を目的として，訪問看護と他サービスを組み合わせた定期巡回・随時対応型訪問介護看護や複合型サービス(平成27年に看護小規模多機能型居宅介護へ改称)が創設され，地域包括ケアシステムの構築を推進している。2018(平成30)年には，療養生活の場が変わっても切れ目なく支援が受けられるよう，利用者の療養生活に関わる関係機関との情報共有などの医療保健での評価により，医療・介護・福祉の関係者の連携を推進している。2021(令和3)年には，より手厚い訪問看護の提供体制の推進のために，看護体制強化加算の要件見直しなどが行われた。

(5) 訪問看護の体制と仕組み

訪問看護は，疾病または負傷により居宅において継続して療養を受ける状態にある者に対し，その者の居宅において看護師などが行う療養上の世話または必要な診療の補助をいう。サービス提供は，病院・診療所と訪問看護ステーションの両者から行うことができる。利用者は年齢や疾患，状態によって医療保険または介護保険の適応となるが，介護保険の給付は医療保険の給付に

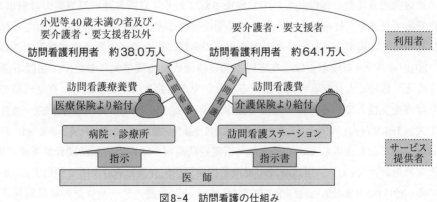

図8-4 訪問看護の仕組み

資料：厚生労働省ホームページ，https://www.mhlw.go.jp/content/12104000/001103292.pdf

優先することとしており，要介護被保険者などについては，末期の悪性腫瘍，難病患者，急性増悪などによる主治医の指示があった場合などに限り，医療保険の給付により訪問看護が行われる（図8-4）。

　先述の通り，要介護者等には介護保険による給付が行われ，小児等40歳未満の者および要介護者等以外の者には医療保険による給付が行われる。**介護保険の給付は医療保険の給付に優先**するが，要介護者等であっても，厚生労働大臣が定める疾病等の利用者や，急性増悪等により一時的に頻回（週4日以上）の訪問看護の必要があるとして主治医による特別訪問看護指示書（14日間有効，一部2回交付可）の交付を受けたもの，認知症以外の精神疾患を有する者には，医療保険給付による訪問看護が行われる。なお，医療保険の給付の対象となる訪問看護は原則週3日を限度として提供が可能であるが，これらに該当する者や気管カニューレ等の特別な管理が必要なものは，週3日を超えての提供が可能である。サービス提供は，病院・診療所または**訪問看護ステーション**が，医師の**訪問看護指示書に基づいて**行われる。訪問看護ステーションは，都道府県知事から介護保険法に基づき事業者の指定を受け，医療法人，営利法人（会社），社団・財団法人，社会福祉法人，地方公共団体，協同組合，NPO法人などが開設している。開設に当たり，事業の運営を行うために必要な広さを有する専用の事務室を設置し，保健師，看護師または准看護師（看護職員）を常勤換算で2.5以上となる員数（うち1名は常勤）と，理学療法士，作業療法士または言語聴覚士を実情に応じた適当数置くことと定められている。また，その管理者は専従かつ常勤の保健師または看護師であって，適切な指定訪問看護を行うために必要な知識・技能を有する者とされている。

　介護保険法の指定を受けた訪問看護事業者は，健康保険法における訪問看護事業者の指定を受けたものとみなされる。訪問看護の報酬は，サービス提供内容・時間に応じた基本サービス料（医療保健では訪問看護基本診療養費）に加えて，利用者の状態に応じたサービス提供や事業所の体制に対して加算や減算が行われる。

（6）　訪問看護人材の養成と確保

　社会のニーズを的確にとらえ，訪問看護に携わる看護師などの資質向上と訪問看護の専門性を発揮するため，都道府県（平成17年度に市町村を追加）が実施主体として，2004（平成16）年度から2013（平成25）年度まで訪問看護推進事業が実施されている。2014（平成26）年度からは，**医療介護総合確保推進法**による消費税増税分を財源とした，医療・介護サービスの提供体制改革のための地域医療介護総合確保基金の中で実施されており，訪問看護推進事業の対象事業に加えて，訪問看護の促進や人材確保を図るために必要な研修などについて，都道府県もしくは市町村計画に位置づけて実施することとなり，より地域の実情に応じて必要な事業を推進できるようになった。2016（平成28）年度からは，在宅医療関連講師人材養成事業において，訪問看護の知識や経験を備え，地域で人材育成事業を支えることができる高度人材を養成し，在宅医療の推進に係る取り組みを支援している。指定訪問看護事業所は13,756か所（令和4年2月審査分，介護給付費等実態統計）で，104.9万人（令和3年6月審査分，訪問看護療養費実態調査・介護給付費等実態統計）の利用者に訪問看護サービスを提供している。また，指定定期巡回・随時対応型訪問介護看護事業所は1,135か所で利用者は3.4万人，指定看護小規模多機能型居宅介護は850か所で利用者は1.8万人となっている（令和4年2月審査分，介護給付費等実態統計）。訪問看護ステーションの職種別従事者数をみると，看護師（保健師・助産師含む）が81,632人，准看護師が7,999人，理学療法士が21,093人，

作業療法士が9,043人，言語聴覚士が2,678人となっている（令和2年10月1日現在，介護サービス施設・事業所調査）。

（今村知明／西岡祐一）

04 母子保健－母と子の健康ケア

A 母子保健の概要

母子保健は，妊娠・出産・産後の女性と乳児および幼児の健康の保持，増進を図ることであり，1966（昭和41）年に施行された母子保健法に基づき様々な事業が展開されている。母子を取り巻く環境は，時代によって変化し，2023（令和5）年4月の母子健康手帳の改正では，父親が記録できる場所が追加されたり，産後ケアおよび地域の子育てに関する相談機関の利用に関する記録欄が設けられたりと状況に合わせた改正が行われた。少子化に伴い，妊娠前から女性のみならず，男性も将来の妊娠を考えながら，自分たちの生活や健康に向き合うプレコンセプションケアが進められている。

プレコンセプションケアとは，「妊娠前の女性とカップルに医学的・行動学的・社会的な保健介入を行うこと」とWHOで定義されている（世界保健機構（WHO），2013）。また，誰もが安心して子どもを産み育てられるように，子ども・子育て支援新制度や子育て世代包括支援センター（母子健康包括支援センター）が創設された。

児童虐待に関する児童相談所の相談対応件数は，年々増加傾向にあり，2022（令和4）年6月には，子育て世帯に対する包括的な支援のための体制強化を目的に「児童福祉法等の一部を改正する法律」が成立した。少子化問題，児童虐待問題など，子どもを取り巻く課題に本格的に取り組み，子どもを中心とした社会を目指すために，2023（令和5）年4月にこども家庭庁が設置された。子育て世代包括支援センターは，令和6年4月より，こども家庭センターに統合された。

B 母子保健法

母子保健法は，1965（昭和40）年に公布され，1966（昭和41）年に施行された。この法律の目的は，「母性並びに乳児及び幼児の健康の保持及び増進を図るため，母子保健に関する原理を明らかにするとともに，母性並びに乳児及び幼児に対する保健指導，健康診査，医療その他の措置を講じ，もつて国民保健の向上に寄与すること」とされている。

母子保健の向上に関する措置として，市町村による保健指導，1歳6か月児及び3歳児に対する健康診査，市町村長への妊娠の届出，市町村による母子健康手帳の交付，市町村への低体重児の届出等が規定されている。

また，2017（平成29）年の母子保健法の改正では，市町村が必要に応じて，母子健康包括支援センターを設置することが努力義務とされた。母子健康包括支援センターは，「母性並びに乳児及び幼児の健康の保持及び増進に関する包括的な支援を行うことを目的とする施設」と定義されており，妊娠・出産・子育てに関する実情の把握や相談業務，保健医療や福祉に関する施設との連絡調整等，包括的な支援を行うことが期待されている（厚生労働省：母子保健法 https://www.mhlw.go.jp/web/t_doc?dataId=82106000&dataType=0&pageNo=1）。

C 母子健康手帳

母子健康手帳は，前項の母子保健法に基づき，妊娠の届出をした者に対して市町村から交付される。母子健康手帳の様式は，厚生労働省令で定められている省令様式と各市町村の判断で内容を作成することができる任意記載事項様式の2部構成になっている。

　　全国共通部分の省令様式は，母子をめぐる状況や社会情勢などの変化を踏まえて，ほぼ10年ごとに改正されており，2023（令和5）年4月に改正された。改正については，「母子健康手帳，母子保健情報等に関する検討会」での議論や，育児・介護休業法の一部改正が2022（令和4）年から施行されたことも踏まえたものとなった（厚生労働省：母子健康手帳，母子保健情報等に関する検討会．https://www.mhlw.go.jp/stf/shingi/other-kodomo_129040_00010.html）。

　　省令様式についての主な改正内容は，妊産婦の健康管理や乳幼児の養育についての相談窓口に関する情報が追加され，赤ちゃんを迎える気持ちについて記載する「父親や周囲の方の記録」欄が追加された。産後の箇所には，産後ケア及び地域の子育てに関する相談機関（子育て世代包括支援センターなど）の利用に関する記録欄が設けられ，「保護者の記録」欄については，生後2週間頃と2か月頃の欄が追加され，「2か月児健康診査」欄も追加された。また，「両親」という文言は「保護者」に変更された（厚生労働省：https://www.mhlw.go.jp/content/11908000/001069147.pdf）。在留外国人向けの母子健康手帳については，令和元年度子ども・子育て支援推進調査研究事業の成果物として，10か国語の母子健康手帳が作成されている（厚生労働省：https://www.mhlw.go.jp/content/11900000/000763370.pdf）。

D　乳幼児健康診査

　　前述の母子保健法に基づき，市町村は1歳6か月児及び3歳児に対して乳幼児健康診査を行わなければならない（厚生労働省：乳幼児に対する健康診査の実施について．https://www.mhlw.go.jp/web/t_doc?dataId=00ta9663&dataType=1&pageNo=1）。乳幼児健康診査は，乳幼児の健康状態を把握し，疾病の早期発見，早期治療に役立つ重要な機会である。また，保護者の育児相談の場としても活用できる場となっている。

（1）　1歳6か月児健康診査

　　幼児初期の身体発育や精神発達，言語の発達が把握しやすい1歳6か月児に対しては，一般健康診査（身体発育状況，栄養状態，皮膚の疾病の有無，四肢運動障害の有無，精神発達状況，言語障害の有無，予防接種の実施状況，生活習慣など）と歯科健康診査を行う。

（2）　3歳児健康診査

　　幼児の健康・発達の個人差が比較的明らかになってくる3歳児に対しては，一般健康診査（身体発育状況，栄養状態，皮膚の疾病の有無，眼の異常・疾病の有無，耳，鼻および咽頭の疾病の有無，四肢運動障害の有無，精神発達状況，言語障害の有無，予防接種の実施状況，生活習慣など）と歯科健康診査を行う。

E　新生児マス・スクリーニング

　　早期に発見された場合に適切な治療法がある先天性疾患に対し，早期発見・早期治療を行うために，1977（昭和52）年から各都道府県および指定都市では，新生児に対して血液によるマス・スクリーニング検査（新生児マス・スクリーニング）を実施している。検査対象20疾患の患者発見率と検査方法は表8-2の通りである。

表8-2　検査対象疾患別の患者発見率と検査方法

令和2('20)年12月1日現在

検査対象疾患名	発見患者数 （令和3年度）	患者発見率 （令和3年度）	検査方法
先天性甲状腺機能低下症	619	1/1,400	免疫化学的測定法
先天性副腎過形成症	55	1/15,300	免疫化学的測定法, 又はタンデムマス法
ガラクトース血症	33	1/25,400	酵素化学的測定法, ボイトラー法
フェニルケトン尿症	27	1/31,100	タンデムマス法
メープルシロップ尿症（楓糖尿症）	0	–	
ホモシスチン尿症	2	1/419,700	
シトルリン血症1型	8	1/104,900	
アルギニノコハク酸尿症	2	1/419,700	
メチルマロン酸血症	12	1/70,000	
プロピオン酸血症	12	1/70,000	
イソ吉草酸血症	0	–	
メチルクロトニルグリシン尿症	7	1/119,900	
ヒドロキシメチルグルタル酸血症（HMG血症）	0	–	
複合カルボキシラーゼ欠損症	3	1/279,800	
グルタル酸血症1型	1	1/839,500	
中鎖アシルCoA脱水素酵素欠損症（MCAD欠損症）	6	1/139,900	
極長鎖アシルCoA脱水素酵素欠損症（VLCAD欠損症）	17	1/49,400	
三頭酵素/長鎖3-ヒドロキシアシルCoA脱水素酵素欠損症（TFP/LCHAD欠損症）	0	–	
カルニチンパルミトイルトランスフェラーゼ-1欠損症（CPT-1欠損症）	0	–	
カルニチンパルミトイルトランスフェラーゼ-2欠損症（CPT-2欠損症）	3	1/279,800	

資料：こども家庭庁，https://www.cfa.go.jp/assets/contents/node/basic_page/field_ref_resources/4dfcd1bb-0eda-4838-9ea6-778ba380f04c/54de36bc/20230401_policies_boshihoken_tsuuchi2023_19.pdf）

F　健やか親子21

「健やか親子21」は，21世紀の母子保健の主要な取り組みの方向性を示すものであり，母子保健の関係機関・団体が一体となって推進する国民運動計画である。

　第一次の対象期間は，2001（平成13）年～2014（平成26）年までで，取り組むべき4つの課題は，①思春期の保健対策の強化と健康教育の推進，②妊娠・出産に関する安全性と快適さの確保と不妊への支援，③小児保健医療水準を維持・向上させるための環境整備，④子どもの心の安らかな発達の促進と育児不安の軽減であった。これらの課題ごとに69指標（74項目）が設定され，第一次の最終評価では，全体の8割で一定の改善がみられた。

　第二次は，2015（平成27）年度～2024（令和6）年度までの期間で，「すべての子どもが健やかに育つ社会」を目指し，3つの基盤となる課題と2つの重点的な課題が設定されている（図8-5，表8-3）。

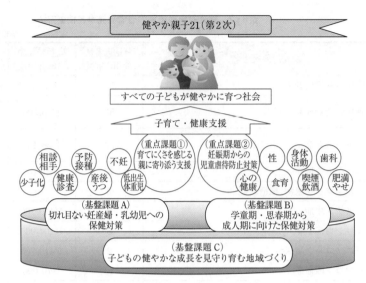

図8-5　健やか親子21（第二次）イメージ図

資料：第10回「健やか親子21」の最終評価等に関する検討会

表8-3　3つの基盤となる課題と2つの重点的な課題

	課題名	目　標
基盤課題 A	切れ目ない妊産婦・乳幼児への保健対策	安心・安全な妊娠・出産・育児のための切れ目ない妊産婦・乳幼児保健対策の充実
基盤課題 B	学童期・思春期から成人期に向けた保健対策	子どもが主体的に取り組む健康づくりの推進と次世代の健康を育む保健対策の充実
基盤課題 C	子どもの健やかな成長を見守り育む地域づくり	妊産婦や子どもの成長を見守り親子を孤立させない地域づくり
重点課題　①	育てにくさを感じる親に 寄り添う支援	親や子どもの多様性を尊重し，それを支える社会の構築
重点課題　②	妊娠期からの児童虐待防止対策	児童虐待のない社会の構築

G　少子化対策；子ども・子育て支援新制度

厚生労働省の人口動態統計によると，日本の合計特殊出生率は，2005（平成17）年の1.26から上昇傾向が続き，2015（平成27）年には1.45になったが再び低下し，2022年（令和3）年には1.26となっている。少子化の主な要因として，未婚化，晩婚化，有配偶出生率の低下など挙げられている。少子化に歯止めをかけるため，結婚，妊娠，出産，子育てに希望を見いだせる社会の実現を目指して様々な取り組みがなされている。近年では，成育基本法に基づき，将来の妊娠に向けた健康管理促進活動プレコンセプションケアが行政により進められている。

Column　子どもの貧困率 ―――――――――――――――――――――――――――――――――

　日本の子どもの貧困率は，厚生労働省の国民生活基礎調査によると，2016（平成28）年の16.3％から，2018（平成30）年には，14.0％（新基準），2021（令和3）年には11.5％（新基準）と改善してきている。子どもの貧困率は，所得水準などに照らして，貧困の状態にある17歳以下の割合を示す相対的貧困率である。そのため，2つの国の子どもの貧困率が同じであっても，貧困層の相対的所得水準は異なる場合がある。

（大田えりか／西村悦子）

　子ども・子育て支援新制度は，2012年（平成24年）に成立した「子ども・子育て支援法」，「認定こども園法の一部改正」，「子ども・子育て支援法及び認定こども園法の一部改正法の施行に伴う関係法律の整備等に関する法律」の**子ども・子育てに関連する3法**に基づく制度で，幼児教育・保育・地域の子ども・子育て支援を総合的に推進し，**支援の量の拡充や質の向上**を目的としている。2015年（平成27年）より本格的に施行し，市町村が実施主体となり，地域のニーズに基づき，計画の策定，給付・事業を実施している（図8-6）。子ども・子育て支援新制度では，認定こども園制度の改善，小規模保育等への財政支援の創設，地域の実情に応じた子育て支援の充実を行っている。認定こども園は，教育と保育を一体的に行う施設で，①就学前の子どもに幼児教育・保育を提供する機能，②地域における子育て支援を行う機能を備えている。認定基準を満たす施設は，都道府県等から認定を受けることができる。保護者が就労しているかどうかに関わらず，教育・保育を一体的に実施する施設である。

　また，子どもを中心とした社会を目指すためにこども家庭庁が2023（令和5）年4月に設置され

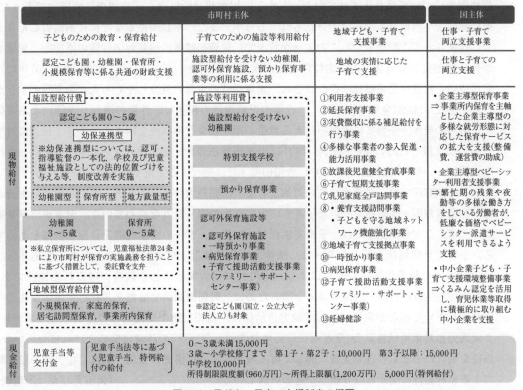

図8-6　子ども・子育て支援制度の概要
資料：こども家庭庁，子ども・子育て支援制度

Column　男性の育児休業等取得

　改正育児・介護休業法により2022（令和4）年10月1日から「産後パパ育休」（出生時育児休業）や「育児休業の分割取得」が施行された。産後パパ育休では，男性の育児休業取得促進のため，産後8週間以内に28日を限度として2回に分けて取得できる休業で，1歳までの育児休業とは別に取得できる制度である。これまで育児休業は原則1回しか取得できなかったが，法改正により，男女ともそれぞれ2回まで取得（育児休業の分割取得）することが可能となった。2023（令和5）年4月から，従業員数が1,000人を超える企業は男性労働者の育児休業取得率等の公表も必要となった。　　　　　　　　　　　　　　　　　　　　　　　　　　　（大田えりか／西村悦子）

た。こども政策を総合的に推進するための包括的な基本法として，こども基本法が2023（令和5）年4月に施行されたが，こども家庭庁はこども基本法の着実な施行，子ども・子育て支援制度に基づく取り組みなどを行っている。

H　児童虐待防止

児童虐待に関する児童相談所の相談対応件数は増加傾向にあり，令和3年の福祉行政報告例によると2021（令和3）年度は207,660件であった。この内，相談内容で最も多いのが心理的虐待（60.1％），次いで身体的虐待（23.7％），ネグレクト（15.1％）で，最も少ないのが性的虐待（1.1％）であった。児童虐待による死亡は，令和3年の福祉行政報告例によると2020（令和2）年度に発生し，表面化した77人であった。

　児童虐待防止対策として，2000（平成12）年に児童虐待の防止等に関する法律（以下，児童虐待防止法）が施行された。児童虐待への対応について，これまでは1948（昭和23）年に施行された児童福祉法に基づき行われてきた。児童福祉法には，子どもの虐待を発見した場合の児童相談所等への通告や児童の居住地等への立ち入り調査，家庭裁判所の承認を得て行う児童の施設入所の措置権限等について盛り込まれていた。しかし，児童相談所は立ち入り調査に消極的であったり，家庭裁判所への申立て手続は十分知られておらず，また，承認が出るまでに長期間要したりと十分に行使されてこなかった。このような状況で，児童相談所の相談対応件数の増加等，児童虐待が社会問題化していき，児童虐待防止法が成立した。2004（平成16）年，2008（平成20）年に，児童虐待防止法及び児童福祉法が改正され，児童虐待の定義の見直しや立ち入り調査等の強化がなされてきた。2022（令和4）年6月に，近年の児童虐待の相談対応件数の増加，虐待による重篤な死亡事例の発生，子育てに困難を抱える世帯の顕在化などの状況を踏まえ，子育て世帯に対する包括的な支援のための体制強化を目的に「児童福祉法等の一部を改正する法律」が成立した。本改正法は，一部の規定を除き，2024（令和6）年4月に施行する予定である。

　こども家庭庁では，児童虐待防止対策として，①児童虐待の発生予防，②児童虐待発生時の迅速・的確な対応，③虐待を受けた子どもの自立支援の取り組みを進めている。児童虐待の発生予防として，こども家庭庁では，子育て世代包括支援センターの全国展開を目指し整備を進めている。子育て世代包括支援センターは，法律上の名称は母子健康包括支援センターであり，2017（平成29）年の母子保健法の改正により，市町村に設置することが義務づけられた施設である。児童虐待発生時の迅速・的確な対応を図るために，関係機関間で情報を共有し，適切な連携の下で対応していくことが重要である。地方自治体は，情報交換や支援内容の協議を行う場として，要保護児童対策地域協議会（子どもを守る地域ネットワーク）の設置に努めなければならない。虐待を受けた子どもの自立支援に関しては，親子関係の再構築の強化，里親，特別養子縁組制度による家庭養育に関する取り組みが進められている。　　　　　　（大田えりか／西村悦子）

05　成人保健・高齢者保健・介護

A　高齢者保健・介護の概要

（1）加齢と健康

　ヒトは誰もが年を重ねる（加齢）ものであるが，できるだけ長く健康でありたいと願うことが一般的ではないだろうか。医療や介護分野でも「健康上の問題で日常生活が制限されることなく生

活できる期間」である**健康寿命**の延伸が重要となっている。2019（令和元）年の健康寿命は男性72.68歳，女性75.38歳となっている。令和4年国民生活基礎調査では，要介護者等を年齢階級別にみると，年齢が高い階級の占める割合が高い。85〜89歳が27.1％，90歳以上が26.2％と85歳以上で過半数を占めた。性・年齢階級別にみると，男性は85〜89歳で23.7％，女性は90歳以上で30.9％が最多であった。また，年齢が高いほど要介護認定率の上昇がみられている。

　加齢とともに心身の健康状態が低下している状態をフレイル，ロコモティブシンドロームの基礎疾患のうち，筋肉の減少によるものをサルコペニアという。食事や運動等による**フレイル**や**サルコペニア**の予防が重要であり，高齢者の QOL の向上が求められている。

（2）　特定健康診査・特定保健指導

　老人保健法が「高齢者の医療の確保に関する法律（高齢者医療確保法）」に全面改正され，2008（平成20）年度から特定健康診査および特定保健指導が導入された（図8-7）。この結果，生活習慣病予防の観点から地方自治体が，老人保健事業として実施してきた基本健康診査等の実施主体が医療保険者に変更され，特定健康診査・特定保健事業として実施が義務づけられた。40歳から74歳の被保険者・被扶養者が対象者となった。75歳以上の健康診査は，後期高齢者医療広域連合の保健事業の一環としての努力義務とされた。

　特定健康診査・特定保健指導は，メタボリックシンドローム（内臓脂肪症候群）に着目したもの

図8-7　特定健康診査・特定保健指導の概要

資料：（財）厚生労働統計協会，「国民衛生の動向」2023/2024

で，糖尿病，心疾患（心臓病），脳血管疾患（脳卒中）などの生活習慣病の予防を目指している（第7章 **03** 代謝疾患A 肥満，メタボリックシンドローム p.158参照）。糖尿病については，合併症の結果として増加する人工透析患者を減らすという目的が背景にある。

特定健康診査では，質問票（服薬歴，喫煙歴など），身体計測（身長，体重，BMI，腹囲），血圧測定，理学的検査，検尿（尿糖，尿たんぱく），血液検査（脂質，血糖，肝機能）の基本的項目と医師が必要と認めた場合に実施する詳細な健診項目について検査が行われる（図8-7）。健診結果は異常値の項目，程度，意義などについて，各受診者に通知される。

その結果に基づき，生活習慣病のリスクが高い受診者を，リスクの程度に応じて，情報提供レベル，動機づけ支援レベル，積極的支援レベルの3段階に階層化して，医師，保健師，管理栄養士による保健指導が行われる。腹囲とBMI情報のステップ1と血液情報（血糖，脂質）血圧，喫煙歴のステップ2の情報から階層化を行う。特にリスクの高い受診者は医療機関への受診勧奨となる。効果的な特定健診・特定保健指導を実施するため，「標準的な健診・保健指導プログラム（平成30年度版）」が作成され，エビデンスとなる特定健診関連データの集積が行われている。

（3）　老人保健法から後期高齢者医療制度へ

老人医療費は1973（昭和48）年，老人福祉法の改正により，70歳以上は無料となったが，財政悪化のため1983（昭和58）年，老人保健法施行に伴い，無料は廃止され，一部負担となった。老人保健法を基に国民の老後における健康の保持と適切な医療の確保を図るため，また生活習慣病予防の重要性から，高齢になる前の40歳以上の壮年者を対象として様々な保健事業が行われた。

保健事業には，①健康手帳の交付，②健康教育，③健康相談，④健康診査，⑤医療等，⑥機能訓練，⑦訪問指導があり，市町村が実施主体となった。2006（平成18）年度から65歳以上を対象とする健康教育，健康相談，機能訓練，訪問指導は，地域支援事業へ移行した。また，これまで老人保健事業として実施してきた歯周疾患検診，骨粗鬆症検診などの健康診査については，2008（平成20）年度から健康増進法に基づく事業として市町村が引き続き実施することとされた。保健事業の財源については国，都道府県，市町村がそれぞれ1/3ずつ負担した。老人保健法では，75歳以上（または65歳以上75歳未満の老人で寝たきりの老人）を対象として医療等が提供された。それらの費用負担は，国，地方公共団体のほか，保険者が共同で費用を拠出する共同負担制度にした。しかし，少子高齢化の急速な進展により医療費負担が増大し，制度の維持が困難になった。このため2008（平成20）年に同法は廃止され，高齢者の医療の確保に関する法律に全面改正され，特定健診・特定保健指導，後期高齢者医療制度が始まった（第2章 **01** 保健・医療・福祉における行政の仕組みと法規 A 法規の定着と内容 p.24参照）。

（4）　老人福祉法の制度と関連サービスの展開

老人福祉法は1963（昭和38）年に制定され，わが国の老人福祉対策が積極的に進められた。この法律により，老人福祉の向上を図る施策が総合的・体系的に推進されるようになり，養護老人ホーム，特別養護老人ホーム，軽費老人ホーム，老人福祉センターなどが創設された。養護老人ホームは低所得者向けの施設であるが，特別養護老人ホームは要介護者を対象とした施設である。2015（平成27）年の介護保険法改正により，原則要介護3以上の入居基準が示された。

1962（昭和37）年に現在の訪問介護事業の前身となる事業が創設され，1978（昭和53）年に短期入所生活介護（ショートステイ）事業，1979（昭和54）年に日帰り介護（デイサービス）事業が創設

された。訪問介護事業は1980年代頃から**ホームヘルプサービス**事業とよばれるようになった。デイサービス(通所介護)は，介護事業者が居宅の要介護者を送迎して，事業所内で入浴・食事・日常生活動作・日常生活の支援や機能訓練を行う。ホームヘルプサービス事業，ショートステイ事業，デイサービス事業は要介護者の在宅生活を支える**在宅福祉3本柱**とよばれ，1989(平成元)年の高齢者保健福祉推進十ヵ年戦略(ゴールドプラン)や1994(平成6)年の新ゴールドプラン以降においても在宅介護を支えている。

B 後期高齢者医療制度

2008(平成20)年4月より，後期高齢者(75歳以上)への医療は，**高齢者の医療の確保に関する法律**(高齢者医療確保法)により提供されている。後期高齢者医療制度の運営主体は都道府県単位で，すべての市町村が加入する後期高齢者医療広域連合であり，医療の給付や保険料を決定する。現行制度における医療給付の財源負担は，公的負担が約5割，現役世代からの保険料が約4割，後期高齢者の保険料が約1割となっている。後期高齢者の保険料は診療報酬の改定に合わせて2年ごとに改定される。

被保険者は，75歳以上もしくは65～74歳で障害状態にあり，広域連合の認定を受けた者である。保険料は，すべての被保険者が支払う。保険料の支払いは所得に応じて，年金天引き(所得が一定水準以上の人)と口座振替・銀行振り込み(普通徴収)に分かれる(図8-8)。

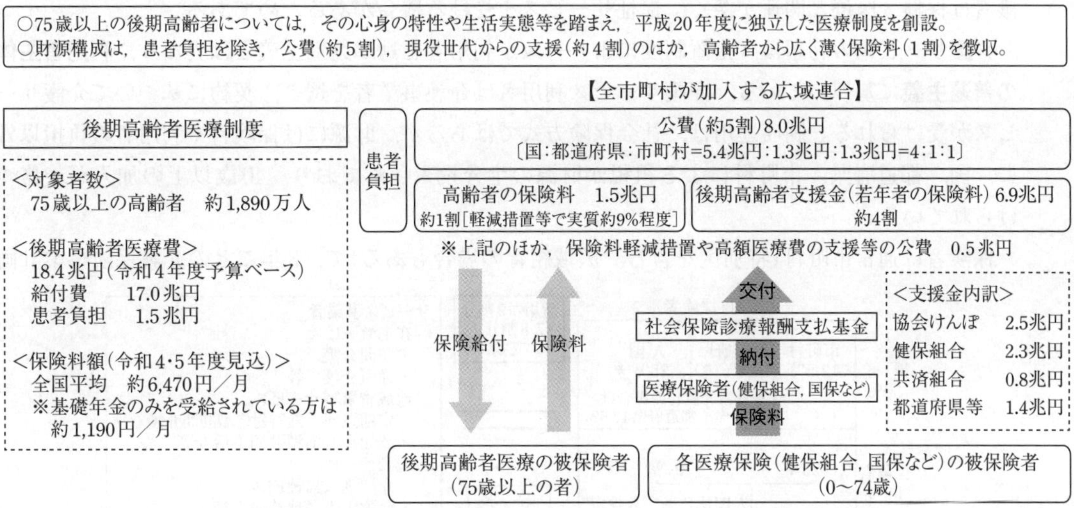

○75歳以上の後期高齢者については，その心身の特性や生活実態等を踏まえ，平成20年度に独立した医療制度を創設。
○財源構成は，患者負担を除き，公費(約5割)，現役世代からの支援(約4割)のほか，高齢者から広く薄く保険料(1割)を徴収。

【全市町村が加入する広域連合】

後期高齢者医療制度

<対象者数>
75歳以上の高齢者　約1,890万人

<後期高齢者医療費>
18.4兆円(令和4年度予算ベース)
給付費　17.0兆円
患者負担　1.5兆円

<保険料額(令和4・5年度見込)>
全国平均　約6,470円/月
※基礎年金のみを受給されている方は
約1,190円/月

患者負担

公費(約5割)8.0兆円
〔国:都道府県:市町村=5.4兆円:1.3兆円:1.3兆円=4:1:1〕

高齢者の保険料　1.5兆円
約1割〔軽減措置等で実質約9%程度〕

後期高齢者支援金(若年者の保険料)6.9兆円
約4割

※上記のほか，保険料軽減措置や高額医療費の支援等の公費　0.5兆円

保険給付　保険料

交付
社会保険診療報酬支払基金
納付
医療保険者(健保組合,国保など)
保険料

<支援金内訳>
協会けんぽ　2.5兆円
健保組合　2.3兆円
共済組合　0.8兆円
都道府県等　1.4兆円

後期高齢者医療の被保険者
(75歳以上の者)

各医療保険(健保組合,国保など)の被保険者
(0～74歳)

図8-8　後期高齢者医療制度の運営の仕組み(令和4年度)

資料:(財)厚生労働統計協会，「国民衛生の動向」2023/2024

C 介護保険制度が創設されるまで

福祉，介護サービスにおいても専門性が求められるようになった。1987(昭和62)年に社会福祉士や介護福祉士が国家資格として制度化された。1989(平成元)年の高齢者保健福祉推進十か年戦略(ゴールドプラン)ではホームヘルプ，ショートステイ，デイサービスの整備目標が設定され，在宅介護支援センターがこれらの在宅サービス利用の調整を行うこととなった。市町村では，福祉八法の改正により老人保健福祉計画の策定が義務づけられたが，ゴールドプランを上回る介護ニーズが明らかになった。このため，1994(平成6)年に目標値を引き上げた**新ゴールドプラン**が策定された。

同年，高齢社会ビジョン懇談会が，誰もが介護を受けることができる新たな仕組みの構築を21世紀福祉ビジョンとして提言した。これが1997(平成9)年の**介護保険法**につながった。1990

年代前半のバブル崩壊を契機として租税収入が減少し，国債依存度が高まったこと，今後の介護費用の増大の見込みなどから高齢者の保健福祉分野の基盤整備のために新たな財源を確保する必要があった。

D　介護保険法と介護保険制度

わが国の社会保険制度の一つである介護保険制度は，2000（平成12）年に施行された**介護保険法**に基づいている。その創設の背景には，少子高齢化の進行，それに伴う要介護者の増加，核家族化と介護者の高齢化による家族の介護支援機能の縮小，医療技術の進歩，従来の老人福祉制度と老人医療制度における問題点の克服，新たな財源の確保の必要性といった多くの事項が挙げられる。

介護保険法第一条には，「加齢によって生じる心身の変化に起因する疾病などにより要介護状態となり，入浴，排せつ，食事などの介護，機能訓練並びに看護及び療養上の管理その他の医療を要する者等について，これらの者が尊厳を保持し，その有する能力に応じ自立した日常生活ができるよう，必要な保健医療サービス及び福祉サービスに係る給付を行うため，国民の協同連帯の理念に基づき介護保険制度を設け，その行う保険給付等に関して必要な事項を定め，もって国民の保健医療の向上及び福祉の増進を図ることを目的とする」とあり，介護の給付のみを対象とした法律でないことがわかる。このような記載になった理由は，要介護には原因疾患があり，要介護者は保健・医療と関連が深く，福祉サービスを受ける機会があるためである。

介護サービスの利用は，措置制度により行政が利用者を選ぶ選別主義とは異なり，**利用者主体の普遍主義**に基づいている。介護サービス利用者は介護事業者を選べ，契約に基づいて介護サービスが受けられる。制度運用は，社会保険方式ではあるが，財源には保険料や利用者の負担以外に，国，都道府県，市町村による租税が財源の半分投入されており，40歳以上の加入が義務づけられている。

保険者は通常市町村（特別区を含む。広域組合の場合もある）で，3年ごとの介護保険事業計画

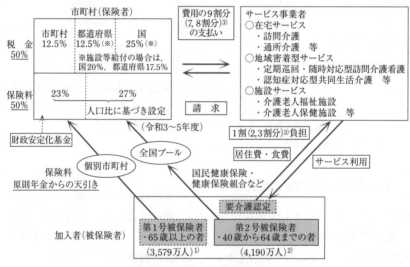

図8-9　介護保険制度の仕組み

資料：(財)厚生労働統計協会，「国民衛生の動向」2023/2024を一部改変

注〕　1）第1号被保険者の数は，令和2年度「介護保険事業状況報告」によるものであり，2年度末の数である。
　　　2）第2号被保険者の数は，社会保険診療報酬支払基金が介護給付費納付金額を確定するための医療保険者からの報告によるものであり，令和2年度内の月平均値である。
　　　3）平成27年8月移行，一定以上所得者については費用の8割分の支払いおよび2割負担。平成30年8月以降，特に所得の高い層は費用の7割分の支払いおよび3割負担

に基づいて介護サービスを提供する。被保険者は65歳以上の第1号被保険者と40歳以上65歳未満の第2号被保険者で，第1号被保険者は要支援，要介護認定により，原因に関わらず介護サービスを利用できる。第2号被保険者は加齢により生じる16の特定疾病のみに限定して介護サービスが利用できる（図8-9）。給付という観点からは，介護給付と予防給付によるサービスに分けられ，指定・監督という観点からは，都道府県と市町村に区分することができる（p.211参照）。

E 介護保険制度の構成

介護保険制度は，保険者（市町村，特別区など），被保険者（40歳以上の住民），介護サービスの利用者，利用者の家族，介護支援専門員（ケアマネジャー），サービス事業者，介護認定審査会，地域包括支援センター，主治医などから構成されている。今後は制度のみではなく，制度外の地域資源と制度内の資源を組合せ，保険者機能をどのように強化していくかが問われている。

ここでは介護保険制度を次の6つのシステムで整理している。

ここでは，介護保険制度について，①介護保険事業計画と財源管理，②要介護認定，③介護サービス利用，④介護サービスの種類とサービス提供，⑤ケアマネジメントとモニタリング評価，⑥被保険者管理，⑦地域支援事業，⑧地域包括支援センターの視点から整理する。

F 介護保険事業計画と財源管理

（1）保険者・被保険者と運用方式

介護保険の保険者は，原則市町村や特別区であり，複数の市町村が広域連合として介護保険を運用する場合もある。保険者は3年を1期として，3年ごとに（2005（平成17）年までは5年を1期）介護保険事業計画の策定を義務づけられて，3年間の介護供給量を推計し給付費を予測して保険料を定める。2024年度からは第9期である。2018年度には第7次医療計画がスタートしていて，2024年度からは第8次医療計画期間となる。第7次医療計画からは周期を合わせて6年ごとの計画期間としたので，介護保険事業計画とより一体的に推進されることとなった（医療計画は3年ごとに中間見直しが行われる）。被保険者は，65歳以上の第1号被保険者と40歳以上65歳未満の医療保険加入者である第2号被保険者に区分される。介護保険は**社会保険方式**で運営されている。地域分析に基づく計画が重要となる。

（2）介護保険財源

介護保険財源は，被保険者，サービス利用者，国，都道府県，市町村により賄われており利用者の負担分を除いて保険料50％，公費50％である。居宅介護の公費は国が全体の25％，都道府

県，市町村がそれぞれ12.5％を負担。施設介護では，国20％，都道府県17.5％，市町村12.5％の負担である。

　2014年6月に医療介護総合確保推進法により各都道府県に設けられた地域医療介護総合確保基金は，介護資源の整備や確保における財源にもなっている。

（3）　介護保険料

　介護保険料は，第1号被保険者の場合，市町村ごとに所得段階別の保険料が設定されている。保険料徴収では，一定額以上の所得者は年金からの特別徴収（天引き）される。それ以外の者は，市町村が個別に徴収する普通徴収になる。第2号被保険者については，医療保険者が介護納付金（被保険者1人当たり全国均一の額に各医療保険加入者の第2号被保険者数を乗じた額）を社会保険診療報酬支払基金に納付することとされていたが，2017年（平成29）年の法改正で被用者保険間での総報酬割（報酬額に比例した）負担が導入された。つまり，保険料は介護サービス利用による介護給付に対応して決定されるので，サービス給付額が大きい利用者が増加すると，保険料が高くなる。

Ｇ　要介護認定

　介護保険制度では，市町村の要介護認定を受けないと介護サービスが利用できない。手続きは，まず介護サービス希望者が市町村に要介護認定の申請を行う。訪問調査員が心身の状況に関する74項目の基本項目調査を行い，調査時に特記事項があれば記載した結果を基に一次判定が，次いで二次判定により要介護認定が決定する。訪問調査は，通常地域包括支援センターの介護支援専門員や市町村の職員などが担当している。

　市町村は，国が提供する全国一律のコンピューターソフトを用いて要介護の程度（介護の必要な時間）を一次判定する。要介護度判定は，必要と思われる介護サービス投入時間を参考にしており，障害の程度を必ずしも反映していない。一次判定では，自立か否か，自立でない場合は，要支援1，2と要介護1から5までの7段階の要介護判定が自動的に行われる。二次判定は市町村の介護認定審査会（医療，介護職等有識者計5名程度）で行われ，一次判定結果，訪問調査の特記事項，主治医の意見書などを参考にして要介護度を最終判定する。この時点で最終的に自立か否か，自立でない場合は，要支援1，2と要介護1から5までの7段階の要介護認定が決定され，その結果が市町村から申請者に通知される。要介護の区分は，5つの分野ごとに計算される要介護認定等基準時間の長さによって決まる。この基準時間は，介護の手間が相対的にどの程度かかっているのかを示すもので，医学的基準によるものではない。要介護認定方法については，適宜見直しが行われている。要介護認定の更新・変更認定時の調査の場合は，介護支援専門員（ケアマネジャー）に委託することができる。

　要介護認定の有効期間は，原則6か月であるが，2012（平成24）年度からは，新規の要介護認定や要支援認定の有効期間は12か月まで延長された。更新の場合，要介護状態区分が同一のときは最長48か月に延長された。

Ｈ　介護サービス利用

（1）　介護サービス受給者（利用者）

　65歳以上の第1号被保険者は，要介護状態または要支援状態と判断された場合，介護保険に基づく給付を受けることができる。第2号被保険者は，老化に起因する16の特定疾病*に限り，要介護状態または要支援状態になると判断された場合に給付される。

＊**特定疾病**　がん，関節リウマチ，筋萎縮性側索硬化症，後縦靱帯硬化症，骨折を伴う骨粗鬆症，初老期における認知症，進行性核上性麻痺・大脳皮質基底核変性症・パーキンソン病，脊髄小脳変性症，脊柱管狭窄症，早老症，多系統萎縮症，糖尿病性神経障害・糖尿病性腎症・糖尿病性網膜症，脳血管疾患，閉塞性動脈硬化症，慢性閉塞性肺疾患，両側の膝関節または股関節に著しい変形を伴う変形性関節症

（2）　区分支給限度基準額・介護サービス計画・介護報酬

　介護サービスの給付は要介護度に対応して決められる。要支援・要介護者は区分支給限度基準額内で1〜3割負担で介護保険サービスを利用することができる。限度額を上回る費用はすべて自己負担となる。

　介護サービスの利用に際しては，利用者の選択と自己決定を前提として種類や利用量，利用スケジュールについて**介護サービス計画（ケアプラン）**が作成される。要支援・要介護者のアセスメント，利用者側の所得制約，家族介護などを考慮した介護サービス計画が作成され，それに基づいて介護サービスが提供されている。地域の介護資源不足や所得制約などにより，利用者がニーズ・アセスメントに適合した介護サービスを使わないこともある。利用者自らが介護サービスの利用計画を作成することも可能である。

　介護サービス計画（ケアプラン）に基づいて介護サービスが利用者に提供されると，介護サービス提供事業者は，サービス対価として，介護給付費単位数に基づいて介護報酬（介護保険から7〜9割，利用者から1〜3割）を受けとる。この単位数は，厚生労働大臣が社会保障審議会介護給付費分科会の意見を聞いて定めることになっている。介護報酬改定は3年ごとに行われる。

Ｉ　介護サービスの種類とサービス提供

（1）　介護サービスの種類と指定・監督

　介護サービスには，予防給付サービス（要支援対象）と介護給付サービス（要介護対象）がある。いずれのサービスにも都道府県と市町村がそれぞれ指定監督を行うサービスがある。介護保険制度におけるサービスは，要介護認定に応じて利用することができる（図8-10）。介護保険では，人員・設備・運営基準などが設定され，この基準に合致する施設や事業者を都道府県や市町村が指定・監督している。

　都道府県が指定・監督を行う**予防給付サービス**には，介護予防サービスとして，介護予防訪問看護，介護予防通所リハビリテーション，介護予防短期入所生活介護などがある。**介護給付サービス**には，**居宅サービス**等として訪問介護，訪問看護，通所介護，短期入所生活介護，居宅介護支援，特定施設入居者生活介護等があり，**施設サービス**として介護老人福祉施設や介護老人保健施設，介護療養型医療施設，介護医療院がある。介護療養型医療施設は2018（平成30）年3月末で廃止予定であったが，経過措置期間が2024（令和6）年3月まで延長された。2018（平成30）年4月に主に長期にわたり療養が必要である要介護者を対象とした**介護医療院**が創設された。特定施設入居者生活介護は，有料老人ホームやサービス付き高齢者向け住宅等にも一部適用されている。これらの居住系サービスのあり方に関する議論は医療やまちづくりの視点からも今後より重要になってくる。

　2006（平成18）年度の介護保険制度改正では，市町村が指定・監督する地域密着型サービスが提供されることになった。地域密着型サービスにも予防給付と介護給付がある。予防給付サービスには，**地域密着型介護予防サービス**として，介護予防小規模多機能型居宅介護，介護予防認知症対応型通所介護，介護予防認知症対応型共同生活介護（グループホーム）がある。また，介護給

付では，地域密着型サービスとして定期巡回・随時対応型訪問介護看護や小規模多機能型居宅介護，認知症対応型共同生活介護（グループホーム）などがある。2011（平成23）年には介護保険法が改正され，翌年に定期巡回・随時対応型訪問介護看護，複合型サービス（平成27年度に看護小規模多機能型居宅介護に名称変更）が追加された。2018（平成30）年度からは居宅介護支援についても市町村が指定・監督を行うサービスとして権限が移譲された。

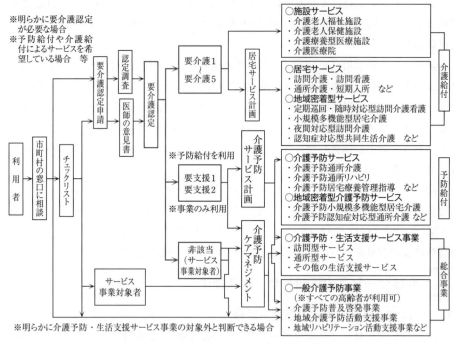

図8-10　介護サービスの利用の手続き

資料：（財）厚生労働統計協会，「国民の福祉と介護の動向」2023/2024

J　ケアマネジメントとモニタリング評価

（1）ケアマネジメント

　介護保険では，利用者がサービス事業者を選択することができる。居宅サービスでは，自分もしくは介護支援専門員（ケアマネジャー）が居宅サービス計画を作成する。施設サービスでは，施設の介護支援専門員が施設サービス計画（ケアプラン）を作成する。介護予防サービスについては，主に地域包括支援センターが介護予防サービス計画（介護予防ケアプラン）を作成する。居宅サービス計画作成には，要支援・要介護者のニーズ・アセスメント（事前評価）が必要で，どのようなサービスが必要か課題分析が行われる。ニーズ・アセスメントの後，関係するサービス担当者とのカンファレンスなどを通じて調整を進めながら計画を作成する。介護支援専門員は介護サービス計画が適正に実施されているか評価して，問題があれば改善策などを考えて関係者への適切な対応や介護サービス計画の見直しなどを行う。これら一連のプロセスをケアマネジメントとよぶ。

（2）モニタリング評価

　サービス提供後には，サービスが適正に行われているか，利用者はサービスに満足しているか

など利用者のケアマネジメントを対象にした狭義の**モニタリング**評価が行われる。モニタリング評価は，ケアマネジメントの過程で実態情報を収集し，介護サービスが適正に行われているかを評価し，改善していく過程でもある。モニタリング評価には，事前評価，プロセス評価，事後評価がある。事前評価(ニーズ・アセスメント)はニーズ・アセスメントやモニタリングが行われる仕組みがあるかの検証評価，プロセス評価はケアプランが適正に行われているかの検証評価，事後評価(アウトカム評価)は，ケアプランで意図した成果が達成できているかの検証評価である。

行政が行うモニタリングは，ケアプランの妥当性について検証(ケアプラン適正化事業など)することが多い。他方，地域のケアマネジメントが全体的に適正に運用されているかの検証評価には，地域のケアマネジメントの情報収集が必要で，地域ケア会議や地域包括支援センター協議会で得られた情報を参考に評価判断する。ここでは，この過程を**広義のモニタリング**とよぶ。

ケアマネジメントの評価は狭義・広義2つのモニタリングの視点でみることができるが，利用者の所得制約や，地域の介護資源不足などで必ずしも十分機能していない。ある介護サービスが地域で不足している場合，狭義のモニタリングでは，サービス利用資源が不十分なケアプランが作成されても，ケアプランが適正と評価される可能性は大きいが，広義のモニタリングの立場からは，地域の介護資源が不足気味なので，地域の資源不足解消が必要という評価になる。介護保険制度の枠にとらわれず，これら2つのモニタリングを行う仕組みをモニタリングシステムとして地域で構築していく必要がある。

K 被保険者管理

保険者である市町村は，65歳以上の第1号被保険者と40歳以上65歳未満の医療保険加入者(本人および家族)である第2号被保険者の情報把握を常時行っている。被保険者は「所在地主義」であり，第1号被保険者は住所地の市町村の被保険者となる。ただし，介護老人福祉施設等に入所する被保険者は「住所地特例」が適用され，施設の住所に転居しても，もとの市町村の被保険者になる。これは介護施設のある市町村に高齢者が転居して住民になると，介護施設のある市町村の介護給付費負担が大きくなるからである。地域密着型サービス利用は原則市町村居住者を対象とするので，これらサービスの管理も市町村で行われている。

介護保険運用では被保険者の年齢管理や介護サービス給付限度額の範囲の確認が必要で，市町村は住民基本台帳を基礎として被保険者の管理システムを用いている。市町村はこのシステムを用いて住民が被保険者であることを確認して，被保険者証を発行する。

L 地域支援事業

地域支援事業は，2005(平成17)年の介護保険改正で創設され，市町村による介護予防の推進と地域における包括的・継続的なマネジメント機能の強化が図られた。2011(平成23)年の介護保険法改正で，各市町村の判断で実施される**介護予防・日常生活支援総合事業**(以下，総合事業)が加わった。2014(平成26)年には，ポピュレーションアプローチの考え方も含めた通いの場等の取り組みを推進するために一般介護予防事業が創設された。2017(平成29)年4月以降，総合事業は全市町村で実施されている。

地域支援事業には，総合事業，包括的支援事業，任意事業(各市町村の判断で実施)があり，市町村は地域支援事業の利用者に利用料を請求することができる。

総合事業は，①介護予防・生活支援サービス事業と②一般介護予防事業に区分される。包括的支援事業は，①地域包括支援センターの運営と②社会保障充実分に分けられる。詳細は次の通りである。

①総合事業は**要支援者と虚弱高齢者**に対して，**介護予防・生活支援サービス事業**(訪問型サービス，通所型サービス，その他の生活支援サービス，介護予防ケアマネジメント)とすべての高齢者が対象の**一般介護予防事業**(介護予防把握事業，介護予防普及啓発事業，地域介護予防活動支援事業，一般介護予防事業評価事業，地域リハビリテーション活動支援事業)を行う。

②**包括的支援事業**(地域包括支援センターの運営)では，**総合相談支援事業**(地域の高齢者の実態把握，介護以外の生活支援サービスとの調整など)，**権利擁護業務**(虐待防止，権利擁護に必要な支援等)，**包括的・継続的ケアマネジメント支援業務**(支援困難事例に関する介護支援専門員への助言，地域の介護支援専門員のネットワークづくりなど)，地域ケア会議推進事業が実施される。

③**包括的支援事業**(社会保障充実分)では，住み慣れた地域で最期まで自分らしく暮らせるよう**在宅医療・介護連携推進事業**や，認知症総合支援事業(認知症初期集中支援チーム，認知症地域支援推進員など)，生活支援体制整備事業(生活支援コーディネーターの配置，協議体設置)などを対象とする。

④**任意事業**は市町村が地域特性に応じて創意工夫する事業であり，市町村の力量が問われる。

介護予防を市町村の地域支援事業に移行する国の方針が示されているが，介護予防対策にも新たな発想が必要である。例えば，**脳卒中**は要介護の主な原因の一つである。このため脳卒中予防は重度の要介護者を減らす主要対策となるが，現状は一次予防やリスクグループの発見と生活指導による1.5次予防が主流であり，効果がみえにくい。

脳卒中の多くを占める脳梗塞における**静注血栓溶解**(**rt − PA**)療法は，発症4.5時間までの保険適用が可能とされ，超急性期段階での搬送が非常に重要である。そのため，脳梗塞の症状を住民が理解するための啓発活動も重要となる。たとえば国立循環器病研究センターが作成した**FAST**(Face：顔のゆがみ，Arms：両腕のバランス，Speech：言葉の異常，ろれつ，Time：発症時間の確認，病院到着までの時間を早くすること)の活用が考えられる。早期発見・早期治療が求められている。

Ⓜ 地域包括支援センター　2005(平成17)年の介護保険法の改正により創設された**地域包括支援センター**は市町村の機能として日常生活圏域ごとに設置されている。また，総合相談支援業務，包括的・継続的ケアマネジメントの権利擁護業務，支援業務，介護予防ケアマネジメント業務の4つの機能等を担っている(図8-11)。2022(令

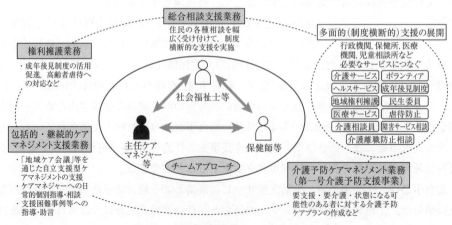

図8-11　地域包括支援センターについて

資料：(財)厚生労働統計協会，「国民の福祉と介護の動向」2023/2024

和4)年4月末現在で全国に5,404か所(ブランチなどを含めて7,409か所)が設置されていて，その運営形態は市町村直営が20%，社会福祉法人等への委託型が80%で委託型が増加傾向にある。

当初は大部分のセンターが過去に在宅介護支援センターを運営していた事業者であったが，新たな事業者も参入している。これらの事業者は市町村からの委託を受けて運営しており市町村直営は少ない。標準的なセンターでは保健師，または看護師，社会福祉士，主任介護支援専門員(ケアマネジャー)が配置されている。

このセンターの運営では，市町村，地域のサービス事業者，関係団体，被保険者の代表などで構成された**地域包括支援センター運営協議会**が設置され，地域のサービス実態や課題を共有している。2011(平成23)年の介護保険法の改正により，地域の実情に沿った地域包括ケア実現のため多職種がケアプランを話し合う地域ケア会議の開催も役割の一つとして位置づけられた(表8-4)。

表8-4　地域包括支援センターの設置・体制と基本機能

地域包括支援センターの設置と運営体制

運営主体	市町村，在宅介護支援センターの運営法人(社会福祉法人，医療法人等)その他の市町村から委託を受けた法人
エリア	市町村ごとに担当エリアを設定。小規模市町村の場合，共同設置も可能
職員体制	保健師(または地域ケアに経験のある看護師)，主任介護支援専門員。社会福祉士の3つの専門職種またはこれらに準ずる者(65歳以上の高齢者3,000～6,000人ごとに，3人の専門職種を配置)

地域包括支援センターの基本機能

共通的な支援基盤構築	地域に，総合的，重層的なサービスネットワークを構築する
総合相談支援・権利擁護	高齢者の相談を総合的に受け止めるとともに，訪問して実態を把握し，必要なサービスにつなぐ。虐待の防止など高齢者の権利擁護に努める
包括的・継続的ケアケアマネジメント支援	高齢者に対し包括的かつ継続的なサービスが提供されるよう，地域の多様な社会資源を活用したケアマネジメント体制の構築を支援する
介護予防ケアマネジメント	介護予防事業。新たな予防給付が効果的かつ効率的に提供されるよう，適切なケアマネジメントを行う

資料：(財)厚生労働統計協会，「国民の福祉と介護の動向」2023/2024を一部改変

N 介護保険制度の見直し

介護保険制度は，制度が安定的に機能すること，超高齢社会で高齢者が健康で活動的な生活を送ること，社会保障制度間の機能分担を進めることなどの視点から，法律に基づいてときどき見直しが行われている。

2005(平成17)年の見直しでは，栄養管理，運動機能低下防止，口腔の衛生など，介護予防を重視した対応がなされた。また，地域密着型サービスや地域包括支援センター創設，介護保険施設での食費・居住費の見直しなど大幅な改正になった。

2011(平成23)年の見直しでは，高齢者が住み慣れた地域で生活できる**地域包括ケアシステム**(後述)の取り組みが推進されることになり，独居要介護者でも生活しやすいよう24時間対応の**定期巡回・随時対応型訪問介護看護や複合型サービス**(平成27年度から名称変更：**看護小規模多機能型居宅介護**)が創設された。また研修・教育を受けた介護職員がたんの吸引を行うことが可能になった。

専門職種間のタスクシェアやタスクシフトは今後も議論していく必要がある。

2014(平成26)年の見直しでは，地域包括ケアを推進するため，①サービスの充実を目指した地域支援事業の充実。具体的には在宅医療・介護の連携，認知症施策の推進，地域ケア会議の推進，生活支援サービスの充実・強化など，②サービスの重点化・効率化のため，予防給付の訪問介護と通所介護を2017(平成29)年度末までに市町村の**地域支援事業**に移行する。また特別養護老人ホームの新規入所者を原則要介護度3以上に限定して，中重度者対応の施設対応とする。③低所得者の保険料の上昇負担を減らすため，保険料設定の標準段階を2017(平成29)年度から9

段階に見直す。④介護サービス利用の自己負担割合を，一定以上の所得者は2割負担とする。また施設入所費用の補足給付(住民非課税世帯の入所者の居住費・食費の負担限度額を設定)については，介護保険で負担する。また支援要件に資産を追加し，一定額の預貯金を保有するものを支給対象から除外することになった。

2017年(平成29年)の改正では，社会保障改革プログラム法等の内容を踏まえ，主に①地域包括ケアシステムの深化・推進，②介護保険制度の持続可能性に焦点があてられた。①では自立支援・重度化防止に向けた保険者機能の強化等の取り組みの推進が図られた。市町村は保険者として，都道府県は保険者を支援する立場として，地域をマネジメントする役割が求められた。ここには介護保険制度に限らない地域づくりの視点も含まれている。また，介護医療院の創設，介護保険と障害者福祉における共生型サービスの位置づけも行われた。②では利用者負担2割の方のうち，特に所得が高い層の負担が3割となった。

2020(令和2)年の見直しでは，地域共生社会の実現のための社会福祉法等の一部を改正する法律により，介護保険法等の一部が改正された。次の5つの内容から構成されている。

①地域住民の複雑化・複合化した支援ニーズに対応する市町村の包括的な支援体制の構築の支援(社会福祉法，介護保険法)，②地域の特性に応じた認知症施策や介護サービス提供体制の整備等の推進(介護保険法，老人福祉法)，③医療・介護のデータ基盤の整備の推進(介護保険法，地域における医療及び介護の総合的な確保の促進に関する法律：医療介護総合確保推進法)，④介護人材確保および業務効率化の取り組みの強化(介護保険法，老人福祉法，社会福祉士及び介護福祉士法等の一部を改正する法律：社会福祉士・介護福祉士法)，⑤社会福祉連携推進法人制度の創設(社会福祉法)

2021(令和3)年4月からは，第8期介護保険事業が開始され，介護報酬とともに介護保険料も改定された。介護報酬の改定内容は5つの事項に整理されている。①感染症や災害への対応力強化，②地域包括ケアシステムの推進，③自立支援・重度化防止の取組の推進，④介護人材の確保・介護現場の革新，⑤制度の安定性・持続可能性の確保である。業務継続計画(BCP)の策定や科学的介護情報システム(LIFE)の運用等が盛り込まれている。

2024(令和6)年4月からは介護保険事業計画の第9期となる。2025年から2040年への意識の変化が強まり，人口動態を踏まえたより中長期的な優先順位，地域特性に応じたマネジメントが重要視されている。保険者としての役割がさらに重要なものとなる。

特に，①介護サービス基盤の計画的な整備，②地域包括ケアシステムの深化・推進に向けた取り組み，③地域包括ケアシステムを支える介護人材確保，及び介護現場の生産性向上が示されている。

Ｏ　在宅ケアの意義と課題

慢性疾患が増加し，平均寿命が延びていることから入院の長期化や要介護者の増加傾向が顕著になっている。入院・入所の長期化は，社会復帰への意欲低下や社会復帰後の生活を困難にするなどの弊害もある。介護老人保健施設や短期入所(ショートステイ)が介護老人福祉施設の待機待ちの場所として利用されているケースも多く，緊急時の入所が困難になっている実態もある。長期入院・入所は国民医療費や介護給付費の面からも保険財政を圧迫することになり課題が多い。

しかし，急性期入院の短縮化を進めるには，いくつかの問題点を解決する必要がある。第1に独居や高齢者世帯の患者の退院には生活ができる十分な在宅支援体制が必要になる。第2に病院の紹介連携部門を充実しないと入院期間の短縮が困難になるが，入院期間が短縮すれば，病床利

用率が低下し病院経営リスクが発生する。第3に入院期間短縮は退院患者や新入院患者数の急速な増加につながり，医療業務の生産性を上げることになるが，病院側の大幅な人員増加が必要になる。

　このような問題点があるにも関わらず，在宅ケアが重視されているのは，長期入院や長期療養施設よりも住み慣れた自宅で過ごしながら医療や介護を受ける方が，患者や利用者のQOLを向上できると考えられているためである。身体機能が低下しても，家族や住み慣れた地域で過ごしたいと願う高齢者は多い。最期を自宅で迎えたいと考える人も多い。2014（平成26）年度の医療法改正により，都道府県が推進する地域医療構想のもとで，在宅医療の達成，医療連携体制，人材確保などを記載する計画策定が必要になった。在宅医療の整備は不可欠で，積極的に推進され始めている。

　在宅ケアは推進されているが，問題・課題もある。核家族化や独居の増加などで家族介護力が低下していることに加えて，24時間体制のケアサービスや医療介護人材が不足傾向であることも在宅ケアの推進阻害要因となっている。高齢独居患者では住まいが確保できないために，入院が長引く事態も起こっている。加えて在宅ケアでは，訪問者の移動時間が施設より多くなるので，サービス時間が少なくなってしまう。いわゆる動線費用が発生して結果的に，医療介護サービス提供が非効率になるという問題がある。動線費用を減らすため，集合住宅を活用した新たな対応も求められている。

Ｐ　地域包括ケアの必要性

（1）　地域包括ケアの概念

　地域包括ケアの概念は，2014（平成26）年6月に成立した医療法改正案と介護保険法改正案の一括法案である医療介護総合確保推進法の介護保険改正部分に示されている。ここでは団塊の世代が後期高齢期の75歳以上になる2025年までに，在宅で生活できるニーズに応じた住宅の提供，健康を確保するための医療・予防・介護・福祉，生活支援サービスとしての見守り・配食・買い物などの整備を日常生活圏で目指している。日常生活圏は，約30分以内に必要なサービスが提供される圏域（中学校区を基本）を指す。地域包括ケアを実現する地域包括ケアシステムは，市町村や都道府県が推進しており，地域特性に応じることが求められる。特に都市部の高齢化が急速であるため，首都圏など都市部の地域包括ケアシステムの構築が急がれている。

　地域包括ケアシステムでは医療や介護，予防のネットワーク化を目指しているが，住まいや生活支援がないと在宅での生活は困難である。退院時に住まいがないと社会的入院を余儀なくされるケースや独居で周辺に生活支援サービスがないと施設退所困難のケースもある。従来の在宅ケアは家族介護を前提にしたモデルであったが，今後はこれらの環境変化に対応したモデルが必要になる。これらの基盤は住宅にあり，そのあり方が地域包括ケアシステムに大きく影響する。

　一方，地域住民の健康に対する意識の改革も重要な要素である。これがないとサービス提供体制を充実させたとしても適切な利用に結びつかない可能性があるためである。地域住民を対象とした行動経済学のナッジ*などを活用した取り組みの工夫などが自治体主導で求められている。

*ナッジ　経済的なインセンティブを用いることなく，また選択することを禁止したりせずに，選択の自由を残したうえで，人びとの行動が変容するようにすること，引き起こすこと。
　第6章 03 健康増進行動コラム「ナッジとインセンティブって何」（p.146参照）

（2）　高齢者の住まい

　高齢者の住まいには，有料老人ホーム，認知症のグループホーム，シルバーハウジングなどがある。高齢者専用賃貸住宅（高専賃）などの形態もみられたが，行政指導が不十分，住まいの制度の複雑さなどにより，2011年に高齢者住まい法が改正され，**サービス付き高齢者向け住宅制度**が創設された。

　サービス付き高齢者向け住宅（サ高住）には，床面積の基準，安否確認，生活相談が義務づけられ，食事などの生活支援サービスも考慮されている。地域包括ケアでは住まいの機能に加えて介護や医療，生活支援サービスの機能を住宅に併設し，施設と同等のサービスが期待される。介護保険の24時間対応の定期巡回・随時対応型訪問介護看護や小規模多機能型居宅介護の創設により，在宅生活の限界点を高める

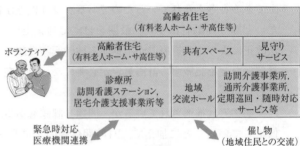
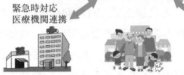

図8-12　地域包括ケアにおける集合住宅のコミュニティ

ことができた。図8-12は，今後普及が期待される集合住宅を示している。住宅には同居者や地域との交流を深めるスペースがあり，ミニコミュニティの構築が期待される。また診療所や介護事業者が近接していて見守りなどの生活支援や医療介護が充実しているモデルがみられる。

　2020（令和2）年の「地域共生社会の実現のための社会福祉法等の一部を改正する法律」で有料老人ホームとサ高住の設置状況を介護保険事業（支援）計画への記載事項に追加すること，有料老人ホームの設置状況を都道府県と市町村で情報共有することが規定されたように，高齢者の住まいと介護や医療が法的にもより一体的に取り組まれてきている。　　　　　　　　　　　　　（柿沼倫弘）

06　産業保健－働く人びとの健康

Ａ　**労働と健康**　　2023年7月のわが国の就業者数は6,772万人であり，15歳以上人口に占める就業者の割合は61.4％％である（総務省統計局：労働力調査（基本集計）2023年（令和5年）7月分）。このことから，15歳以上人口の6割以上は何らかの職業に従事していることがわかる。また，**労働基準法32条**によって定められた法定労働時間では，「1日8時間，週40時間」となっている。これを1年間で計算すると，祝日などを除いても約1,950時間となり，大学卒業時の22歳から65歳定年までをみると84,280時間を職業生活に費やすことになる。これは男性の平均寿命81.05年（令和4年簡易生命表），女性の平均寿命87.09年（同）から考えると，それぞれ人生の11.9％，11.0％を占めるが，実際には残業などもあるため，この比率はさらに大きくなる。このように人びとのライフステージのなかの多くの時間を労働が占めている。

　労働と健康を考えたとき，労働を通じて身体機能が活発になり，やりがいや達成感を得ることで精神的健康も維持できる。また労働を通じて，努力を覚え，鍛えられ，人として成長できるというメリットもある。しかし一方で，労働を通じて健康を害する事例も聞かれている。多くの人が経験しているであろうパソコンやタブレットを用いた情報機器作業を例にとって説明すると，

事務職に携わっている労働者は，1日の労働時間(8時間)の多くをデータ入力や検索，照合，文章や画像の作成や編集といった作業に費やしている。これらの作業が適切な室内照明の下で行われる，また作業しやすい自分に合ったマウスやキーボードを使用するといった作業環境，1日の作業時間が長すぎない，また1時間以内で1サイクルとし，間で10〜15分の作業休止を入れるといった作業管理などが適切に守られていない場合は，眼精疲労，肩こり，メンタルヘルスといった健康障害が出現することがある。こういった健康障害は，業種により異なる。

現在は法律により使用が禁止されているアスベスト(石綿)という天然の鉱物は，繊維がきわめて細かいことから，過去に使用されていた建築物を解体する際に飛散しやすく，作業者や周辺住民の肺のなかに入り込む(経気道曝露)。そして，じん肺や中皮腫といった不可逆的な病気の原因となり，肺がんをも引き起こすなど，甚大な健康被害をもたらすことが知られている(その他の有害物質による曝露経路は図8-13に示すので参照すること)。このようなことから，建築業においては，解体や増改築の現場でアスベストが飛散する可能性のある際には，石綿障害予防規則などの関係法令を遵守し，労働者の健康を守ることが義務づけられている。

このように，労働と健康の調和を図り，働くことで健康障害を起こさない視点が重要であり，労働衛生に関するILO/WHO(国際労働機関／世界保健機関)合同委員会(1995)においても，労働衛生の目的を「すなわち，作業を人に，また，人をその仕事に適合させること」と記している(堀口俊一：「産業衛生の目的，産業医学実践講座(日本産業衛生学会近畿地方会編)」，南江堂(2002))。

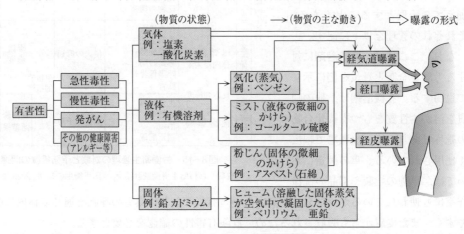

図8-13　化学物質の曝露の経路
資料：労働基準監督局，「労働のしおり」中央労働災害防止協会を一部改変

B　労働安全衛生法

日本国憲法第27条2項の条文のなかに，「すべての国民は，勤労の権利を有し。義務を負う。賃金，就業時間，休息その他の勤労条件に関する基準は，法律でこれを定める」と謳われている。このなかで，休息や1日の労働時間などを法律で定め，労働者を保護する目的で，昭和22年に制定されたのが労働基準法である。この労働基準法の前身は，明治44年制定の工場法である。工場法の制定により，わが国の労働に関する法制は一応整ったようであっ

- 昭和47年　労働安全衛生法
  職場における労働者の安全と健康を確保する。快適な職場環境を形成する。

- 昭和22年　労働基準法
  憲法第27条を受けて，労働者の適正な労働条件を確保するために制定された。

- 昭和22年　日本国憲法(第27条)
  賃金，就業時間，休息その他の就労条件に関する規準は法律でこれを定める。

図8-14　労働基準法，労働安全衛生法の位置づけ

たが，常時15人以上の職工を使用する工場に適応されるというものであり全体を補完できる内容ではなかった。そのため，工場法は労働基準法に統合されている。その後，労働安全衛生法が制定されるが，その背景には，わが国の高度経済成長期がある。この時代は，産業経済が目覚ましく発展した時期である。技術革新や生産設備の高度化など利点もあったが，生産量の増大といった業績重視の流れが強まり，労働災害による死亡者が増加し社会問題となった。このような状況を解決するため，安全衛生に関しての計画的な対策を推進し，職場における労働者の安全と健康を確保するとともに，快適な作業環境の形成を促進することを目的として，昭和47年に労働安全衛生法が制定された（図8-14）。

C　労働安全衛生対策

労働安全衛生法のなかで事業者は，労働者の健康維持や労働能力向上のために，職場の環境整備に努めなければならないと規定されている。そのため必要に応じて作業条件や作業環境を見直し改善していく必要がある。労働衛生の基本ともいうべき**労働衛生の3管理**は，**作業環境管理**，**作業管理**および**健康管理**を指す（図8-15）。これに統括管理と労働衛生教育を加えて5管理とすることもある。それぞれの管理を以下に記す。

なお，ここでは，**有機溶剤**に対する労働安全衛生対策を例に示して説明する。有機溶剤は，他の物質を溶かす性質をもつ有機化合物の総称であり，様々な職場で幅広く使用されている。車の製造においては，車両の塗装や部品の洗浄作業にも使われているが，揮発性が高いため，蒸気となり作業者の呼吸を通じて体内に吸収されやすく，また皮膚からも吸収されるため，危険有害性の確認を必要とする。

	使用から影響までの経路	管理の内容	管理の目的	指　標	判断基準
労働衛生管理	作業環境管理 有害物使用量 ↓ 発生量	代替 使用形態，条件 生産工程の変更 設備，装置の負荷	発生の抑制	環境気中濃度	管理濃度
	↓ 気中濃度	遠隔操作,自動化, 密閉	隔離		
		局所排気 全体換気 建物の構造	除去		
	作業管理 ↓ 曝露濃度 体内侵入量	作業場所 作業方法 作業姿勢 曝露時間 呼吸保護具 教育	侵入の抑制	曝露濃度 生物学的指標	曝露限界
	健康管理 ↓ 反応の程度 ↓ 健康影響	生活指導 休養 治療 適正配置	障害の予防	健康診断結果	生物学的曝露指標 （BEI）

図8-15　労働衛生管理の対象と予防措置の関連
資料：（財）厚生労働統計協会，「国民衛生の動向」2023/2024

（1）　作業環境管理

労働を通じて健康障害が起こらないよう，作業をしている環境を管理する。そのためには，作業環境に合わせて，様々な作業環境測定を行う必要がある。
有機溶剤に対する作業環境管理：作業場内で有機溶剤を使用する場合は，局所排気装置を設置し有害因子の発散源対策を行う，6か月以内ごとに1回，作業環境測定を実施し作業環境を管理する。

（2）　作業管理

労働を通じて健康障害が起こらないよう，作業方法・作業姿勢・作業時間・作業の量や質などを適切にしたり，保護具を用いて作業者が有害因子から曝露されるのを防止するなど，作業そのものを管理する。
有機溶剤に対する作業管理：有機溶剤の発散を減らしたり，曝露が少なくなるような作業手順や

方法を定める。必要な場合には，規格に適合した，適切な呼吸用保護具を選定し着用させる。

（3） 健康管理

労働者の健康障害を未然に防ぐために，健康診断や健康測定を通じて，労働者の健康状態を作業環境や作業との関連と併せて検討する。

有機溶剤に対する健康管理：一年に一回，一般的な健康状態を調べる一般健康診断と6か月に一回，有機溶剤に従事している労働者に対して特殊健康診断が行われる。有機溶剤作業に従事していることから，特別な検診項目が含まれている。健康診断の結果を下に，就業上の措置，保健指導，職場の環境改善が行われる。

（4） 総括管理

産業医や衛生管理者などの労働衛生専門スタッフが有機的に結びついて連携をとるとともに，安全管理さらには生産管理が一体となって行われるよう，総括的に管理する。

（5） 労働衛生教育

労働災害を防止するためには，労働衛生管理体制や労働衛生3管理についての理解を深めることが重要である。労働衛生教育は，健康に関する様々な問題の発生予防や抑制に重要な役割を担う。

D 産業保健従事者

労働安全衛生法では，労働災害を防ぎ労働者が安全で快適な環境で作業するために，**安全衛生管理体制**を整え，権限や責任の所在，役割などを明確にするよう義務づけている。これらはすべての業種を対象に事業者自らが，以下のスタッフを選任することが決められている（図8-16）。

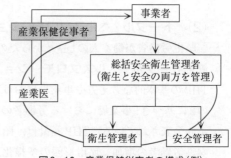

図8-16 産業保健従事者の構成（例）

（1） 産業保健従事者の種類

① 総括安全衛生管理者

労働安全衛生法第10条において，一定の規模以上の事業場について統括安全衛生管理者の選任が義務づけられている。**総括安全衛生管理者**は**衛生管理者**と**安全管理者**を指揮し，全体を統括管理する責任者で，選任すべき者の資格要件は，当該事業場において，その事業の実施を統括管理する権限及び責任を有する者(例えば工場長など)となっている。

Column 職場の作業環境管理 ─────────────────

A市のダストセンター職員から，健康管理室に連絡が入った。作業場の照度が落ちているということであった。作業場の電球が古いのではないかと思うので交換してほしいという依頼であった。電球の交換時期を確認すると，消耗するほどの期間は経過していないことがわかった。作業場が暗いということで，見えにくいことから健康障害や労働災害が起こってはいけないと考え，早々にその作業場に出向き現状を確認することにした。そこでわかったことは，電球の交換時期がきているから照度が落ちていたわけではなく，電球に埃が付着し照度を下げているという状況であった。雑巾と洗剤で電球を拭くと，アッという間に照度がもとに戻った。電球は天井に設置されており，高所であることから清掃が行き届いていなかった。このことから，作業環境管理において最初に気をつけなければならないことは，基本である清掃や定期点検であると再認識することができたのである。見逃してしまいがちではあるが基本的な作業環境管理の重要性がわかるエピソードである。

（新谷奈苗）

〈衛生面を管理するスタッフ〉

②　衛生管理者

　労働安全衛生法第12条では，一定の規模及び業種の区分に応じ総括安全衛生管理者が統括管理する業務のうち，衛生に係る技術的事項を管理する。

③　産業医

　労働安全衛生法第13条では，一定規模以上の事業場について，医師で一定の研修修了者から産業医を選任し，事業者の指揮監督の下で専門家として労働者の健康管理を行う。

　事業場内の産業保健従事者は，主とする業務を労働者の健康管理とし，健康診断の実施や事後指導，健康診断結果をもとにした，就業上の措置，職場の環境改善，健康指導に関わっている。産業保健活動の中心的な役割を果たす産業医の指導のもと，産業看護職（保健師・看護師），産業カウンセラー，精神保健福祉士，管理栄養士，運動療法士，歯科衛生士，人事労務管理スタッフなどが健康の維持・増進に向け協働している。

〈安全面を管理するスタッフ〉

④　安全管理者

　労働安全衛生法第11条では，一定の業種および規模の事業場ごとに，総括安全衛生管理者が統括管理する業務のうち，安全に係る技術的事項を管理する。

（2）　トータル・ヘルスプロモーション・プラン

　厚生労働省が働く人の「心とからだの健康づくり」をスローガンに進めている健康保持増進措置をトータル・ヘルスプロモーション・プラン（Total Health Promotion Plan：**THP**）という。THPの基本的な考え方や事業場における具体的な実施方法については，労働安全衛生法第70条の2に基づき「事業場における労働者の健康保持増進のための指針」（THP指針）が厚生労働大臣より公表されている。THP指針は，昭和63年に策定されたが，産業構造の変化，高齢労働者や女性労働者の増加，雇用形態の多様化，働き方改革の推進など，働く環境の著しい変化に伴い2019（令和元）年度と2020（令和2）年度の2度にわたり新たな視点で見直しが図られた。2019（令和元）年度の改正では，幅広い労働者の健康保持増進を目指し，生活習慣上の課題がある労働者だけではなく，現時点で生活習慣上の課題が見当たらなかった労働者，今よりもよりよい生活習慣や健康状態を目指す労働者も対象に含めた。また労働者個人に限らず，集団に対する活動もすすめるよう「ポピュレーションアプローチ」の視点を強化した。2020（令和2）年度の改正では，医療保険者に定期健康診断の結果を提供するなど，医療保険者と連携して他集団のデータと比較するといった，コラボヘルスの推進が求められた。

　THPの実施は，以下の流れで進められる（図8-17）。

1）　健康保持増進計画の策定

　長期的視点に立った継続的かつ計画的な健康保持増進措置の実施により，加齢による身体機能の低下や疾病については，かなり予防できることが明らかになってきた。労働者の健康の保持増進を図るために，基本的な計画（健康保持増進計画）を策定することが求められている。その際，事業者が健康づくりを積極的に推進することを労働者に対し表明することが必要であり，また，健康保持増進計画を衛生委員会等に付議することが望ましいといわれている。

2）　推進体制

　健康づくりを推進するためには，事業場内において，健康保持増進体制を整備することが求め

られる。実際に健康保持増進措置いかかわるスタッフ(産業医，運動指導担当者，運動実践担当者，心理相談担当者，産業栄養指導担当者，産業保健指導担当者)の人材を確保する。

3) 健康保持増進措置の内容

① 健康測定

産業医が中心となって，健康測定(問診，生活状況調査，診察，医学的検査)を行い，その結果を評価し，指導票を作成する。

② 運動指導

運動指導担当者が，個々の労働者について，運動指導プログラムを作成し，運動指導担当者及び運動実践担当者が運動実践の指導を行う。

③ メンタルヘルスケア

健康測定の結果から，メンタルヘルスケアが必要と判断されたり，問診の際に労働者本人から希望があった場合，心理相談担当者が産業医の指示のもとに，ストレスに対する気づきへの援助やリラクセーションの指導などを行う。

④ 栄養指導

健康測定の結果食生活において問題が認められた労働者に対し，産業栄養指導担当者が食生活の評価と改善の指導を行う。

⑤ 保健指導

健康測定の結果に基づき，産業保健指導担当者が，必要時，喫煙，飲酒，睡眠，口腔保健などの指導及び教育を行う。

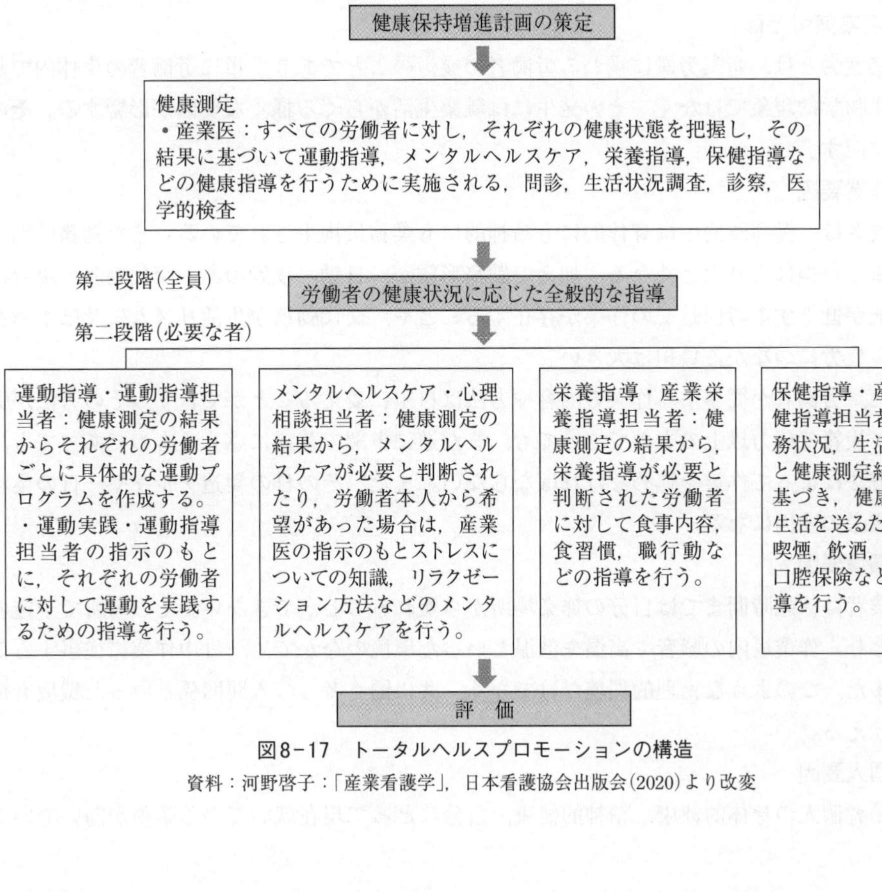

健康保持増進計画の策定

健康測定
・産業医：すべての労働者に対し，それぞれの健康状態を把握し，その結果に基づいて運動指導，メンタルヘルスケア，栄養指導，保健指導などの健康指導を行うために実施される，問診，生活状況調査，診察，医学的検査

第一段階(全員)

労働者の健康状況に応じた全般的な指導

第二段階(必要な者)

| 運動指導・運動指導担当者：健康測定の結果からそれぞれの労働者ごとに具体的な運動プログラムを作成する。
・運動実践・運動指導担当者の指示のもとに，それぞれの労働者に対して運動を実践するための指導を行う。 | メンタルヘルスケア・心理相談担当者：健康測定の結果から，メンタルヘルスケアが必要と判断されたり，労働者本人から希望があった場合は，産業医の指示のもとストレスについての知識，リラクゼーション方法などのメンタルヘルスケアを行う。 | 栄養指導・産業栄養指導担当者：健康測定の結果から，栄養指導が必要と判断された労働者に対して食事内容，食習慣，職行動などの指導を行う。 | 保健指導・産業保健指導担当者：勤務状況，生活習慣と健康測定結果に基づき，健康的な生活を送るために，喫煙，飲酒，睡眠，口腔保険などの指導を行う。 |

評　価

図8-17　トータルヘルスプロモーションの構造
資料：河野啓子：「産業看護学」，日本看護協会出版会(2020)より改変

E　職業と健康障害

（1）　産業疲労

1）　疲労の定義

　日本疲労学会では，疲労とは過度の肉体的および精神的活動，または疾病によって生じた独特の不快感と休養の願望を伴う身体の活動能力の減退状態であると定義づけている（日本疲労学会：http://www.hirougakkai.com/index.html）。

　また看護学辞典では，疲労を長時間の活動の結果生じる人間の一つの心身状態変化を示すもので，休みたい，眠りたい，緊張から解放されたいと思う，正常な反応であるとしている（見藤隆子，小玉香津子，菱沼典子：「看護学事典 第2版」(2011)）。

2）　疲労が起こるメカニズム

　われわれは活動することで酸素を使い，その過程で活性酸素という物質が生まれる。呼吸によってからだのなかに取り込まれた酸素の数パーセントが，活性酸素に変化するといわれている。**活性酸素**は体内に侵入したウイルスなどを殺菌・分解するという生命維持に欠かせないはたらきも担うが，一部で過剰に発生した活性酸素は，自分の脳や筋肉といったからだの細胞を攻撃してしまう。攻撃された細胞はダメージを受け機能が十分に果たせなくなり，これが疲労へとつながっていく。

　疲労は痛みや発熱と同じように，これ以上の作業を続けると身体に侵襲を与えるという，生体に対する警告でもある。このことは，疲労を感じることで生命を守り，身体の機能を一定に保とうとする恒常性のはたらきの一つでもある。

3）　産業疲労とは

　産業疲労とは，産業労働に携わる労働者の疲労のことであり，単に労働者の生体内で起こる疲労の生物学的現象ではなく，その発生には職業生活からくる様々な要因が影響する。その要因を以下に記す。

①　作業要因

　労働者は，勤務時間中は身体的にも精神的にも業務に拘束されている。また勤務時間が長時間に及ぶと負担はより大きくなる。加えて勤務形態が，日勤，夜勤のある交代勤務の場合は，生理的機能が低下する時間帯での作業が存在することや，交代勤務が生活リズムに及ぼす影響を考えると，疲労につながる負担は大きい。

　また，労働者が従事する作業の内容や方法は自由に変えることができず，その方法が労働者にとって複雑で能力以上のものであっても，また逆に単調で苦痛に感じるものであっても，決められた方法によって作業を進めなければならない。また，その日の製造ノルマや一日の業務計画なども疲労の要因になる。

②　環境要因

　作業者は休憩時間までは自分の作業場所から離れることができない。その場所で一定の作業姿勢をとり，作業場内の騒音や高温や低温といった環境のなかで，一日中作業に従事することになる。また，このような物理的環境だけでなく，共に働く者との人間関係といった環境も疲労に影響を与える。

③　個人要因

　労働者個人の身体的健康，精神的健康，自分にとって現在就いている業務が向いている，向い

ていないといった適正度，自分のもっている能力，技術が活かせているという技能活用度といった要因から，家族の理解度や協力度，家庭内の心配事など，それぞれの労働者によって異なる個人要因が，疲労の発生に影響を与える。

このように産業疲労は，仕事にまつわる多方面からの影響を受けるが，疲労を感じた際には，それが生体の恒常性を保つための重要なメッセージと捉え，優先的に休息や睡眠をとり，回復を促すように努める。しかし上記の要因が長時間におよび，身体機能の緊張が続くことで疲労が増し，十分な休養がとれない場合は回復を見込めず，**疲労**から**過労**につながっていく（表8-5）。

表8-5　産業疲労の原因とその予防対策

	原　因（発生要因）	予　防　対　策
作業要因	1. 労働時間，休憩，交代制 2. 作業時間，作業速度，作業方式，作業姿勢 3. 作業組織，作業人員	1. 労働時間，休憩，交代制の適正化 2. 作業強度・速度・姿勢および人員配置の適正化 3. 作業方式，作業組織の合理化
環境要因	1. 温度，湿度，照明，色彩，換気，騒音，振動，有害物質 2. 職場人間関係 3. 福利厚生	1. 作業環境の整備 2. BGMの活用 3. 人間関係の調整 4. 福利厚生の充実
個人要因	1. 性，年齢，健康度，労働意欲，身体的精神的特性 2. 保有技能，適正 3. 家庭内人間関係 4. 睡眠，余暇，自由時間，生活様式	1. 職場適正配置 2. 睡眠，休憩，レクリェーション，栄養の配慮 3. 労働意欲（モラル）の向上 4. 入浴，マッサージ，体操の励行 5. 薬物利用（補助的手段） 6. 一般的健康増進

資料：山本玲子，「衛生・公衆衛生学」アイ・ケイコーポレーション（2002）より改変

4）　産業疲労の把握

疲労の状態を客観的に測定するために，フリッカー検査，反応時間検査，集中維持機能検査，生化学検査など，幾つかの疲労を確認するための検査が行われてきた（表8-6）。しかし現在では，生理心理機能検査の測定結果よりも，作業者自身の疲労感が，実際の疲労や過労の状態の推測とより一致するということから，疲労感に関する調査を含めて行うことが一般的になっている。疲労感の調査は，疲労の発生と進展，および回復の時間的長さにより，急性または亜急性疲労に関するもの，**慢性疲労**に関するものがある。**急性**または**亜急性疲労**に関するものは「自覚症しらべ」

表8-6　主な産業疲労の測定法

種　　　類		項　　目　　例
自覚的疲労の質問調査法		①自覚症状しらべ（日本産業衛生学会）　②蓄積的疲労徴候インデックス（CFSI） ③労働者の疲労蓄積度自己診断チェックリスト
現場統計資料の解析		①作業量，作業能率，作業ミスの統計　②欠勤・疾病統計，災害統計と事例調査
機能検査法	連続測定法	①心血管機能測定（心拍数，血圧，血流）　②呼吸機能測定（呼吸曲線，酸素摂取量） ③筋活動測定（筋出力，筋電図）　④眼球運動測定（角膜反射　EOG）・VRT検査 ⑤皮膚抵抗，皮膚電位測定　⑥脳波測定　⑦作業行動記録
	生理学的心理学的方法	①認知閾法　②弁別閾法（触二点弁別）　③フリッカー検査　④反射閾法 ⑤筋力検査　⑥エルゴグラフィー　⑦協応動作検査　⑧精神作業検査 ⑨ブロッキング検査（色名呼称）　⑩集中維持機能（TAF）検査　⑪自律神経検査
	生化学的方法	①血液（血色素量，赤血球容積，血漿たん白濃度，カテコールアミンその他血中物質）　②尿（たん白，電解質，17-OHCS，カテコールアミン）　③唾液（pH）　④汗
動態観察法		①作業行動の意義の解析　②作業行動の時間・空間配分調査 ③休息，生活時間構造調査

資料：山本玲子，「衛生・公衆衛生学」アイ・ケイコーポレーション（2002）より改変

（QRコード：日本産業衛生学会産業疲労研究会，自覚症しらべURL参照）を用い，慢性疲労に関するものは「労働者の疲労蓄積度自己診断チェックリスト」（QRコード：厚生労働省，労働省の疲労蓄積度自己診断チェックリストURL参照）を用いて測定することが一般的である。

6）　産業疲労の対策

　産業疲労においては，疲労感を感じた際には，まず休息や睡眠を十分にとることが第一優先であるが，産業疲労の要因から問題を生まないように，予防対策を見て実行していくことが重要である。また，産業疲労の特徴である，同じ職場で同じような業務に従事する労働者に起こる同一の産業疲労の場合，問題は個人的なものだけでなく職場環境全体にあるという視点をもち，組織全体に向けての改善策も必要である。

（2）　職業性疾病

　職業性疾病とは，特定の業務に起因する危険因子によって生じる疾病の総称であり，災害性疾病と職業病を併せたものを指す。

1）　災害性疾病

　一時的な曝露あるいは負荷を受け，ただちに健康障害が現れるものをいう（例：災害性腰痛（ぎっくり腰），酸素欠乏症など）。

2）　職業病

　少量の曝露や負荷を繰り返し受け，比較的長時間経過後に種々の健康障害が現れてくるものをいう（例：職業がん，じん肺など）。

①　職業がんの例

　職業性疾病とは，災害性疾病のように一時的な負荷への曝露によるものもあるが，少量の曝露や負荷を繰り返し受け，長時間経過後に種々の健康障害が現れてくる**職業がん**などがある。2013年に大阪市の印刷会社で起こった胆管がん多発問題は，印刷の過程で使用するインキ洗浄用の2種類の化学物質が原因の職業がんと認定された。この印刷会社でインキ洗浄が頻繁に行われた校正印刷部門において，1年以上勤務した従業員62人を調査した結果，11人が発症し，うち6人が死亡したことが確認された。発症者は全員が塩素系有機溶剤の1,2-ジクロロプロパンを7～17年浴び，10人はジクロロメタンに1～13年さらされていたことが明らかになった。このように，職業に起因する発がん要因に曝露することによって生じるがんを職業がんという。発がん要因となる有害物質を扱う職業では，それを取り扱う作業者が高濃度で曝露すること，勤務時間を通じて長時間にわたる曝露が継続することが特徴である。他の職業性疾病には，アスベスト（石綿）による肺線維症・肺がん・悪性中皮腫，ベンジジンやβナフチルアミンを扱う職業に従事する人の1割が発症した膀胱がん，コークス・発生炉ガスによる肺がん，クロム酸塩・重クロム酸塩による肺がんや上気道がんなども報告されている。現在，国内で使用されている化学物質は約7万種類といわれ，さらに1,000種類以上の新規化学物質が毎年登録されており，化学物質による職業がんの労災補償状況は，令和元年（1,030件），2年（968件），3年（951件）と毎年1,000件前後が労災として認定されている。

②　騒音性難聴の例

　工場や工事現場など持続的に機械音がしているなかでの業務，リサイクル工場などの粉砕にかかわる業務，パチンコ店，ライブハウスなど大きな音が常にしている場所で長期間働くことで起

こる難聴をいう。その環境に慣れてしまうこともあり，また日常的にも支障がないので発症していても気がつかないことも多い。初期症状としては両側の耳鳴りがあり，聞こえの部分では高音域である周波数4,000ヘルツが聴きとりにくくなる。またこの聴力低下は，時間とともに徐々に進行する。常に大きな音が耳に入ることで，内耳にある細胞がダメージを受け，細胞は再生できずに数を減らし，聴力が徐々に低下していく。**騒音性難聴**の治療の第一は予防をすることであり，大きな音が常に耳に入らないように，適宜その場を離れ，耳を休ませる，耳栓により耳を保護する，防音壁を置いて遮音を図るなどの予防が重要になる。

（3）　作業関連疾患

　職業性疾病が特定の業務に起因する危険因子によって生じる疾病であるのに対して，一般的に誰でもかかる日常的な疾患（高血圧，糖尿病，ストレス関連疾患など）のうち，特に，職場の環境，労働時間，作業形態や姿勢などによる負荷などの影響によって，発症やその進行の危険性が高くなる疾患を作業関連疾患という。

　主な作業関連疾患は以下の通りである。

①循環器疾患（高血圧・狭心症・心筋梗塞など）

②脳血管疾患（脳梗塞，脳出血，くも膜下出血など）

③脂質異常症

④糖尿病

⑤肝機能障害（脂肪性肝障害，アルコール依存症など）

⑥呼吸器疾患（喘息，肺気腫など）

⑦ストレス関連疾患（うつ病，パニック症候群，摂食障害，過敏性腸症候群，過呼吸症候群，腰痛，不安障害，睡眠障害など）

⑧突然死（過労死）

　突然死の要因は**過労**である。長時間労働や残業，休日もなく仕事を強いられ突然体調が悪化して，突然死を起こすことがある。これも明らかな「職場の環境，労働時間，作業による負荷などの影響によって，発症やその進行の危険性が高くなる疾患」であり，作業関連疾患にあたる。

F 労働災害　労働災害（労災）には，業務中に，仕事に関連して被災する「業務災害」と通勤時に被災する「通勤災害」がある。被災した本人や遺族が労働基準監督署に請求し，認定されれば労働保険法に基づき給付金が支払われる。企業は，労働災害により労働者が死亡または休業した場合は，労働基準監督署へ報告をしなければならない。

　業務に起因する遅発性のある疾病（じん肺など）で死亡した場合は，職場外での死亡も業務災害に認定されることがある。例えば，長時間労働や残業などによる過度なストレスが原因の突然死や，ストレス関連疾患のうつ病などによる自殺も業務災害と認められるケースがある。

（1）　労働災害発生状況

　令和4年労働災害発生状況（厚生労働省）をみると，死亡災害の発生件数は，2015年以降1,000件を下回っており，2022年（令和4年）には774人であった。休業4日以上の災害が2018年まで3年連続で増加し，2019年には減少に転じたが，2020年に114,669人で再び増加，2022年（令和4年）は132,355人まで増加した（図8-18）。死亡災害は過去最少であり，休業4日以上の災害は過去20年で最多であった。事故の型別では，特に死傷者数の最多は「転倒」で35,295人（前年比

1,623人・4.8％増），**腰痛**などの「動作の反動・無理な動作」が20,879人（同103人・0.50％増）を合わせて全体の4割を超え，さらに増加している。

年齢別では，60歳以上が全死傷者数の約4分の1を占め，37,988人（前年比1,618人・4.4％増）となった。平成25年高齢者雇用安定法の一部が改正され，高年齢者の65歳までの安定した雇用を確保しなければならないことから，職場では**高年齢労働者**が増加している。経験豊富な知識や技術を若

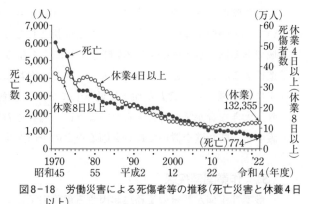

図8-18 労働災害による死傷者等の推移（死亡災害と休養4日以上）

資料：厚生労働省，「労災保険給付データおよび労働者死傷病報告」／（財）厚生労働統計協会，「国民衛生の動向」2023/2024

年者に継承できるなど，企業にとって有益なことも多いが，反面，成人期の労働者と比較すると，加齢変化による運動器や感覚器の衰え，疲労の蓄積などからくる労働災害も増加している。これからも，高年齢労働者が安全で健康に働き続けることができるような職場づくりを目指していかなければならない。

（2） 業種別労働災害発生状況

令和4年労働災害発生状況（厚生労働省）による，**休業4日以上の労働災害発生件数**の推移を業種別にみると，**建設業と製造業**が他業種に比べ多くなっている。平成20年まで，どちらもほぼ一貫して減少しているが，それ以降は減少傾向が鈍化している。

同調査によると，全産業において死亡災害の原因で最も多かったのは「墜落・転落」が234人，次いで「交通事故」が138人，機械等による「はさまれ・巻き込まれ」が115人であった。

令和4年の製造業の死亡者数は，前年と比べ9人（6.9％）増加し，140人となり，事故の型別では，「はさまれ・巻き込まれ」と「墜落・転落」が79人と半数以上を占めている。また，建設業の死亡者数は，前年と比べ3人（1.1％）増加し281人となった。事故の型別では，「墜落・転落」「はさまれ・巻き込まれ」が144人と，こちらも半数以上を占めている。

製造業で起こりやすい死亡災害に「はさまれ・巻き込まれ」がある。令和5年5月にも部品工場のプレス機に挟まれて男性が死亡した事故があった。工場で「男性が機械に頭を挟まれている」と消防に通報があった。工場にあるプレス機に男性社員が挟まれたという事故であった。消防が現場に駆けつけたときには，工場は稼働中であり，男性はその場で死亡が確認された。また別の挟まれ事故では，64歳の男性作業員が機械の不具合を直していたところ，原料を固定する部分に首を挟まれ死亡した。この事故は，男性作業員が機械の不具合を修理している際中の事故であった。社内の取り決めでは，修理の際には運転を停止し機械を止めてから修理を行うということになっていたが，機械を停止しなかったことが事故の原因とみられている。また，建設業においては高所作業による「墜落・転落」が多くなっている。また，炎天下での作業も多いことから熱中症による事故も増えている。近年，職場内には高年齢労働者だけでなく，生産年齢人口の減少からくる人手不足もあり，外国人労働者も多く働いている。外国人労働者については，言葉の理解やコミュニケーション不足，習慣の違いなどが事故につながらないよう支援の体制を構築していかなければならない。

G　メンタルヘルス，過労死対策

（1）自殺者の状況

① 自殺者数の年次推移

　令和4年の自殺者数は21,881人で，前年に比べ874人増加した。男女別にみると，男性は13年ぶりの増加，女性は3年連続の増加となっている。また，男性の自殺者数は女性の約2.1倍となっている（図8-19）。

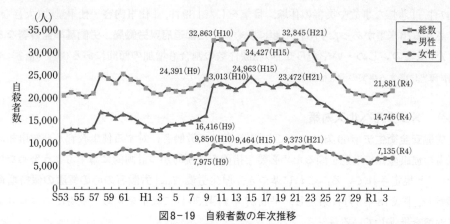

図8-19　自殺者数の年次推移

資料：厚生労働省，令和4年中における自殺の状況を一部改変

　わが国の自殺者数の推移をみると平成10年に3万2,863人，平成15年には昭和53年以降で最多の3万4,427人となり，その後しばらくは3万人を超えていたが，平成24年に3万人を下り，以降は令和元年まで減少し続けていた。しかし令和2年は21,081人で前年より912人増加している。

② 職業別自殺者数の年次推移

　自殺者総数が2万人を超えているなかで，労働者の自殺者数も6,000人を超えて推移している。このなかでも，令和4年の有職者は，令和3年と比較して7,990人から8,576人と，586人増加しており，この増加傾向は令和元年から継続している。

③ 自殺の原因・背景について

　自殺の多くは，複合的な原因や背景を有しており，様々な要因が絡み合うなかで起きている。経済・生活問題や家庭問題など，他の問題が深刻化するなかで，これら要因からつながるうつ病などの健康問題にもつながっている。

④ 仕事や職業生活に関する強いストレス

　現在の仕事や職業生活に関することで，強い不安やストレスとなっていると感じる事柄がある労働者の割合は，令和3年53.3%（令和2年54.2%）となっている。つまり労働者の2人に1人が強い不安やストレスを感じているということになる。また，ストレスとなっていると感じる事柄がある労働者について，その内容をみると「仕事の量」が43.2%と最も多く，次いで「仕事の失敗，責任の発生等」が33.7%，「仕事の質」が33.6%となっている（複数回答）（厚生労働省：令和3年度～労働安全衛生調査(実態調査)）。

⑤ 精神障害に関する事案の労災補償状況

　令和4年の精神障害に関する労働災害補償状況について，請求件数は2,683件で前年度比337件の増加であり，支給決定件数は710件で前年度比81件の増加であった。

　ストレス関連疾患からくる精神障害に関して，仕事が要因となると考えられる場合は，労働災害補償の請求を行うことができ，明らかに仕事が要因であると認められた場合は労働災害と認められ，支給決定となる。労働災害補償の請求件数，支給決定件数が増加していることは，仕事が要因となる精神障害が増えていることを示している(厚生労働省：令和4年度精神障害に関する事案の労災補償状況)。

⑥　精神障害の出来事別決定及び支給決定件数

　支給決定件数は，「上司等から，身体的攻撃，精神的攻撃等のパワーハラスメントを受けた」147件，「悲惨な事故や災害の体験，目撃をした」89件，「仕事内容・仕事量の(大きな)変化を生じさせる出来事があった」78件の順に多い。また**都道府県労働局，労働基準監督署**などに寄せられた「職場のいじめ・いやがらせ」の相談件数の割合も増加の傾向にある(厚生労働省：令和4年度精神障害に関する事案の労災補償状況)。

(2)　メンタルヘルス対策

　労働安全衛生法第69条において，「事業者は，労働者に対する健康教育及び健康相談その他労働者の健康の保持増進を図るため必要な措置を継続的かつ計画的に講ずるよう努めなければならない」と規定されている。これに基づき，厚生労働省は「**労働者の心の健康の保持増進のための指針**」を平成18年3月に策定し，平成27年11月30日に改正を定め，職場におけるメンタルヘルス対策を推進している。

1)　4つのメンタルヘルスケア

　労働者の心の健康の保持増進にむけて，4つのメンタルヘルスケアを計画的に継続的に進めていく必要がある(図8-20)。

①　セルフケア

　ストレスがゼロという人はいない。誰しも多かれ少なかれ日々ストレスを感じている。このストレスが閾値に達しないために，自分なりのストレス解消法をみつけ，自分をケアしながら心の健康を保っていく。またストレス負荷が大きい場合，どのような症状が出現するのかを予め知っておく。また職場では年に一度ストレスチェックを行っている。これを活用し，客観的に自分のストレスの程度を把握する。このように，まずは自分の心の健康を自分でコントロールできるようにすることがセルフケアとなる。

②　ラインによるケア

　職場においてラインというのは，例えば，事業部長の下に3人の課長がいて，各課長の下に2人ずつ係長がいるというようにピラミッド型の形をとり，意思決定や業務命令の伝達を事業部長から課長に，そして課長からそれをブレークダウンして係長に伝えていくといった指示命令系統を指す。

　そのラインによるケアとは，例えば，末端の労働者が対象の場合，職場内の管理監督者が職場環境の把握や改善とともに部下の相談対応も行い，そこで働く労働者の心の健康の保持増進を支援する取り組みである。そのために管理監督者は普段から部下とコミュニケーションを取り，困ったことがあった際には，いつでも相談できる関係性をつくっておくことが重要である。

　また部下から相談がなくとも，部下の普段の様子を知っておき，「いつもと違う」変化に早めに気づくよう努める。管理する組織において安全で快適に業務が遂行できるよう組織の風土にも配慮し，心の健康問題により休職した者がいる場合は，職場復帰への支援も行う。

③　事業場内産業保健スタッフによるケア

　これは，産業医，産業看護職（保健師・看護師），人事労務管理スタッフなどによるケアをいう。心の健康づくり計画の立案，心の健康に関する教育・研修，事業場外資源とのネットワークの構築やその窓口，セルフケア，ラインによるケアが効果的に進められるよう労働者及び管理監督者を支援するとともに，本取り組みの中心的な役割を果たす。また，年に一度実施されるストレスチェックの結果に基づいて，本人の希望により面接指導を行う。

④　事業場外資源によるケア

　労働者の心の健康について専門的な知識をもつ，事業場外の資源を活用する方法である。これには病院やクリニック，地域保健機関，従業員支援プログラム（Employee Assistance Program：EAP）がある。病院やクリニックなどの医療機関は労働者個人に対する診断・治療，休職の判断，職場復帰可能の判断，人事労務管理スタッフに対して本人の許可のもと，職場環境備や対応の助言を行う。リワークプログラムなどを行っている場合は，職場復帰に関わる復職支援を行う。また，地域保健機関とは，精神保健福祉センター，保健所，地域産業保健センターなど各都道府県に設置されている保健機関である。従業員支援プログラム（EAP）は，メンタル不調の状態にある従業員に対してカウンセリングや研修などを行う社外の専門機関である。事業場外の資源については，従業員が社外の人であれば悩みを打ち明けやすいという利点があり活用されている。

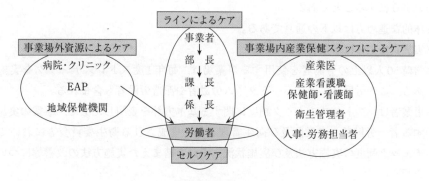

図8-20　労働者を中心にみた4つのケア

　メンタルヘルスケアを進める際には，労働者の健康情報や個人情報など重要な情報に触れることになるため個人情報保護に関する法律や関係する指針を遵守し，適切な取り扱いを図ることがきわめて重要である。加えてメンタルヘルスケアを通じて把握した労働者の情報が，労働者の心の健康管理の範囲を超えて，労働者が不利益な取り扱いを受けることがあってはならない。

2）　ストレスチェック制度

①　ストレスチェック制度義務化までの背景

　ストレスチェック制度が義務化されることなったのは，昭和59年に，わが国で初めて認定された31歳男性の過労自殺がきっかけといわれている。その労働者は，建設コンサルタントで設計技術者として勤務し，大きなプロジェクトを任されたことで，仕事の負荷や責任が大きく，強い精神的，身体的ストレスがかかっていた。その後，次第に身体不調や不眠となり，うつ病と診断された。治療を受けていたものの通勤途中の駅のホームから電車に飛び込んだ。うつ病の発症に業務と関連する強い精神的ストレスがあったことや，業務以外の精神的ストレスはあったが，うつ病を発症するまでの強いものではなかったこと，主治医を含む他の精神科医も業務との因果関係を肯定したことにより，労働災害が認定された。初めての過労自殺労災認定を受けて，労働

安全衛生法を改正し，昭和63年に「事業場における労働者の健康保持増進のための指針」を示し，メンタルヘルス対策を事業者が取り組むべき事柄として明示した。

その後，平成17年には長時間労働への面接指導を義務化するよう労働安全衛生法が改正され，平成18年には「労働者の心の健康の保持増進のための指針」が示された。しかし，仕事に関して強い不安やストレスを感じている労働者が6割を超える状況が継続し，精神障害等の労災補償件数も増加傾向であり，さらなる対策が必要とされた。

わが国における自殺者数は，平成10年以降3万人超えが続いており，平成24年以降は3万人を超えることはないが，それでも毎年自殺者数は2万人を超えている。自殺の要因にはリーマンショックによる経済の不安定さ，年功序列型の終身雇用制度の崩壊，成果主義の導入など急激な社会の変化による将来への不安が影響していたといわれている。このような状況のなか，平成21年には働く人のメンタルヘルス・ポータルサイト「こころの耳」(厚生労働省)が開設され，平成27年，労働安全衛生法の一部改正により，労働者の**メンタルヘルス不調の未然防止(一次予防)**を目的としてストレスチェック制度が施行された。

② **ストレスチェック制度**

ストレスチェック制度の目的は，労働者のストレスの程度を自らが把握し，ストレスへの気づきを促し，全体的には，働く環境を改善し，働きやすい風土を築き，メンタルヘルス不調を起こさないようにすることである。

具体的な進め方は以下の通りである。

- 実施責任主体は事業者である。
- 常時50人以上の労働者を使用する事業場は，毎年1度ストレスチェックを実施する義務がある。この労働者には，パートタイム労働者や派遣労働者も含まれる。
- 事業者は，ストレスチェック制度に関する基本方針を表明した上で，事業の実施を統括管理する者，労働者，産業医及び衛生管理者等で構成される衛生委員会等において，ストレスチェック制度の実施方法及び実施状況，それを踏まえた実施方法の改善等について調査審議を行う。
- 事業者は，労働者に対して，医師，保健師または厚生労働大臣が定める研修を修了した歯科医師，看護師，精神保健福祉士もしくは公認心理師(以下，実施者)によるストレスチェックを行う。
- 事業者は，ストレスチェックを受けた労働者に対して，当該ストレスチェックを実施した実施者から，その結果を直接本人に通知させる。
- ストレスチェック結果の通知を受けた労働者のうち，高ストレス者として選定され，面接指導を受ける必要があると実施者が認めた労働者から申し出があった場合は，事業者は，その労働者に対して，医師による面接指導を実施する。
- 事業者は，面接指導を実施した医師から，就業上の措置に関する意見を聴取し，必要に応じて，適切な措置を講じる。
- 事業者は，実施者に，ストレスチェック結果を一定規模の集団ごとに集計・分析させる。
- 事業者は，集団ごとの集計・分析の結果を勘案し，必要に応じて，適切な措置を講じる。

③ **ストレスチェック制度の実施状況**

令和3年度の厚生労働省による労働安全衛生調査(実態調査)によると，労働安全衛生調査の対象事業場のうち，労働者数50人以上の事業場について，労働安全衛生法に基づくストレスチェッ

クを実施した事業場の割合は95.6％(令和2年91.5％)であった。

(3) 過労死対策

「過労死等」とは，業務における過重な負荷による脳・心臓疾患や，業務における強い心理的負荷による精神障害を原因とする死亡を指す。

1985〜1991年のバブル期の時代は，「24時間戦えますか」とサラリーマンが意気揚々と仕事に精を出す栄養ドリンクのCMが流れていた。この時代は長時間労働が当たり前で，仕事第一優先も当然の時代であった。これらも過労死が増えていった一因だと考えられるが，この当時は過労死に対する意識が低く，長時間労働は過労死という暗いイメージよりも，かっこよいという印象があり，過労死は見落とされる傾向にあった。しかし，時代の流れを変えたきっかけの一つが，2016年にあった電通の過労自死事件である。入社1年目だった電通社員の女性が長時間の過重労働が原因で自殺に至った。1か月の時間外労働が105時間に及び，**過労死ライン**といわれる80時間を大きく上回っていた。**労働基準監督署**も過重過労自殺と業務との関係を認め，労災の認定となった事件である。この事件は，長時間労働は身体と心をむしばむことを今更のように気がつき，社会が働き方を見直すきっかけとなっただけでなく，過重労働をわが国の労働問題としてとらえ，改善のための歩みを始めた事件となった。その後，時間外労働の上限規制(時間外労働の上限は休日を含まず，原則として月45時間，年360時間となり，臨時的な特別の事情がない限りこれを超えてはいけない)が示されることにつながった。以降は長時間労働からくるうつ病も労働問題と捉えられるようになり，長時間労働に対する社会のイメージも変化していった。近年は仕事と自分のプライベートな時間の両方を大切にし，バランスよく生活を送りたい，**ワークライフバランス**の考え方が広まっている。

① **過労死等防止のための取り組み**
- 長時間労働の削減
- 過重労働による健康障害の防止
- 働き方の見直し
- 職場におけるメンタルヘルス対策の推進
- 職場のハラスメントの予防・解決
- 相談体制の整備等

② **長時間労働者への医師による面接指導制度**

目的は，**長時間労働**(月80時間を超える時間外労働，休日労働を行っている)により疲労の蓄積がみられ健康障害のリスクが固まった労働者に対して，現状の勤務状況，疲労の蓄積状況，メンタルヘルス面の確認などの健康状態を把握し労働者に指導を行うとともに，必要時，就業場所の変更や作業の転換，労働時間の短縮，深夜業の回数の減少等の措置を講じる。長時間労働による疲労の蓄積は，脳血管疾患や虚血性心疾患等の発症と関係があることから，これら疾患の発症を予防するため，労働安全衛生法第66条により，対象の労働者に対して**面接指導**を行うことが義務づけられている。

(新谷奈苗)

07　学校保健－児童・生徒・学生および教職員の健康

A　学校保健の概要

学校保健は，「学校における保健教育と保健管理をいう」（文部科学省設置法第4条12項）とされているように，適切な保健教育と保健管理の活動により児童・生徒などや教職員の健康を保持増進し，心身ともに健康な国民の育成を図る教育的な取り組みである。

（1）　学校保健の目的

学校保健の主な目的は，児童・生徒・学生および教職員の健康を維持し，向上させることである。そのため保健教育の一環として，健康に関する知識やスキル，健康な生活を送るための情報を提供する。また保健管理として，児童・生徒・学生の健康状態を評価するための健康診断を定期的に実施し，感染症などの疾病予防のための予防接種や適切な衛生管理の徹底などを行う。また，児童・生徒・学生の安全を確保するために，事故予防や火災，地震などの緊急時の対応策を準備し，実施することも大きな目的となっている。

（2）　学校保健の制度

①　学校保健安全法等の関係法令

保健教育と保健管理は，学習指導要領により，学校保健安全法に基づいて運営される。学校保健安全法は，日本の学校に関する保健管理と教育活動における安全管理に関する法律である。1958（昭和33）年に制定された学校保健法に，2009（平成21）年に学校の教育活動における安全管理の項目が加えられ，学校保健安全法として新たに制定された。その構成は，健康相談（第8～10条），健康診断（第11～18条），感染症の予防（第19～21条），学校保健従事者（第22～23条）となっている。また，教職員に関する法律として，国家公務員法，地方公務員法，教育公務員特別法，教育機会の均等に関する法律としては，僻地教育振興法，児童福祉法などがある。そのほか，児童・生徒の安全，栄養に関する法律には，学校教育法，学校給食に関する法律などがある。

②　学校保健行政

学校保健行政の系列は，国 → 都道府県 → 市町村 → 学校となる。対象が学校職員および学校教育法に規定する学校に在学する幼児，児童，生徒または学生（表8-7）であることから，国の所管は文部科学省初等中等教育局であり，地方自治体においては，教育委員会の学校保健主管課などが公立学校を，知事部局の私学担当課が私立学校を担当している。

B　学校保健の現状

現在の学校保健の制度は，昭和33年の学校保健法制定により形づくられたものであるが，当初は，伝染病，う歯，視力低下などが重要な課題であり，これらの課題について，学校保健の制度は大きな成果を上げてきた。近年になって，メンタルヘルスに係る健康課題やアレルギー疾患等の身体疾患などを有する児童・生徒・学生が増加している傾向が見受けられ，学校においても従来からの課題とともに，これらの健康課題に対しても適切に対応し，児童・生徒・学生の健康づくりを推進する必要が出てきている。従来の課題に対応しつつ，これら現代的な健康課題にも対応した学校保健のあり方としては，学内体制の充実とともに，学校が家庭や地域の専門機関との連携を強化し，学校の現状に即して効果的な対応を行う体制づくりが重要となっている。学校数などの情報を表8-7に示す。

表8-7　学校数・在学者数・教職員数(国・公・私立)　　令和4('22)年5月

学校別	学校数	在学者数(人)			教員数(本務者)(人)	職員数(本務者)(人)
		総　数	男	女		
総　数	56,441	18,127,864	9,335,028	8,792,833	1,465,670	477,980
幼稚園	9,111	923,295	466,450	456,845	87,752	15,702
幼保連携型認定こども園	6,657	821,411	420,327	401,084	136,543	27,352
小学校	19,161	6,151,305	3,145,159	3,006,146	423,440	60,256
中学校	10,012	3,205,220	1,639,489	1,565,731	247,348	27,440
義務教育学校	178	67,799	34,831	32,968	6,368	843
高等学校	4,824	2,956,900	1,499,033	1,457,867	224,734	44,211
中等教育学校	57	33,367	16,246	17,121	2,749	431
特別支援学校	1,171	148,635	98,397	50,238	86,816	14,121
大　学	807	2,930,780	1,626,805	1,303,975	190,646	260,799
短期大学	309	94,713	11,946	82,767	6,785	3,727
高等専門学校	57	56,754	44,486	12,268	4,025	2,751
専修学校	3,051	635,574	277,005	358,569	39,982	16,549
各種学校	1,046	102,108	54,854	47,254	8,482	3,798

資料：文部科学省,「学校基本調査」

注)1)「学校数」は, 本校と分校の合計数である。

　　2)「在学者数」は, ①特別支援学校は, それぞれ幼稚部・小学部・中学部・高等部の合計数, ②高等学校は, 本科・専攻科・別科の合計数, ③大学, 短期大学, 高等専門学校は, 学部, 本科のほか大学院・専攻科・別科・その他の合計数である。

(1)　学校保健の構造とその主な内容

<保健教育>

保健教育は, 保健学習と保健指導に大別される。

①　保健学習

保健学習は, 学校教育において行われる健康に関する学習のことを指す。保健学習は, 児童・生徒に健康に関する知識やスキルを身につけさせることを目的としたものである。内容としては, 健康の定義や身体の仕組み, 生活習慣病の予防など, 基本的な健康に関する知識, バランスのとれた食事や栄養素の役割, 食品の選び方など食事と栄養に関する知識, 運動の重要性や適切な運動の方法, 予防接種や感染症の予防, 性感染症や薬物乱用などのリスク, ストレスの管理方法やメンタルヘルスの重要性, いじめや虐待の予防などについて, 人間関係や家族関係の大切さ, コミュニケーションスキルの重要性, 性の健康や性別の多様性, 性的マイノリティの理解などが含まれる。

②　保健指導

保健指導は, 学校の教員や養護教諭, 地域や保健所の保健師などによって行われ, 個別相談, 講演やワークショップ, 健康教室, ホームルーム, 学校行事, 生徒会活動, クラブ活動など, 様々な方法で指導が実施される。保健指導は, 個々の健康課題に対して適切な情報やサポートを提供し, 健康な生活を送るための能力を育むことを目指している。

<保健管理>

保健管理は, 主体管理, 環境管理, 生活管理の3つの領域に大別される。

①　主体管理

主体管理とは, 学校内で行われる健康管理のアプローチの一つであり, 個人が自身の健康を主

体的に管理し，健康な生活を送るための能力を育むことを示す。主体管理は，児童・生徒らが自己の健康に対して責任をもち，積極的に関与することを重要視する。児童・生徒らは健康に関する知識やスキルを身につけ，自己の健康状態を理解し，主体的な健康管理を行う能力を育むことにより，将来においても健康な生活を送るための基盤を築くことが期待されている。

② 環境管理

環境管理とは，学校内外の環境を健康に配慮し，児童・生徒たちの健康を維持・促進するための取り組みを示す。環境管理は，身体的な健康に影響を与える様々な要素や環境条件に着目し，健康へのリスクを低減させることを目指す。健康的な学校環境の整備や食環境の改善，安全対策の実施などは，児童・生徒たちの健康への配慮を促す重要な要素でもある。

③ 生活管理

生活管理とは，学校で行われる保健活動のなかで，児童・生徒らが自身の健康を維持・促進するために取り組む生活の管理や指導を示す。健康に関わる生活習慣や行動に焦点を当て，健康な生活スタイルを身につけることを目指す。学校を通じて健康に関する知識やスキルを学び，自己管理の意識を高めることで，児童・生徒らは健康な生活を送るための基盤を築くことが期待されている。

＜組織活動＞

学校保健を担う組織活動は，学校保健委員会，PTA（Parent-Teacher Association）がある。

① 学校保健委員会

学校保健委員会の構成は学校によっても異なるが，多くの学校では，学校の教職員代表（保健主事，養護教諭など），学校医や保健室のスタッフ，保護者代表（PTA役員など），児童・生徒代表（児童・生徒会役員など），地域の保健関係者などが参画し，これらのメンバーが協力して健康に関する活動を計画し，実施している。主な活動としては，健康増進活動の企画・実施，学校給食の管理，学校保健環境の整備などである。

② PTA（Parent-Teacher Association）

PTAは学校と保護者が連携して教育活動や学校行事を支援・協力するための組織である。PTAは全国的に広く存在しており，学校教育の質を向上させるために様々な活動を行っている。主な活動に，学校行事への協力，学校環境の整備，学校と家庭との連携などがある。

C 学校給食 学校給食は，昭和29年に制定された学校給食法に基づき，児童・生徒の心身の健全な発達に寄与することを目的として，学校教育活動の一環として，実施されている。学校給食は，バランスのとれた栄養豊かな食事を提供するだけではなく，児童・生徒たちに栄養摂取の重要性や健康的な食習慣を学ばせるための場でもある。学校給食摂取基準を表8-8に示す。

（1）食育の推進

近年は朝食欠食や偏食といった食生活の乱れ，肥満傾向などがみられることから，児童・生徒が食に関する正しい知識と望ましい食習慣を身に付けられるようにするため，学校における食育の推進が重要となっている。食育を通じて，食材の選び方，調理方法，栄養素の役割などについての知識を身につける機会が提供される。学校給食の内容は地域によって異なる場合がある。地域の特産品や食文化を取り入れたメニューが提供されることもあり，地域の食材を活用した食育が行われることもある。

（2） 学校給食の実施状況

学校給食は，平成30（2018）年5月現在，小学校では19,453校（全小学校数の99.1％），中学校では9,122校（全中学校数の89.9％），特別支援学校等も含め全体で30,092校において行われており，約930万人の児童・生徒が給食を食べている（表8-9参照）。学校給食実施校は，着実に増加しており，引き続き学校給食の普及・充実が求められている。また文部科学省では，学校給食の意義・役割などについて児童・生徒や教職員，保護者，地域住民などの

表8-8　児童・生徒1人1回当たりの学校給食摂取の基準

令和3（'21）年4月1日施行

成　　分	基　準　値			
	児童（6〜7歳）の場合	児童（8〜9歳）の場合	児童（10〜11歳）の場合	児童・生徒（12〜14歳）の場合
エネルギー　　　　（kcal）	530	650	780	830
たんぱく質　　　　　（％）	学校給食による摂取エネルギー全体の13〜20％			
脂　　質　　　　　　（％）	学校給食による摂取エネルギー全体の20〜30％			
ナトリウム（食塩相当量）（g）	1.5未満	2未満	2未満	2.5未満
カルシウム　　　　（mg）	290	350	360	450
マグネシウム　　　（mg）	40	50	70	120
鉄　　　　　　　　（mg）	2	3	3.5	4.5
ビタミンA　　　（μgRE）	160	200	240	300
ビタミンB$_1$　　　（mg）	0.3	0.4	0.5	0.5
ビタミンB$_2$　　　（mg）	0.4	0.4	0.5	0.6
ビタミンC　　　　（mg）	20	25	30	35
食物繊維　　　　　　（g）	4以上	4.5以上	5以上	7以上

資料：文部科学省，「学校給食実施基準」

注〕1）　表に掲げるもののほか，次に掲げるものについても示した摂取について配慮すること。

　　　亜鉛……児童（6〜7歳）2mg，児童（8〜9歳）2mg，
　　　　　　　児童（10〜11歳）2mg，生徒（12〜14歳）3mg，

　2）　この摂取基準は，全国的な平均値を示したものであるから，適用に当たっては，個々の健康および生活活動等の実態ならびに地域の実情等に十分配慮し，弾力的に運用すること。

　3）　献立の作成に当たっては，多様な食品を適切に組み合わせるよう配慮すること。

表8-9　学校給食の実施状況（国・公・私立）　　令和3（'21）年5月1日現在

給食実施校		全国総数	総　　数		完全給食		補食給食		ミルク給食	
			実施数	普及率（％）	実施数	普及率（％）	実施数	普及率（％）	実施数	普及率（％）
総数	学校数	30,979	29,614	95.6	29,214	94.3	142	0.5	258	0.8
	幼児・児童・生徒数	9,742,840	9,315,871	95.6	9,220,352	94.6	11,837	0.1	83,682	0.9
小学校	学校数	19,107	18,923	99.0	18,857	98.7	38	0.2	28	0.1
	児童数	6,223,394	6,174,363	99.2	6,165,176	99.1	4,620	0.1	4,567	0.1
中学校	学校数	9,955	9,107	91.5	8,867	89.1	26	0.3	214	2.1
	生徒数	3,231,091	2,920,079	90.4	2,838,825	87.9	4,526	0.1	76,728	2.4
義務教育学校	学校数	151	149	98.7	149	98.7	－	－	－	－
	児童・生徒数	58,706	57,170	97.4	57,170	97.4	－	－	－	－
中等教育学校（前期課程）	学校数	54	35	64.8	30	55.6	－	－	5	9.3
	生徒数	17,492	11,133	63.6	9,484	64.2	－	－	1,649	9.4
特別支援学校	学校数	1,157	1,033	89.3	1,023	88.4	1	0.1	9	0.8
	幼児・児童・生徒数	146,285	135,222	92.4	134,452	91.9	45	0.0	725	0.5
夜間定時制高等学校	学校数	555	367	66.1	288	51.9	77	13.9	2	0.4
	生徒数	65,872	17,904	27.2	15,245	23.1	2,646	4.0	13	0.0

資料：文部科学省，「学校給食実施状況等調査」

注〕　完全給食：給食内容がパンまたは米飯，ミルクおよびおかずである給食，補食給食，完全給食以外の給食で，給食内容がミルクおよびおかずなどである給食，ミルク給食：給食内容がミルクのみである給食

Column　日本の学校給食の特徴

　日本の学校給食の特徴として，和食の要素を含むことが多い。ご飯やみそ汁，おかずとしての野菜や魚，漬物などが提供され，季節の食材を活用することもある。因みに学校給食にごはんになったのは，昭和51年に米飯の給食が正式導入されてからである。また地域の農産物や食材を積極的に活用し，地産地消を推進する取り組みが行われ，地域の特産品や食文化を学ぶ機会が提供されているのも大きな特徴である。　　　　　　　　（吉澤剛士）

理解と関心を高め，学校給食の一層の充実と発展を図ることを目的に，毎年1月24日〜30日までの1週間を「全国学校給食週間」と定め，文部科学省および各学校等で様々な取り組みが行われている。

D　学校保健統計

学校保健統計は，学校内の保健教育や保健管理を行うにあたり，重要な統計データとなっている。学校保健に関する統計資料としては，1948年（昭和23年）から実施されている学校保健統計調査（文部科学省），1981（昭和56）年より実施されている児童・生徒の健康状態サーベイランス調査（日本学校保健会），1964（昭和39）年より実施されている体力・運動能力調査（スポーツ庁）などがある。

　大学生は，学校保健の対象であるが，健康・死亡・リスク状況に関しては，一般統計から成人の年齢別統計データを参照すること。

（1）　学校保健統計調査

　学校保健統計調査は，学校における幼児，児童及び生徒の発育，健康などの状態を明らかにすることを目的としている。この調査は，幼稚園，幼保連携型認定こども園，小学校，中学校，義務教育学校，高等学校及び中等教育学校の幼児，児童及び生徒を対象に，毎年実施されている。学校保健安全法により義務づけられている健康診断の結果に基づいて，発育及び健康状態に関する事項（身長，体重および被患率など）に関する調査を行っており，その結果は，学校保健安全法及び学校給食法の改正をはじめとした学校保健行政の施策の立案検討の際の基礎資料としてだけでなく，学校保健に関する基礎資料として，各方面で活用されている。

表8-10　児童・生徒の身長（平均値）の推移　　　　　　　　（単位 cm）

年　度	男				女			
	6歳	11	14	17	6歳	11	14	17
昭和25年度（'50）	108.6	131.1	147.3	161.8	107.8	131.7	146.6	152.7
35　　（'60）	111.7	136.2	155.1	165.0	110.6	138.1	150.7	153.7
45　　（'70）	114.5	140.5	160.5	167.8	113.6	142.9	154.2	155.8
55　　（'80）	115.8	142.9	163.6	169.7	114.9	144.9	156.0	157.0
平成2　（'90）	116.8	144.4	164.5	170.4	116.0	146.3	156.4	157.9
12　　（'00）	116.7	145.3	165.5	170.8	115.8	147.1	156.8	158.1
22　　（'10）	116.7	145.0	165.1	170.7	115.8	146.8	156.5	158.0
令和2　（'20）	117.5	146.6	166.1	170.7	116.7	148.0	156.7	157.9
3　　（'21）	116.7	145.9	165.7	170.8	115.8	147.3	156.5	158.0

資料：文部科学省「学校保健統計調査」

表8-11　児童・生徒の体重（平均値）の推移　　　　　　　　（単位 kg）

年　度	男				女			
	6歳	11	14	17	6歳	11	14	17
昭和25年度（'50）	18.5	28.7	39.7	52.6	17.9	28.8	41.2	49.1
35　　（'60）	19.1	30.7	45.3	56.1	18.5	32.3	45.3	50.4
45　　（'70）	20.1	33.8	49.6	58.7	19.5	35.7	48.3	52.1
55　　（'80）	20.8	36.2	52.4	60.6	20.3	37.3	49.6	52.1
平成2　（'90）	21.5	38.0	54.2	62.0	21.1	38.9	50.2	52.8
12　　（'00）	21.8	39.4	55.4	62.6	21.3	40.1	50.7	53.1
22　　（'10）	21.4	38.4	54.4	63.1	21.0	39.0	50.0	52.9
令和2　（'20）	22.0	40.4	55.2	62.6	21.5	40.3	50.2	52.3
3　　（'21）	21.7	39.6	54.7	62.4	21.2	39.8	50.0	52.5

資料：文部科学省「学校保健統計調査」

① 発育状態（身長，体重）

児童・生徒の発育状態の測定値に関する調査は，明治21年に始められて以来，学校保健統計調査に至るまで長い歴史を有している。児童・生徒の身長では，11歳で女子が男子を上回っている。身長と体重の推移でみてみると，男女とも昭和25年度以降，伸びを示しているが，近年では身長は，ほぼ横ばい，体重はやや減少の傾向となっている。児童・生徒の年齢別身長及び体重の平均値のデータ（昭和25～令和3）年度を表8-10, 11に示す。

② 健康状態（疾病・異常の被患率）

児童・生徒の主な疾病・異常の被患率の推移について，むし歯（う歯）は，1970年代にピークを迎え，その後保健指導などの成果によって，近年は減少傾向にある。裸眼視力1.0未満の者は，パソコンやゲーム，携帯，スマートフォンなどの普及に伴い，近年は漸増傾向が続いている。喘息は1967年からの調査項目となっているが，2013年頃にピークを迎え，その後は減少傾向となっている。ただし，アレルギー性鼻炎などのアレルギー性疾患は増加傾向にある。結核は，医療技術の向上などに伴い，激減している。寄生虫卵の保有率は，1973年頃までは増加していたが，その後は減少傾向となっている。また2016年度より定期健康診断の項目から除外されたため，学校保健統計においても計上されなくなっている。児童・生徒の健康状態調査結果（令和3年度）を表8-12に示す。小学校及び幼稚園では，むし歯（う歯）の割合が一番高くなっているが，中学校，高校となると，むし歯（う歯）よりも裸眼視力1.0未満の者の割合の方が高くなっていることがわかる。

表8-12　児童・生徒の健康状態調査結果（令和3年度）　　　　　　（単位　％）

区　　分		裸眼視力1.0未満の者	眼の疾病・異常	耳疾患	鼻・副鼻腔疾患	むし歯（う歯）	せき柱・胸郭・四肢の状態	アトピー性皮膚炎	喘息	心電図異常(注)	たんぱく検出の者
幼稚園	5歳	24.81	1.48	2.00	2.96	26.49	0.17	1.75	1.48	…	0.66
小学校	計	36.87	5.13	6.67	11.87	39.04	0.79	3.20	3.27	2.50	0.87
	6歳	23.04	5.24	10.47	12.41	33.05	0.49	3.03	3.32	2.50	0.50
	7歳	28.09	4.87	7.32	11.34	40.25	0.56	3.12	3.46	…	0.50
	8歳	33.39	5.01	6.67	12.03	46.03	0.57	3.23	3.33	…	0.57
	9歳	40.27	5.45	5.90	12.79	45.59	0.76	3.29	3.27	…	0.71
	10歳	45.27	5.35	5.91	12.31	39.25	1.10	3.19	3.21	…	1.10
	11歳	50.03	4.85	4.48	10.35	30.13	1.15	3.32	3.04	…	1.80
中学校	計	60.66	4.84	4.89	10.06	30.38	1.72	2.95	2.31	3.07	2.80
	12歳	57.70	5.26	6.25	11.39	28.33	1.65	3.01	2.29	3.07	2.56
	13歳	62.03	4.63	4.36	9.62	29.66	1.75	2.91	2.33	…	2.99
	14歳	62.25	4.62	4.06	9.20	33.13	1.77	2.92	2.31	…	2.85
高等学校	計	70.81	3.35	2.51	8.81	39.77	1.22	2.58	1.70	3.16	2.80
	15歳	71.39	3.62	3.35	9.19	34.85	1.38	2.62	1.67	3.16	3.43
	16歳	72.94	3.28	2.10	9.09	39.88	1.19	2.56	1.71	…	2.72
	17歳	67.89	3.17	2.07	8.13	44.52	1.09	2.57	1.70	…	2.25

資料：令和3年度学校保健統計（確報道）
注）「心電図異常」については，6歳，12歳及び15歳のみ調査を実施している。詳細な集計表は「政府統計の総合窓口（e-Stat）」に掲載
（https://www.e-stat.go.jp/stat-search/files?page=1&toukei=00400002&tstat=000001011648）

（2）児童・生徒の健康状態調査

この調査は，児童・生徒の健康状態を，生活習慣，食習慣，運動習慣などについての調査により，現況を明確化し，実態の解明や施策確立のためのエビデンスを提供することを目的としている。

①　生活習慣（睡眠）

　児童・生徒のなかには，学業や部活動，スマートフォンやゲームなどのデジタル機器の長時間使用により，睡眠不足となる者が増えている。また，スクリーンタイム（スマートフォンやパソコンなどのスクリーンを使う時間）が増えることにより，児童・生徒の睡眠の質にも影響を与えている。特に就寝前のスクリーンタイムは，入眠を妨げたり，質のよい睡眠を妨げる要因ともなっている。また地域によっては，通学に長時間を要する児童・生徒もいる。長時間の通学は，睡眠時間を削減する要因となっている。

②　食習慣

　日本の学校では一部を除いて給食が提供されており，多くの児童・生徒が学校給食を利用している。学校給食は栄養バランスが考慮されたメニューとなっており，必要な栄養の摂取に寄与している。一部の児童・生徒では，野菜や果物の摂取量が十分でない場合があり，特に野菜嫌いの児童・生徒が多いとされている。高校生以上の生徒は，外食やファーストフードの利用が増える傾向にあり，栄養バランスの偏りや健康に影響を及ぼす可能性が示唆される。

③　運動習慣

　児童・生徒のなかには，学業や部活動，塾などの忙しいスケジュールにより，十分な運動時間をとることが難しいケースが増えている。特に，中高生は受験など学業の重要性から，学業時間が増えることにより，運動時間が減少している。また，近年ではスマートフォンやゲームなどのデジタル機器の利用により，屋内での時間が増え，屋外で運動する機会が減少する傾向にある。そのため学校では体育の授業や部活動を通して，児童・生徒に運動の楽しさや健康の大切さを教えている。特に部活動に熱心に取り組む児童・生徒は多く，体力の向上に寄与している。学校では授業以外にも様々なスポーツイベントや定期的に運動会が行われており，児童・生徒のチームワーク力を育みながら，健康的な運動競技を楽しむ機会を提供している。

（3）　体力・運動能力調査

　この調査は，スポーツ庁が主導して全国的に実施している大規模な調査であり，児童・生徒や成人の体力や体格，運動に対する意識を把握することを目的としている。

①　体　力

　体力合計点（握力，上体起こし，長座体前屈，反復横とび，20mシャトルラン，50m走，立ち幅とび，ソフトボール投げもしくはハンドボール投げの8種目の合計（80点満点））では平成30年から，児童・生徒においては，男女ともに低下傾向にある。この要因としては，スクリーンタイム（1日のテレビ，スマートフォン，ゲーム機などによる映像の視聴時間）の増加など生活習慣の変化や，新型コロナウイルス感染症の影響により，マスク着用中の激しい運動の自粛などが考えられる。

> **Column　学校でのオンライン授業**
>
> 　日本の学校においては，新型コロナウイルス感染症（COVID-19）の感染拡大を受けて，学校の一時的な休業や対面授業の制限などを補うために，オンライン授業の導入が大幅に進んだ。そのための代表的なオンラインプラットフォームには，Google Classroom, Zoom, Microsoft Teams などが活用されている。教員はこういったオンラインプラットフォームを通して，教材を児童・生徒に提供し，課題や宿題を指示している。オンライン授業では，児童・生徒と教員との双方向でのコミュニケーションが重要となるため，児童・生徒が質問をしたり，教員がフィードバックをするために，チャット機能やオンラインディスカッションが大いに活用されている。（吉澤剛士）

② 体 格

　児童・生徒の体格の状況では，小・中学校の男女ともに，肥満の割合が増加傾向にあり，特に小学校男女，中学校男子は，令和4年度において過去最高の肥満度となっている。また肥満である児童・生徒は，その他の児童・生徒と比較して体力合計点が低いという結果となっている。

③ 運動に対する意識

　「運動やスポーツをすることが好き」と答えた児童・生徒の割合は，小学校男子では約70%，小学校女子では約55%，中学校男子では約60%，中学校女子では約45%程度となっており，経年変化としては，ほぼ横ばいの状態が続いている。「体育の授業が楽しいと思う」と答えた児童・生徒の割合は，小学校男子では約70%，小学校女子では約60%，中学校男子では約55%，中学校女子では約40%程度となっており，やや増加傾向となっている。体育の授業以外で体力向上の取り組みを行った学校は，小学校，中学校ともに横ばい状態となっている。

E **学校保健における安全対策**　学校保健における安全対策は，児童・生徒や教職員の健康と安全を確保するために重要な取り組みが行われている。以下にいくつかの代表的な取り組みについて説明する。

（1） 健康診断

　学校保健における健康診断には，就学時の健康診断，児童・生徒等の定期・臨時の健康診断，教職員の定期・臨時の健康診断があり，これらは**学校保健安全法**に基づいて実施される。健康診断は，児童・生徒の健康状態を把握し，早期に健康上の問題を発見・対応するための重要な取り組みである。健康診断で対象となる主な疾患と判断基準を表8-13に示す。

表8-13　学校における健康診断で対象となる主な疾患と判断基準

部　位	疾患異常名	内　容
耳	耳垢栓塞 滲出性中耳炎 慣性中耳炎 難聴の疑い	• 耳垢のため鼓膜の検査が困難なものを含む • 滲出液の貯留の明らかなもの，鼓膜陥没及び鼓膜癒着の疑いのあるものを含む。 • 耳漏(耳だれ)及び鼓膜穿孔を認めるもの • 選別聴力検査で異常のあるもの。アンケート調査その他で難聴，耳鳴りなどの訴えのあるもの
鼻	アレルギー性鼻炎 (鼻アレルギー) 鼻中隔わん曲症 副鼻腔炎 慢性鼻炎	• 粘膜の蒼白腫脹，水様鼻汁等での他覚所見の明らかなもの • わん曲が強度で鼻呼吸障害及び他の鼻疾患の原因になると思われるもの • 中鼻道，嗅裂に粘液性分泌物を認めるなど，一見してその所見の明らかなもの)鼻茸(鼻のポリープ)を含む • 上記疾患以外で鼻呼吸障害及び鼻汁過多が著明と思われるもの
喉頭及び咽頭	アデノイドの疑い 扁桃肥大 扁桃炎 音声異常 言語異常	鼻呼吸障害，いびき及び特有な顔貌，態度に注意する 高度の肥大のために，呼吸，嚥下の障害(飲み込みにくくなる)を来すおそれのあるもの 他覚的に明らかに慢性炎症所見のあるもの。習慣性扁桃炎(繰り返す扁桃炎)，病巣感染源(他の疾患の誘因)と思われるもの 嗄声(声がれ)，変声障害，鼻声などに注意する 言語発達遅延，構書障害及び吃音などに注意する
口　腔		唇裂，口蓋裂及びその他の口腔の慣性疾患に注意する
その他		唾液腺，甲状腺等の頭頸部領域の疾患，神経系の疾患及び腫瘍等に注意する

資料：文部科学省スポーツ・青少年局学校健康教育課監修，公益財団法人 日本学校保健会児童生徒等の健康診断マニュアル

①　時　期

　就学時の健康診断は，学齢簿が作成された後，翌学年の初めから4か月前（就学に関する手続きの実施に支障がない場合は，3か月前）までの間に実施される（学校保健安全法第1条）。児童・生徒等の定期健康診断は，毎学年6月30日までに実施される（学校保健安全法第5条）。学年ごとに一定の周期で行われるため，児童・生徒の成長とともに健康状態を把握することが可能となる。臨時の健康診断は，特に必要がある時に実施される（学校保健安全法第13条）。教職員の健康診断は，学校の設置者が定める適切な時期に実施される（学校保健安全法第12条）。

②　検査項目

　健康診断では，児童・生徒の身体機能を確認するための身体検査が行われる。身体測定として身長・体重の測定，身長と体重から計算されるBMI（Body Mass Index）の算出など，近視や遠視などの視力異常の検査（視力検査）や耳の健康状態や聴力異常の検査（聴力検査），歯の健康状態の確認や歯の虫歯の検査（歯科検診）胸部や腹部の診察，栄養状態の確認などが検査項目となっている。平成26年に学校保健安全法の施行規則が一部改正され，検査項目から座高と寄生虫卵の有無が削除され，四肢の状態確認が追加されている（QRコード：表-3　学校保健における児童生徒等の定期健康診断の検査項目と実施学年参照）。

（2）　健康相談

　健康相談は，児童・生徒や保護者が学校保健の専門家と直接対話し，健康に関する様々な問題や疑問について相談・助言を受ける場である。健康相談は，児童・生徒の健康を維持し，向上させるための重要な役割を果たしている。健康相談は，学校保健安全法の第8条に規定され，従来は学校医や学校歯科医が行うものとして扱われてきたが，平成20年の法改正により，養護教諭やその他の職員と連携した健康観察，健康相談，保健指導，学校と医療機関等との連携が新たに位置づけられている。

（3）　学校環境衛生

　学校環境衛生は，学校保健法に基づき，学校環境衛生の基準が定められている。学校の校舎や教室，トイレ，給食室などの施設の衛生管理だけでなく，教材や学習環境の安全性も対象となっている。学校施設の清掃や消毒は，児童・生徒や教職員が健康的な環境で学べるために定期的に行われており，特に感染症が広がりやすい場所の衛生管理は重要視されている。教室の換気や温度，湿度管理は，新型コロナウイルス感染症の流行を受けて，重要性が高まっている。学校で使用される教材や学用品は，安全基準を満たす必要があり，特に児童・学生が触れる可能性が高いものについては，有害な物質を含まないことや，安全性の確保が求められる。

　学校給食においては，給食室や調理場の衛生管理の徹底，食材の安全性などが重要となる。

（4）　学校安全

　学校安全は，児童・生徒や教職員の安全を確保するための取り組みや方針となる。学校内外での，怪我や事故の予防，防犯対策，防火対策など，児童・生徒や教職員の身体的な安全を守ることが，まず学校安全として重要となる。近年多い自然災害（地震，津波，台風など）に備え，災害時の対応（避難訓練や避難場所の確保，緊急時の連絡体制の構築など）は学校安全の重要な役割となっている。学校内外での，いじめや暴力などの問題から児童・生徒を守ることも学校安全の一

環である。近年では，インターネットやスマートフォンの普及に伴い，サイバーセキュリティも学校安全の一環として重要視されている。児童・生徒が通学や帰宅の際に交通事故に遭わないようにするための交通安全対策（交通事故防止教育や通学路の安全確保など）なども学校安全の一環となっている。

F **学校保健従事者**　学校保健従事者とは，学校内で児童・生徒たちの健康管理や健康増進に従事する専門職のことである。学校保健従事者は，学校内での保健活動を実施し，児童・生徒たちの健康面での支援を行っている。学校保健従事者には，学校長，保健主事，養護教諭，学校栄養職員，栄養教諭などの他に，学校医，学校歯科医，学校薬剤師は，学校保健安全法に基づいて配置されることになっている。

（1）　学校長

　学校長は，学校における保健活動の責任者である。児童・生徒たちの健康と安全を確保し，学校内外の保健環境を適切に管理することが求められている。学校長の役割としては，児童・生徒たちの健康に関する情報を適切に管理すること。定期的な健康診断を実施し，病気や怪我をした児童・生徒たちのフォローアップを行うこと。突発的な緊急事態や感染症の発生時には，迅速かつ適切に対応すること。学校保健委員会の運営をサポートすること。地域の医療機関や保健センターなどと連携し，学校保健の充実に向けて協力関係を築くことなどとなっている。

（2）　保健主事

　保健主事は，学校保健と学校全体の活動に関する調整や学校保健計画の作成，学校保健に関する組織活動の推進（学校保健委員会の運営）など学校保健に関する事項の管理に当たる職員であり，学校における児童・生徒たちの健康管理や予防に寄与し，安全で健康的な学習環境を提供する役割を担っている。小学校，中学校，高等学校，中等教育学校，特別支援学校に原則として置くものとされており，保健主事には，看護師や保健師，栄養士など，健康や医療に関する専門的な資格を持つ教諭や，養護教諭が就くこととされている。

（3）　養護教諭

　養護教諭の活動は，学校内での児童・生徒たちの健康をサポートし，安全で健康的な学びの環境を提供することに貢献している。職務内容としては，救急処置，健康診断，疾病予防などの健康管理，保健教育，健康相談活動，保健室経営，保健組織活動などである。近年では，児童・生徒の心身の健康問題が多くなっており，養護教諭の行う健康相談活動がますます重要となっている。

（4）　学校栄養職員

　学校栄養職員は，学校において食事の管理や栄養指導に携わる専門職員のことであり，栄養士資格を持ち，自校方式学校給食を行っている小学校・中学校と，学校給食共同調理場に配置されている。主に学校給食の運営や栄養教育を担当している。

（5）　栄養教諭

　学校における食育の推進の中核的な役割を担う者として，平成17年に，食と教育に関する専

門性を併せ持つ教員である**栄養教諭**制度が開始された。栄養教諭は，大学で学んだ栄養学や食品学の知識を活かしながら，学校内で栄養教育や食に関する指導，学校給食の管理を担当するなど学校保健の重要な役割を担っており，児童・生徒たちの健康と栄養面での良好な状態を維持するために欠かせない存在となっている。

（6）　学校医

学校医は，学校内の児童・生徒や教職員の健康を守るために，健康管理を担当する重要な役割を担っている。学校医等の数を表8-14に示す。主な役割としては，健康相談と健康指導，健康診断の実施，学校内での急病やけがの発生など緊急時の対応，学校内で発生した感染症対応などが挙げられる。

（7）　学校歯科医

学校歯科医は児童・生徒たちの口腔健康を守り，虫歯や歯周病の早期発見と予防，口腔衛生に対する正しい知識の普及などの役割を担っている。主な役割としては，口腔健康相談と指導，口腔健康診断の実施，歯科検診の実施，虫歯予防プログラムの推進などが挙げられる。

（8）　学校薬剤師

学校薬剤師は，学校内での薬物管理や薬物教育などの役割を担っている。主な役割としては，児童・生徒および教職員のアレルギーや薬物過敏症の管理，薬物乱用防止教育，薬物の保管と廃棄管理などが挙げられる。

表8-14　学校医等の数

（単位入）　　　　　　　　　　令和4（'22）年5月

学校別	学校医[1]	学校歯科医	学校薬剤師
小学校	53,341	23,307	18,883
国　立	213	84	66
公　立	52,633	22,979	18,605
私　立	495	244	212
中学校	27,594	12,166	9,671
国　立	205	87	67
公　立	26,094	11,372	9,020
私　立	1,295	707	584
義務教育学校	560	292	202
国　立	14	9	7
公　立	543	282	194
私　立	3	1	1
高等学校	12,115	5,711	4,635
国　立	33	24	17
公　立	9,777	4,316	3,554
私　立	2,305	1,371	1,064
中等教育学校	171	75	53
国　立	9	4	4
公　立	122	54	35
私　立	40	17	14

資料：文部科学省「学校基本調査」
注〕　1）内科耳鼻科眼科医を含む。

G　学校感染症　学校保健における感染症対策は，児童・生徒や教職員の健康を守るために非常に重要な取り組みとなっている。学校では日常的に多くの人が接触するため，特に感染症が広がりやすい環境となっているからである。ただし，感染症対策は状況によって変化する可能性がある。特に新型コロナウイルス感染症（COVID-19）のような急速に変異するウイルスの流行に対しては，柔軟な対応が求められている。

（1）　感染症の分類

学校感染症の種類及び出席停止の基準を表8-15に示す。学校において特に予防すべき感染症は3種に分類される。**第1種**は，感染症法の1類及び結核を除く2類感染症からなる。**第2種**は，飛沫感染するもので，児童・生徒の罹患が多く，学校において流行を広げる可能性が高いとされる感染症からなる。**第3種**は，学校教育活動を通じ，学校において流行を広げる可能性がある感染症からなる。平成27年には，中東呼吸器症候群（MERS）と特定鳥インフルエンザが，新たに学校感染症の第1種に追加された。新型コロナウイルス感染症（COVID-19）は，令和2年以降，

表8-15 学校において予防すべき感染症 令和5('23)年5月改正

分類	感染症の種類	出席停止の期間の基準	考え方
第一種[1]	エボラ出血熱, クリミア・コンゴ出血熱, 痘そう, 南米出血熱, ペスト, マールブルグ病, ラノサ熱, 急性灰白髄炎, ジフテリア, 重症急性呼吸器症候群(病原体がベータコロナウイルス属 SARS コロナウイルスであるものに限る), 中東呼吸器症候群(病原体がベータコロナウイルス属 MERS コロナウイルスであるものに限る)および特定鳥インフルエンザ(感染症の予防及び感染症の患者に対する医療に関する法律6条3項6号に規定する特定鳥インフルエンザをいう。なお, 現時点で病原体の血清亜型は H5N1 および H7N9)	治癒するまで	感染症法の一類感染症よび二類感染症(結核を除く)
第二種	インフルエンザ(特定鳥インフルエンザおよび新型インフルエンザ等感染症を除く)	発症した後5日を経過し, かつ解熱した後2日(幼児にあっては, 3日)を経過するまで	空気感染または飛沫感染する感染症で児童生徒のり患が多く, 学校において流行を広げる可能性が高いもの
	百日咳	特有の咳が消失するまでまたは5日間の適正な抗菌性物質製剤による治療が終了するまで	
	麻しん	解熱した後3日を経過するまで	
	流行性耳下腺炎	耳下腺, 顎下腺または舌下腺の腫脹が発現した後5日を経過し, かつ全身状態が良好になるまで	
	風しん	発しんが消失するまで	
	水痘	すべての発しんが痂皮化するまで	
	咽頭結膜熱	主要症状が消退した後2日を経過するまで	
	新型コロナウイルス感染症(病原体がベータコロナウイルス属のコロナウイルス(令和2年1月に中華人民共和国から世界保健機関に対して, 人に伝染する能力を有することが新たに報告されたものに限る)であるものに限る)	発症した後5日を経過し, かつ, 症状が軽快した後1日を経過するまで	
	結核 髄膜炎菌性髄膜炎	病状により学校医その他の医師において感染のおそれがないと認めるまで	
第三種	コレラ, 細菌性赤痢, 腸管出血性大腸菌感染症, 腸チフス, パラチフス, 流行性角結膜炎, 急性出血性結膜炎, その他の感染症	病状により学校医その他の医師において感染のおそれがないと認めるまで	学校教育活動を通じ, 学校において流行を広げる可能性があるもの

資料：学校保健安全法施行規則などにより作成
注〕1) 感染症の予防及び感染症の患者に対する医療に関する法律6条7項から9項までに規定する新型インフルエンザ等感染症, 指定感染症および新感染症は, 第一種の感染症とみなす。

感染症法の2類相当とされていたため，学校感染症では第1種に分類されていた。このため出席停止の期間は，治癒するまでであった。令和5年より，感染症法の5類に移行となったことより，学校感染症でも第2種に移行となり，出席停止の期間も，発症した後5日を経過し，かつ，症状が軽快した後1日を経過するまでとなっている。

（2） 感染症の予防

　学校保健においては，学校保健安全法で感染症の予防について定めている。学校保健安全法の第19条では，学校長は，感染症に罹っている者，あるいはその疑いがある者，および罹る恐れのある者について，学校への出席を停止することができるとされている。また第20条では，感染症予防上必要があるときは，学校の設置者(国または地方公共団体，学校法人など)は，学校の全部または一部の臨時休業(学校閉鎖や学級閉鎖)を行うことができるとされている。その他一般的な予防として，手洗いは感染症予防において非常に重要であるため，学校では，児童・生徒や教職員に手洗いの徹底を啓蒙し，適切な手洗い方法を指導している。新型コロナウイルス感染症(COVID‐19)のような急速に変異するウイルスの流行に対しては，マスクの着用や換気の徹底，学校行事の制限など柔軟な対応を行っている。　　　　　　　　　　　　　　　　（吉澤剛士）

次の文章を読んで，正しいものには○を，誤っているものには×をつけなさい。

- □ 82　国民健康保険の被保険者数は6,000万人より多い。
- □ 83　2021（令和3）年の「良質かつ適切な医療を効率的に提供する体制の確保を推進するための医療法等の一部を改正する法律」の成立により，医療計画において，新興感染症等の感染拡大時における医療提供体制の確保に関する事項が新たな事業として位置づけられた。
- □ 84　医療法（昭和23年法律第205号）には，自己決定権行使の前提となるインフォームドコンセントについて定められている。
- □ 85　国民医療費には，調剤の費用は含まれない。
- □ 86　医療法（昭和23年法律第205号）によれば，病院と診療所の違いは入院施設を有するか否かである。
- □ 87　日本の医療保険制度に関して，高額療養費制度を利用できるのは，低所得者に限られる。
- □ 88　日本の医療保険制度に関して，原則保険診療と自由診療の組み合わせは認められない。
- □ 89　児童福祉法（昭和22年法律第164号）では，小児慢性特定疾病の医療費助成について定められている。
- □ 90　障害者総合支援法（平成17年法律第123号）は，身体障害者に加え精神障害者も対象としている。
- □ 91　日本では，要介護認定を受けていない者は訪問看護を利用できない。
- □ 92　人工呼吸器は在宅で使用可能である。
- □ 93　母子健康包括支援センター（子育て世代包括支援センター）の設置は，母子保健法に規定されている。
- □ 94　母子健康手帳は，これまでに一度も改正されたことがない。
- □ 95　子ども・子育て支援新制度の実施主体は，市町村である。
- □ 96　児童虐待防止対策として，2000年（平成12年）に児童福祉法が施行された。
- □ 97　特定健康診査・特定保健指導は，メタボリックシンドローム（内臓脂肪症候群）に着目したもので，生活習慣病の予防を目指している。
- □ 98　介護保険制度の保険者は，原則として都道府県である。
- □ 99　介護保険制度における被保険者は，65歳以上の第1号被保険者と40〜64歳の第2号被保険者である。
- □ 100　要介護認定では介護資源投入量として，要介護認定等基準時間が用いられ，介護の手間に対する相対的な評価が行われる。
- □ 101　地域包括支援センターには，保健師または看護師，社会福祉士，介護福祉士を配置することが標準とされている。
- □ 102　地域支援事業として実施されている介護予防・日常生活支援総合事業は，2017年4月以降，すべての市町村で実施されていて，介護予防・生活支援サービス事業（要支援者と虚弱高齢者が対象）と一般介護予防事業（すべての高齢者が対象）がある。

□ 103　労働基準法は，休息や一日の労働時間などを法律で定めた法律である。

□ 104　適切な保護具を選定し，着用させることは，作業管理である。

□ 105　安全衛生管理体制を担う統括安全衛生管理者は，事業の実施を統括管理する権限や責任を有する者，例えば工場長などがなる。

□ 106　職業性疾病とは一般的に誰でもかかる日常的な疾患であり，高血圧，糖尿病，うつ病などがある。

□ 107　作業関連疾患とは，特定の業務に起因する危険因子によって生じる疾病であり，このなかには騒音性難聴がある。

□ 108　自殺者総数が2万人を超えているなかで，労働者の自殺者数はさほど増えていない。

□ 109　チェック制度の施行は，一次予防を目的としている。

□ 110　過労死は，長時間労働による疲労の蓄積が大きな要因となっている。

□ 111　小学校の健康診断で被患率が最も高いのは，裸眼視力1.0未満である。

□ 112　学校保健活動の責任者は，保健主事である。

□ 113　学校保健の内容は保健管理と保健教育である。

□ 114　新型コロナウイルス感染症(COVID-19)は，学校感染症では第2種に分類される。

□ 115　毎年4月24〜30日までの1週間を「全国学校給食週間」と定めている。

巻 末 参 考 表

表-1 主な健康指標

(1) 出生率・死亡率・自然増加率・婚姻率・離婚率 $= \dfrac{\text{件数}}{\text{人口}} \times 1,000$

分母の人口を性や年齢などによって分けない総人口とした率を粗率といい，これは衛生状態，人口構成などを含めた包括的な比率である。例えば死亡率でいえば，実際にその人口が死亡において失われる程度を示すものとしての意義をもち，粗死亡率は単に死亡率ということが多い。なお，人口動態統計では，通常，分母に日本人人口（10月1日現在）を用いている。

(2) 死産率 $= \dfrac{\text{死産数}}{\text{出生数} + \text{死産数}} \times 1,000$ （死産：妊娠満12週以降の死児の出産）

(3) 乳児死亡率・新生児死亡率・早期新生児死亡率 $= \dfrac{\text{乳児・新生児・早期新生児死亡数}}{\text{出生数}} \times 1,000$

（乳児死亡：生後1年未満の死亡，新生児死亡：生後4週未満の死亡，早期新生児死亡：生後1週未満の死亡）

(4) 周産期死亡率 $= \dfrac{\text{妊娠満22週以後の死産数} + \text{早期新生児死亡数}}{\text{出生数} + \text{妊娠満22週以後の死産数}} \times 1,000$

(5) 妊娠満22週以後の死産率 $= \dfrac{\text{妊娠満22週以後の死産数}}{\text{出生数} + \text{妊娠満22週以後の死産数}} \times 1,000$

(6) 母の年齢（年齢階級）別出生率 $= \dfrac{\text{ある年齢（年齢階級）の母の出生数}}{\text{同年齢（年齢階級）の女子人口}} \times 1,000$

この場合の女子人口は，WHOでは妊娠可能な年齢（再生産年齢）を15～49歳に限定している。

(7) 合計特殊出生率 $= \left\{ \dfrac{\text{母の年齢別出生数}}{\text{同年齢の女子人口}} \right\}$ の15歳から49歳までの合計

合計特殊出生率は，15歳から49歳までの女子の年齢別出生率を合計したもので，次の2つの種類がある。

「期間」合計特殊出生率：ある期間の出生状況に着目したもので，その年における各年齢（15～49歳）の女性の出生率を合計したもの。女子人口の年齢構成の違いを除いた出生率として，年次比較，国際比較，地域比較に用いられている。

「コーホート」合計特殊出生率：ある世代の出生状況に着目したもので，同一世代生まれ（コーホート）の女性の各年齢（15～49歳）出生率を合計したもので，実際に1人の女子が一生の間に生む子どもの数である。

実際に「1人の女性が一生の間に生む子どもの数」は，コーホート合計特殊出生率であるが，それに相当するものとして一般に用いられているのは期間合計特殊出生率である。これは，各年齢の出生率が世代（コーホート）によらず同じであれば，この2つの「合計特殊出生率」は同じ値になるからである。

晩婚化・晩産化が進行している状況では，各世代の結婚や出産の行動に違いがあり，各年齢の出生率が世代により異なるため，別々の世代の出生率の合計である期間合計特殊出生率は，同一世代のコーホート合計特殊出生率の値と異なる。

このような意味で，期間合計特殊出生率は，1人の女子が仮にその年次の年齢別出生率で一生の間に生むとしたときの子どもの数に相当する。

〈参考：人口置換水準〉

人口が将来にわたって増えも減りもしないで，親の世代と同数で置き換わるための大きさを表す指標である。人口置換水準に見合う合計特殊出生率は，女子の死亡率などによって変動するので一概にはいえないが，日本における令和2年の値は2.06である。

(8) 総再生産率 $= \left\{ \dfrac{\text{母の年齢別女児出生数}}{\text{同年齢の女子人口}} \right\}$ その年次の15歳から49歳までの合計

期間合計特殊出生率の場合は生まれる子は男女両方含んでいたが，これを女児だけについて求めた指標である。

(9) 純再生産率 $= \left\{ \dfrac{\text{母の年齢別女児出生数}}{\text{同年齢の女子人口}} \times \dfrac{\text{女の生命表の同年齢の定常人口}}{10\text{万人}} \right\}$ その年次の15歳から49歳までの合計

純再生産率は，総再生産率にさらに母親の世代の死亡率を考慮に入れたときの平均女児数を表す。

(10) 死因別死亡率 $= \dfrac{\text{ある死因の死亡数}}{\text{人口}} \times 100,000$

(11) 妊産婦死亡率 = $\dfrac{\text{妊産婦死亡数}}{\text{出生数 + 死産数}} \times 100,000$　（国際比較では，分母を出生数とする場合もある）

(12) 年齢(年齢階級)別死亡率 = $\dfrac{\text{ある年齢(年齢階級)の死亡数}}{\text{同年齢(年齢階級)の人口}} \times 1,000$　（または100,000）

(13) 年齢調整死亡率 = $\dfrac{\left\{\begin{array}{l}\text{観察集団の} \\ \text{年齢階級別死亡率}\end{array} \times \begin{array}{l}\text{年齢階級別} \\ \text{基準人口}\end{array}\right\}\text{の各年齢階級の総和}}{\text{基準人口の総数(昭和60年モデル人口)}} \times 1,000$　（または100,000）

　年齢構成が著しく異なる人口集団の間での死亡率や，特定の年齢層に偏在する死因別死亡率などについて，その年齢構成の差を取り除いて比較する場合に用いる。これを標準化死亡率という場合もある。基準人口には「平成27年モデル人口」を用いている。

基準人口 （平成27年モデル人口）

年齢階級	基準人口	年齢階級	基準人口	年齢階級	基準人口
総数	125 319 000	25～29歳	6 738 000	65～69歳	9 246 000
		30～34	7 081 000	70～74	7 892 000
0歳	978 000	35～39	7 423 000	75～79	6 306 000
1～ 4	4 048 000	40～44	7 766 000	80～84	4 720 000
5～ 9	5 369 000	45～49	8 108 000	85～89	3 134 000
10～14	5 711 000	50～54	8 451 000	90～94	1 548 000
15～19	6 053 000	55～59	8 793 000	95歳以上	423 000
20～24	6 396 000	60～64	9 135 000		

注〕年齢調整死亡率の算出では，基準人口(平成27年モデル人口)の「0歳」「1～4歳」を分類せずに「0～4歳」として使用している。

(14) 標準化死亡比 = $\dfrac{\text{観察集団の死亡数}}{\left\{\begin{array}{l}\text{基準集団の} \\ \text{年齢階級別死亡率}\end{array} \times \begin{array}{l}\text{観察集団の} \\ \text{年齢階級別人口}\end{array}\right\}\text{の各年齢階級の合計}} \times 100$
(SMR)

　年齢構成の差異を基準の死亡率で調整した値に対する現実の死亡数の比である。主に小地域の比較に用いる。

(15) 受療率 = $\dfrac{\text{調査日(3日間のうち医療施設ごとに指定した1日間)に医療施設で受療した推計患者数}}{\text{人口}} \times 100,000$……(患者調査)

(16) 総患者数 = 推計入院患者数+推計初診外来患者数+推計再来外来患者数×平均診療間隔*×調整係数(6/7)…(患者調査)
　　＊前回診療日から調査日までの日数が99日以上のものは除外する。

(17) 病床利用率 = $\dfrac{\text{月間在院患者延数の1月～12月の合計}}{\text{(月間日数×月末病床数)の1月～12月の合計}} \times 100$……(病院報告)

(18) 平均在院日数 = $\dfrac{\text{年間在院患者延数}}{½ \times \text{(年間新入院患者数 + 年間退院患者数)}}$……(病院報告)

(19) 療養病床等平均在院日数 = $\dfrac{\text{年(月)間在院患者延数}}{½ \times \left(\begin{array}{l}\text{年(月)間新入院患者数 + 年(月)間} \\ \text{同一医療機関内の他の病床から移された患者数}\end{array} + \begin{array}{l}\text{年(月)間退院患者数 + 年(月)間} \\ \text{同一医療機関内の他の病床へ移された患者数}\end{array}\right)}$…(病院報告)

(20) 有訴者*率 = $\dfrac{\text{有訴者数}}{\text{世帯人員}} \times 1,000$　（国民生活基礎調査）

　　＊世帯員(入院者を除く)のうち，病気やけが等で自覚症状のある者をいう。

(21) 通院者*率 = $\dfrac{\text{通院者数}}{\text{世帯人員}} \times 1,000$　（国民生活基礎調査）

　　＊世帯員(同上)のうち，病院，診療所，老人保健施設，歯科診療所，病院の歯科，あんま・はり・きゅう・柔道整復師に通っている(調査日に通院しなくても，ここ1月位通院(通所)治療が継続している場合を含む)者をいう。

(22) 受診率 = $\dfrac{\text{ある月(年間)の件数(診療報酬明細書の枚数)}}{\text{月末(年間平均)被保険者数}}$

　主として社会保険関係の諸統計で用いられている。

(23) 疾病・異常被患率 = $\dfrac{\text{疾病・異常該当者数}}{\text{健康診断受検者数}} \times 100$……(学校保健統計調査)

資料：(財)厚生労働統計協会，「国民衛生の動向」2023/2024

索　引

著者紹介

監修者

山本　玲子(やまもと　れいこ)
　　　尚絅学院大学名誉教授　医学博士
　　　東北大学大学院医学研究科博士課程修了
　　　せんだいメディアテーク メディアスタディズ プロジェクト
　　　「まち・ひとスケープ」代表

編著者

熊谷　優子(くまがい　ゆうこ)
　　　和祥女子大学家政学部健康栄養学科教授，家政学部部長　博士(獣医学)
　　　東京大学大学院農学生命研究科博士課程修了
　　　内閣府食品安全委員会微生物・ウイルス専門調査会専門委員
　　　市川市環境審議会委員
　　　　主要図書：「食品衛生学」理工図書
　　　　　　　　　「持続可能な社会と人の暮らし」建帛社

分担執筆者

伊藤　常久　東北生活文化大学家政学部家政学科教授　博士(医学)
今村　知明　奈良県立医科大学公衆衛生学講座教授　博士(医学)
太田　亜里美　新潟県立大学人間生活学部健康栄養学科教授　医学博士
大田　えりか　聖路加国際大学大学院看護学研究科国際看護学教授　保健学博士
柿沼　倫弘　国立保健医療科学院医療・福祉サービス研究部主任研究官　博士(経営学)
亀尾　聡美　甲子園大学栄養学部栄養学科教授　博士(環境科学)
小松　正子　仙台大学体育学部健康福祉学科教授　(医学博士)
新谷　奈苗　和洋女子大学看護学部看護学科教授　博士(保健福祉学)
鈴木　寿則　仙台白百合女子大学人間学部健康栄養学科教授　博士(医学)
高橋　弘彦　仙台大学体育学部体育学科教授　博士(環境共生学)
玉川　勝美　前 仙台青葉学院短期大学教授(医学博士)
千葉　啓子　八戸学院大学教授／岩手県立大学盛岡短期大学部名誉教授　(医学博士)
中島　一敏　大東文化大学スポーツ・健康科学部健康科学科教授　博士(医学)
西岡　祐一　奈良県立医科大学公衆衛生学講座助教　博士(医学)
西村　悦子　聖路加国際大学大学院看護学研究科特任研究員　博士(看護学)
山本　玲子　尚絅学院大学名誉教授　医学博士
横田　悠季　ビューティ&ウェルネス専門職大学講師　博士(社会科学)
吉澤　剛士　十文字学園女子大学人間生活学部食物栄養学科教授　博士(保健学)
　　　　(五十音順)

新編 衛生・公衆衛生学

初版発行 2024年3月30日

監修者© 山本 玲子
編著者© 熊谷 優子

発行者 森田 富子
発行所 株式会社 アイ・ケイコーポレーション
〒124-0025 東京都葛飾区西新小岩4-37-16
I&Kビル202
Tel 03-5654-3722, 3723
Fax 03-5654-3720

表紙デザイン ㈱エナグ 渡部晶子
組版 ㈲ぷりんてぃあ第二／印刷所 ㈱エーヴィスシステムズ

ISBN978-4-87492-394-8 C3047